宋乃光全国名老中医药专家传承工作室

宋乃光温病学临证心法

审定　宋乃光

主编　肖培新　张弛

中国中医药出版社

·北京·

图书在版编目（CIP）数据

宋乃光温病学临证心法 / 肖培新，张弛主编 .—北京：中国中医药出版社，2017.12

ISBN 978 – 7 – 5132 – 4575 – 3

Ⅰ．?①宋…　Ⅱ．①肖…②张…　Ⅲ．①温病 – 中医临床 – 中国 – 现代

Ⅳ．① R254.2

中国版本图书馆 CIP 数据核字（2017）第 269399 号

中国中医药出版社出版

北京市朝阳区北三环东路 28 号易亨大厦 16 层

邮政编码　100013

传真　010 – 64405750

河北新华第二印刷有限责任公司印刷

各地新华书店经销

开本 710×1000　1/16　印张 15.25　字数 210 千字

2017 年 12 月第 1 版　2017 年 12 月第 1 次印刷

书号　ISBN 978 – 7 – 5132 – 4575 – 3

定价　49.00 元

网址　www.cptcm.com

社 长 热 线　010-64405720

购 书 热 线　010-89535836

维 权 打 假　010-64405753

微信服务号　zgzyycbs

微商城网址　https：//kdt.im/LIdUGr

官 方 微 博　http：//e.weibo.com/cptcm

天猫旗舰店网址　https：//zgzyycbs.tmall.com

如有印装质量问题请与本社出版部联系（010-64405510）

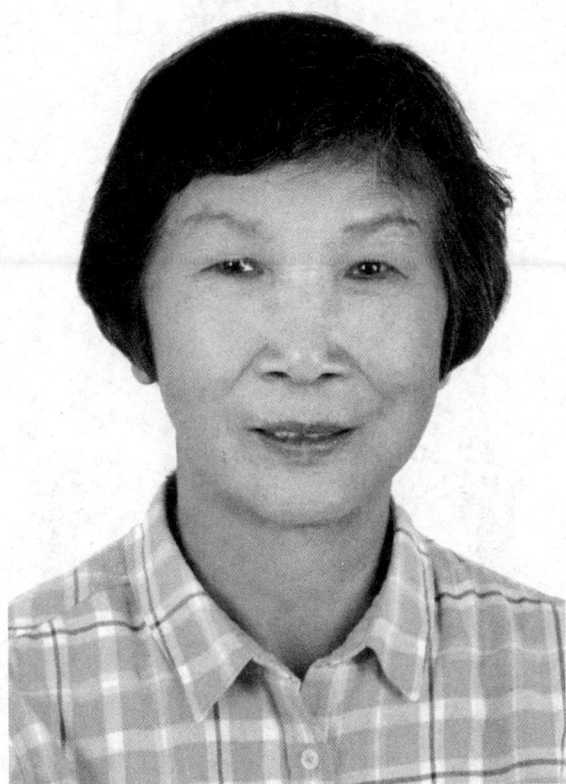

宋乃光教授

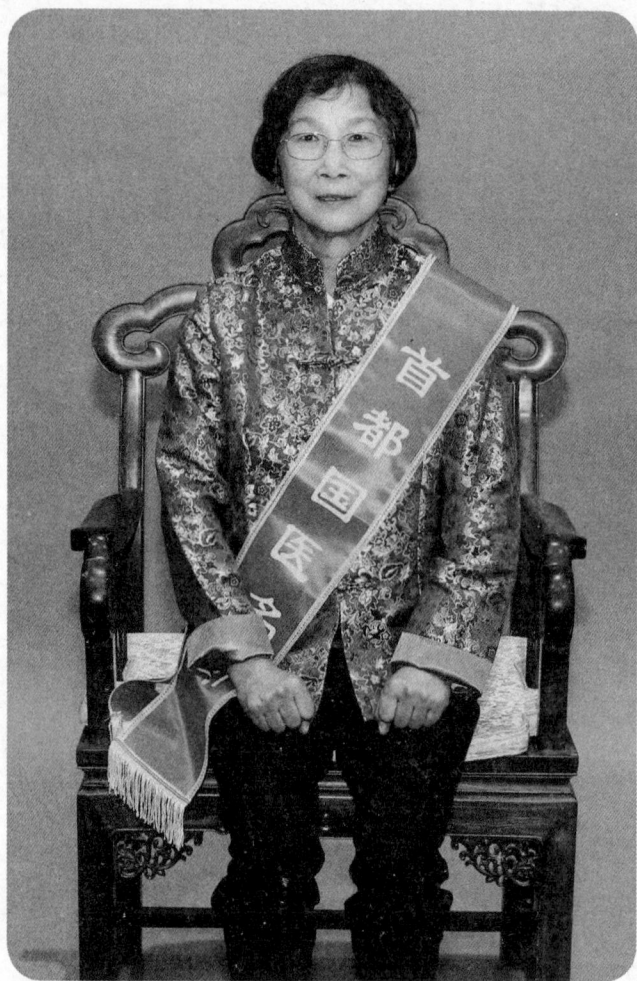

首都国医名师宋乃光教授

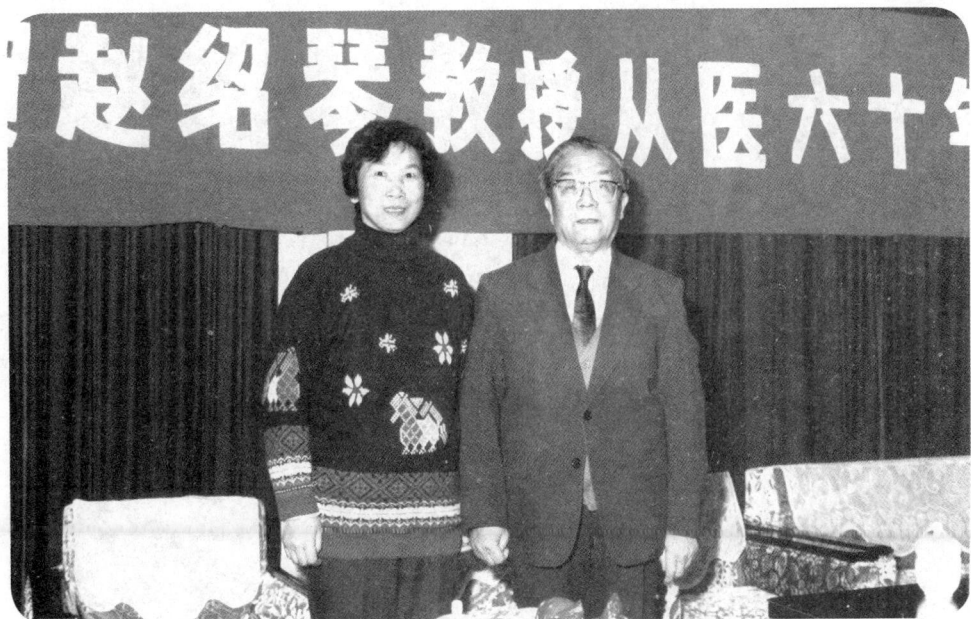

宋乃光教授与导师赵绍琴教授合影

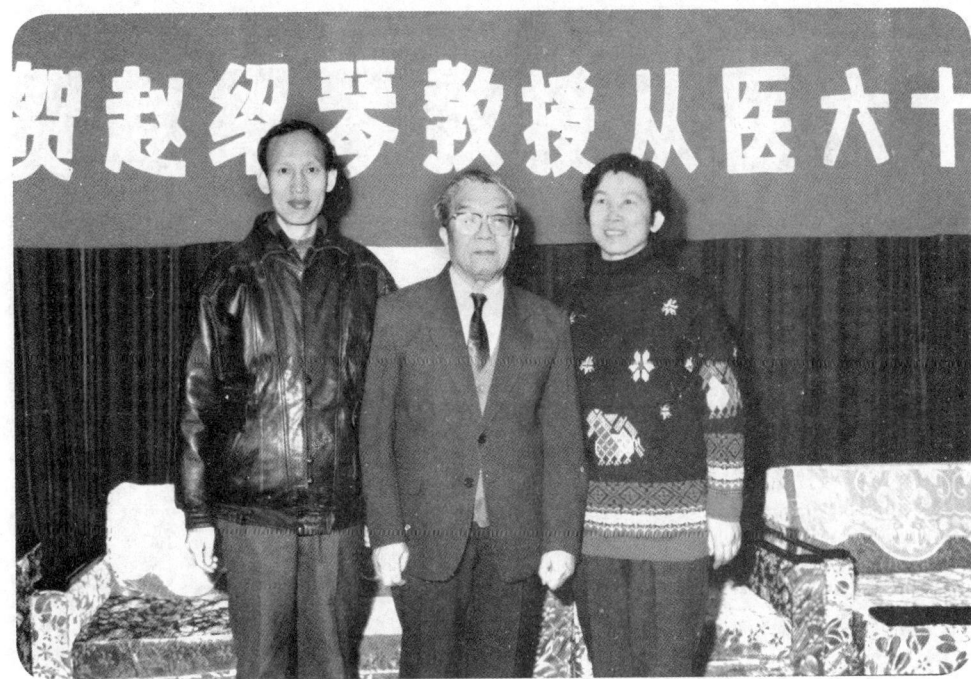

宋乃光教授、李刘坤教授与导师赵绍琴教授合影

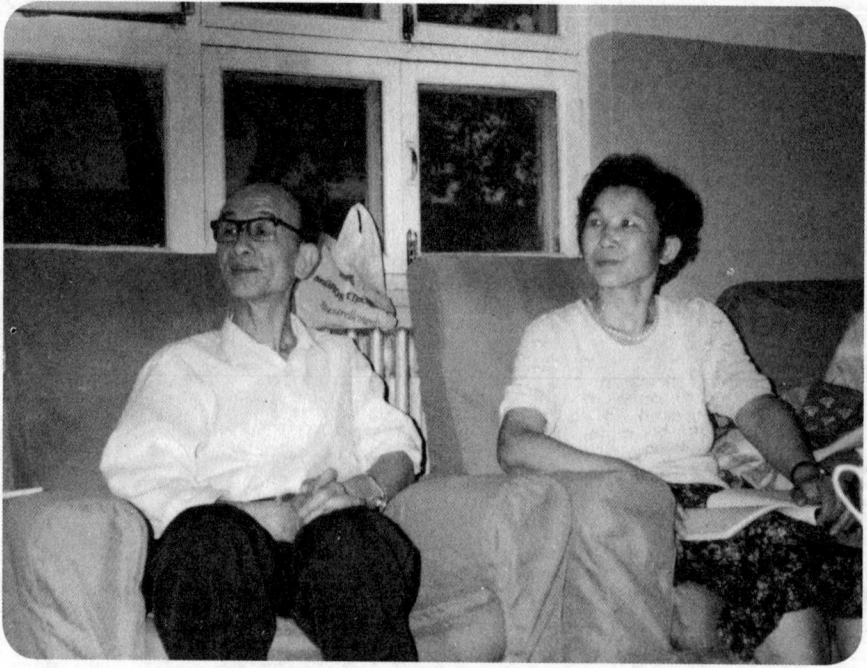

宋乃光教授与孔光一教授在论文答辩会上

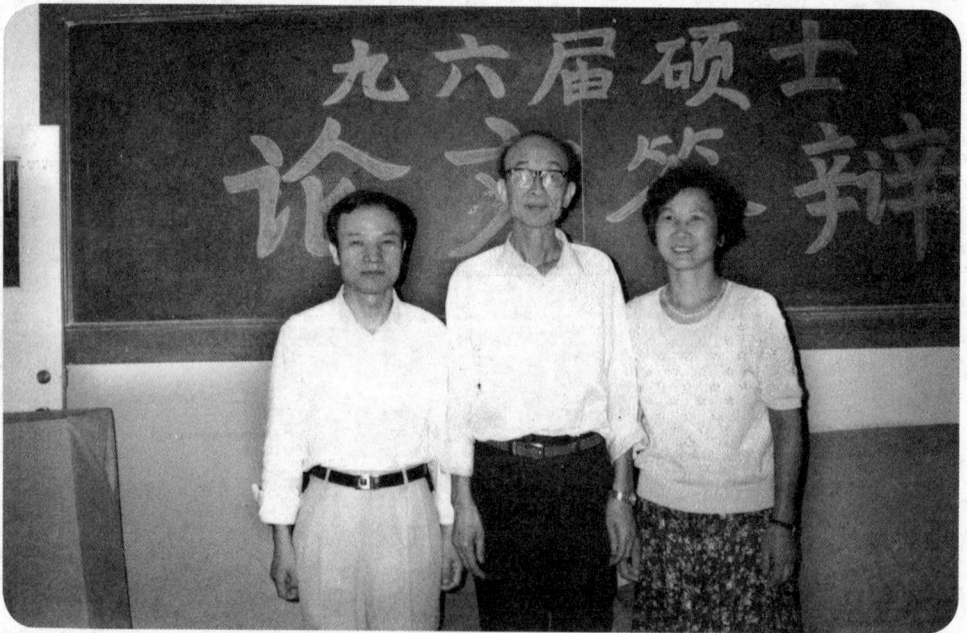

宋乃光教授、张文选教授与孔光一教授合影

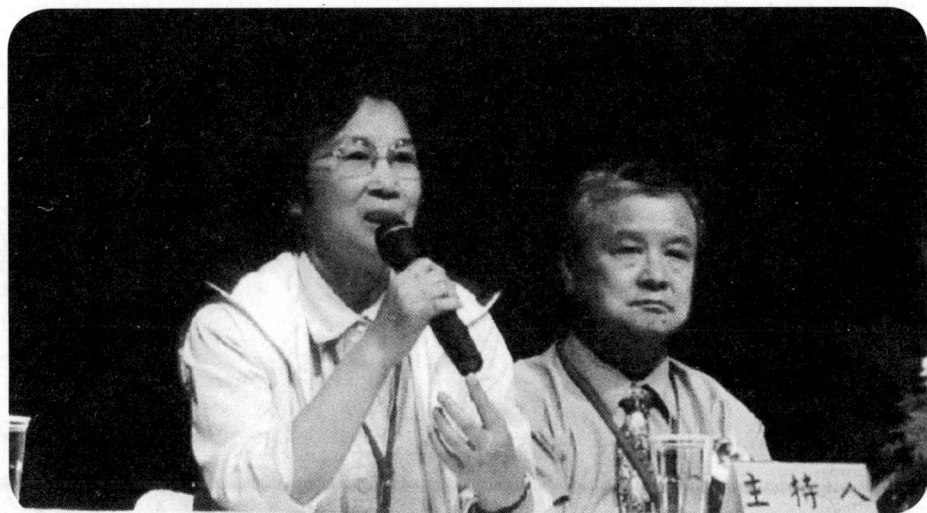

宋乃光教授在国外讲学

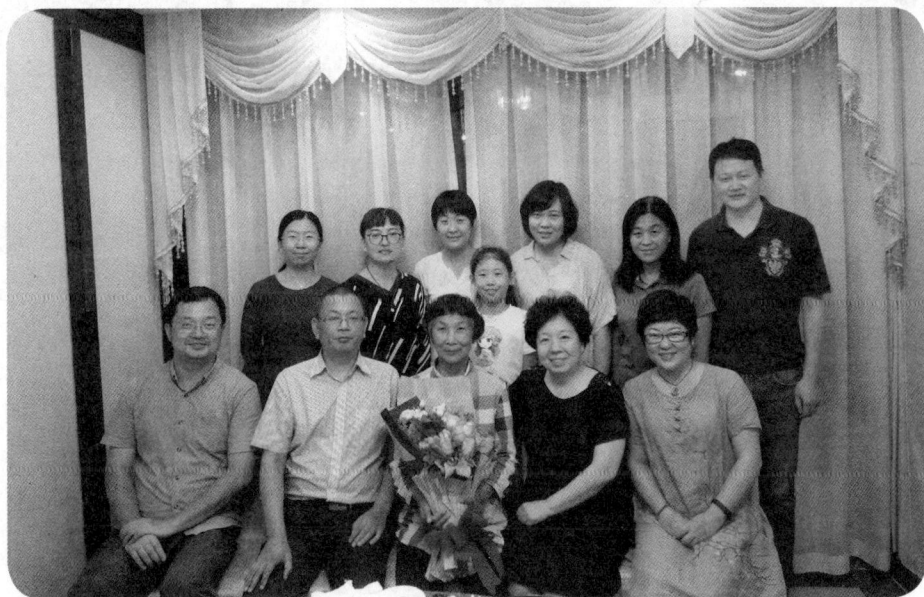

宋乃光全国名医工作室部分成员

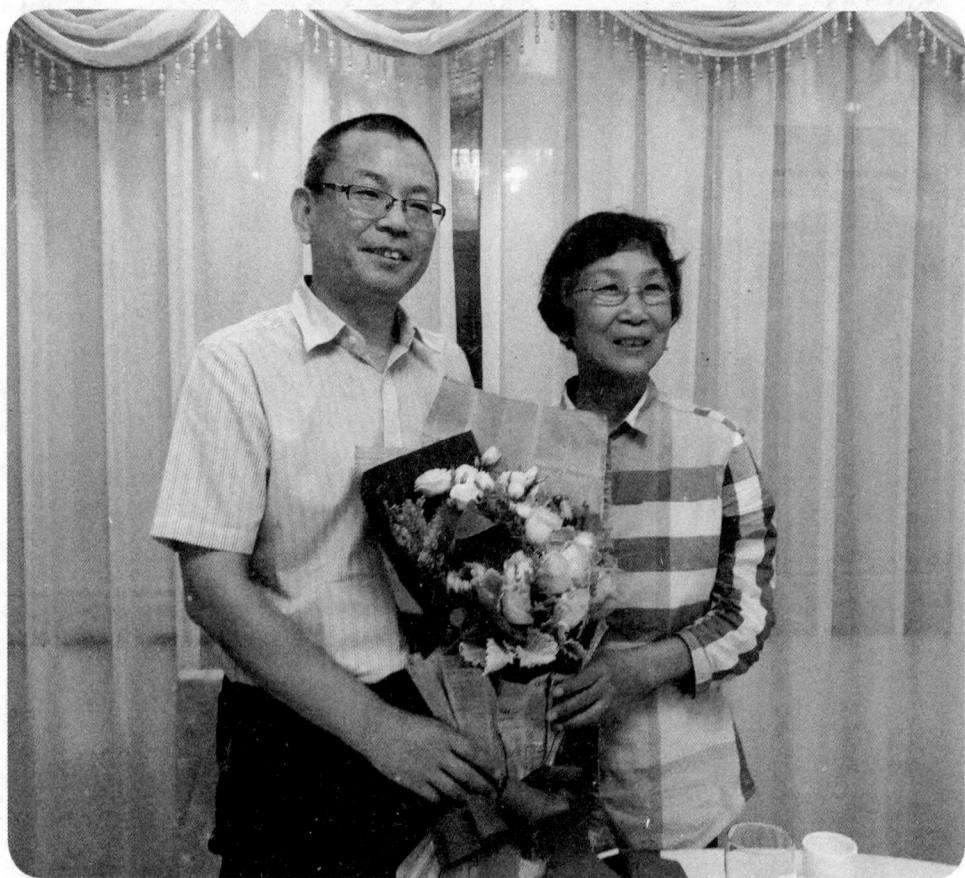

本书主编肖培新与导师宋乃光教授

编写说明

宋乃光，北京中医药大学教授、博士研究生导师、主任医师，第五批、第六批全国老中医药专家学术经验继承工作指导老师，第三届首都国医名师，北京中医药薪火传承"3+3"工程名医工作室专家，宋乃光全国名老中医药专家传承工作室专家。

宋乃光教授先后师从赵绍琴教授、孔光一教授、祝谌予教授等多名中医名家学习，为著名温病学家赵绍琴早期研究生，1990 年拜全国著名老中医孔光一教授为师，是国家第一批名老中医学术继承人。

宋乃光教授从事温病学教学、科研及临床工作近 50 年，具有坚实的中医理论功底和丰富的临床诊疗经验。主编多部中医院校温病学教材。其临床涉及内、外、妇、儿及其他各科病证，有良好的口碑和疗效。

宋乃光教授对中医经典的理解和临床应用有独到的见解，对中医理论在临床的拓展应用有丰富的经验。擅治外感热病，融《伤寒论》与温病学辨证方法为一体，学贯中西。对疑难性发热疾病诊治甚多，多数剂而愈，广获称颂。擅从伏邪、蕴毒、痰饮、瘀血、积滞等综合辨治疑难病，疗效卓著。

本书选辑了宋乃光教授有关温病学内容的文章、讲稿及弟子撰写的关于宋乃光教授经验的文章，凸显了其对温病学的临证心法。全书分为研经心法、研方心法、传承心法、临证心法及疫病心法五部分。

温病学辨证方法与六经辨证一样，是指导临床辨治卓有成效的方法，尤其是对温热病、湿热病，不管是外感还是内伤，都具有极其重要的意义。

我们希望通过本书的学习，将宋乃光教授有关温病学的认识转化成切实的临床实践，借以造福于广大患者。

《宋乃光温病学临证心法》编委会

2017 年 11 月 20 日

目 录

研经心法

研方心法

传承心法

临证心法

疫病心法

研经

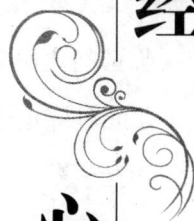

心法

从《伤寒论》到《温病条辨》看外感病辨治的发展

　　作为现存最早的中医临床医学经典著作之一，汉代张仲景撰用《素问》《九卷》《阴阳大论》等，总结汉代以前的临床实践经验，著成《伤寒杂病论》一书。其中《伤寒论》部分详细论述了六经病证的病因、病机、症状、传变及转归，是第一部理、法、方、药完备的医学著作，使中医学临床诊治外感热病有纲可依、有法可循。随着外感病辨治的不断发展，清代吴鞠通仿仲景《伤寒论》体例，采集叶天士《临证指南医案》的有关方证，结合自己的临床经验，一条一辨、一方一证、方证对应地著成了《温病条辨》6卷，是一部理、法、方、药自成体系的温病学专著，对温病辨证论治的理论、实践具有重大的指导意义。

　　这两部名著都曾在外感病的辨治中发挥了不可替代的重要作用，为世人所称道。本文通过对《伤寒论》及《温病条辨》的一些研究，透过外感病学术研究中最复杂的寒温问题，探讨外感病辨治发展过程中的一些趋势。

　　1. 外感病病种的不断增加，提高了病因学说认识水平，是外感病辨治理论发展的原动力

　　《伤寒论》中所提及的外感病包括伤寒、中风、温病、痉病、湿病、中暍等，但综观全书，以风寒邪气伤人为主的伤寒、中风病才是仲景论述的主轴。从汉至清，随着社会的不断发展，城市人口的逐渐增加，水陆交通的日益发达，社会环境的动荡及战乱的频繁，热性病流行的机会和种类均有增加，而社会经济文化的进步也促使人们对外感病产生更深远、更广泛的认识。随着中医医疗实践的逐步丰富，临床经验不断的积累，人们对外感热性病的认识也逐步提高。至清代，吴鞠通提出"盖仲景当日著书，原为伤寒而设，并未遍著外感，其论温、论暑、论湿，偶一及之也"。所以他注重分辨各种温热病的特异性，将外感热病分为风温、温热、温疫、温毒、暑温、湿温、秋燥、冬温、温疟9种。

近年来，SARS、禽流感、甲型流感等外感病新病种呈现不断增加的趋势，中医学对外感病辨治的临床经验也处于积累丰富过程中，这些都成为外感病辨治理论发展的重要动力。

2. 三焦辨证，立足《内经》，补六经辨证之不足，使外感病分证更加全面

《伤寒论》以人体正气为外感病发生和传变的依据，发展了《素问·热论》的六经辨证学说。根据六经与脏腑、气血津液、阴阳、四肢百骸的联系与相互影响，分析外感热病演变过程、正邪相争、病势进退、临床表现、证候特色、病变部位、寒热趋向等特点，将外感病归纳为太阳、阳明、少阳、太阴、少阴、厥阴六经病。六经病各有提纲一条，提纲所揭示的证候，主要反映人体正气及体质方面的情况。

《温病条辨》则以病邪为外感病发生发展变化的主导因素，沿用了《内经》《难经》的三焦之名，其分证方法围绕病邪而展开。其三焦的概念既包括了脏腑的含义，也包括了疾病浅深层次和传变次序的含义，即"温病由口鼻而入，鼻气通于肺，口气通于胃，肺病逆传，则为心包。上焦病不治，则传中焦，胃与脾也。中焦病不治，即传下焦，肝与肾也。始上焦，终下焦"。

综上所述，六经及三焦辨证方法，都是继承《内经》中的基本理论，各自通过临床实践，逐步发挥建立起来的一套指导热性病的辨证纲领，且各有独到之处，所以吴鞠通认为"三焦"与张仲景"六经"有"一纵一横"之妙。"《伤寒论》六经由表入里，由浅入深，须横看。本论论三焦由上及下，亦由浅入深，须竖看"，"学者诚能合二书而细心体会，自无难识之证"。因此，吴鞠通称《温病条辨》为"羽翼伤寒"之作，实为"补《伤寒论》之不足，非为自立门户，以逞己功也"。

基于这一观点，从清代至今，医家主张将伤寒与温病统一起来，或主张以伤寒病六经辨证统一温病的辨证方法，或主张以温病的卫气营血辨证和三焦辨证统一伤寒病的六经辨证，或主张抛弃寒温已有的辨证方法，另立纲领，如以八纲辨证统寒温，或以现代医学疾病分期法统寒温。但时至今日，尚没有公认的比较符合临床实际且执简驭繁、高度统一的热性病辨证纲领。

3. 治疗立足祛邪，强调养阴，使外感病治法更加完备

张仲景在《伤寒论》中认为，寒邪伤阳是伤寒的基本矛盾。所以仲景治疗伤寒，使用汗法时固守"发表不远热，攻里不远寒"的原则，以辛温苦寒直折其邪；使用下法时，强调"下不厌迟"，"必待寒邪化热，热结在里，始用承气"，防下之过早而伤阳更甚。其治疗均服从于伤寒伤阳的基本病机。

《温病条辨》则根据《内经》"冬不藏精，春必病温"的理论，在治疗温病时却极为重视温热伤阴的基本病机。提出"在上焦以清邪为主，清邪之后，必继以存阴"，在"辛凉平剂"银翘散中选用芦根既清热又生津，以期达到"预护其虚，纯然清肃上焦不犯中下，无开门揖盗之弊，有轻以去实之能"作用；其于下法，强调"下不厌早"，必急去其热，才能顾护其阴，故温病学家有"留得一分津液，保得一分生机"之说。

同为外感病，其治疗原则却大相径庭，可见"寒温统一"绝不能简单地进行加法或减法。必当在继承中深究其因，探索其源，结合现代实验手段和方法，在外感病辨证的新高度有所突破和创新，从而形成新理论，才能经得起临床实践的检验。

4. 掌握原则，对经方加减化裁，使临床用方更加灵活、实际

《伤寒论》方剂组方严谨，疗效确切，被誉为"众方之祖"。更重要的

4

是，《伤寒论》中处处渗透的"方从法出""法随证立""辨证论治""异病同治"的辨治精神为后世外感病的治疗提供了宝贵的指导原则。所以吴鞠通在《温病条辨》中直接采纳《伤寒论》原方三十余首，多以伤寒诸经热化证的用药为主，约占《伤寒论》全书 112 方的三分之一，如桂枝汤、白虎加人参汤、麻杏甘石汤、黄连阿胶汤、栀子豉汤、茵陈蒿汤等。

但该书绝不仅限于《伤寒论》原方，在临证之时，吴氏常根据病机灵活变通应用，化裁方达六十余首，占《温病条辨》全书的三分之一。如吴鞠通以承气汤为基础方，根据病证灵活变化加减化裁，创制了多首通下逐邪方剂。如治疗腑实正虚者，攻下当配合扶正，故创新加黄龙汤；腑实而兼肺气不降者，攻下当配合宣肺，创宣白承气汤；腑实而兼热蕴小肠者，攻下配合清泄肠腑之火热，创导赤承气汤；腑实而兼邪闭心包者，攻下当配合开窍，创牛黄承气汤等；并根据《伤寒论》润下法，创制了增液承气汤，主治肠腑热结而阴液亏虚证。

其余诸多新法新方则是后世医家（包括伤寒学家）在临床实践中总结提炼形成的。吴鞠通吸纳了历代医家治温病经验和方药，经过整理纳入《温病条辨》的理论体系之中。所以，温病学的治法方药不是温病学家独自创造的，而是以《伤寒论》为基础，总结历代医家经验形成的，是对《伤寒论》的发展和补充，是历史和学术发展的必然产物。

从寒到温，从六经辨证到三焦辨证，无论是张仲景还是吴鞠通都在寻找符合临床需求的外感热病学辨证纲领。我们相信，随着科学的发展，各种外感病的病原体发现的增多，中医学对外感病辨治的临床经验也必将越来越丰富；而用现代实验手段、微观方法探讨外感病的辨证也不断完善，产生了许多新的学说。我们相信，凭借传统的实践经验，在吸收现代理论知识的基础上，新的中医外感病理论，必将突破伤寒、温病界限，六经、三焦、卫气营血辨证体系，在新的层次更有效地指导外感病的辨治。

"逆传心包"是温病的正常传变规律

"逆传心包"多被认为是温邪由肺卫直接传入心包,很快出现神昏窍闭的过程,且其传变不以次序,来势急骤,属于温病传变的特殊形式。对此,笔者从以下两方面谈一些粗浅的看法。

1. 顺逆的相对性

叶天士《外感温热篇》首条说:"温邪上受,首先犯肺,逆传心包……辨营卫气血虽与伤寒同,若论治法则与伤寒大异也。"作为全篇的纲领,本条概括了温病的发病机转、传变趋向,同时指出寒温治法上的区别。在写法上,用对比的手法,但开首又隐去了医家皆知的关于伤寒六经传变的内容:寒邪下受,首犯太阳,再传阳明等。一般认为,叶天士既言"逆传",则必有"顺传"。"顺传"是指什么呢?这在叶氏《临证指南医案》中有明确论述,"幼科要略"篇说:"手太阴气分先病,失治则入手厥阴心包络,血分亦伤。盖足经顺传,如太阳传阳明,人皆知之,肺病失治,逆传心包络,幼科多不知。""温热"篇说:"夫温热时疫,上行气分,而渐及于血分,非如伤寒足六经,顺传经络者。"文中两次提到伤寒足经顺传,都是用来和温病从手太阴肺传入手厥阴心包作对照的,所以,如果称伤寒从太阳传入阳明为"顺传",则温病的逆传就是指从肺到心包的传变,这点似乎已成定论。但又有人根据叶氏所提"顺传"的含义进行推论,认为温病从肺传胃也是"顺传",这显然不符合叶天士原意。因为叶氏没有关于温病"顺传"的论述。而"逆传"也只是在阐述寒温不同时提出来的,目的在于说明温病和伤寒受邪不同、侵犯部位不同,传变途径也不相同的道理。

温病学家以"逆""顺"二字表达温病和伤寒传变过程的区别，用意是说明它们传变方向相反。温病和伤寒辨证体系不同，但它们的病理变化、临床表现最终都体现出脏腑、经络的病变，这又是相同的方面，因而二者就具备了相比较的基础。

如果伤寒沿顺时针方向传变，起于太阳，依次传至阳明、少阳、太阴、少阴、厥阴，那么，温病则沿逆时针方向传变，起于太阴肺，传至厥阴心包，再至少阴心。由于二者传变方向相反，故一称"逆"，一称"顺"。

从传变方向上解释"逆传""顺传"，还有以下两种说法。一说温病从上焦肺传至中焦胃为顺传，所以从上焦肺传上焦心包就为逆传，因为方向改变了。这种说法单从字义上就与"顺""逆"本义不符，因为方向改变并不等于方向相反。既言从上到中为顺，必反其向方可称逆，从上焦到上焦岂不成了"横传"！再则，前已述及，叶天士未有关于温病顺传的论述，只称伤寒从太阳到阳明的传变为顺传，是为了与温病的传变途径作比较，而非针对温病本身的传变而言。另一种说法是，温病依次从卫传气、传营、传血为顺传，如不经过气分，从卫分直接传营血就是逆传，因为越过了气分。这从"顺""逆"的字义上更讲不通，因为由卫直接传营和由气传营方向完全一致，怎么能一个称"逆"，一个称"顺"呢？同时，这种说法把叶天士"温邪上受，首先犯肺"误解为只犯皮毛之表，因而是片面的。因肺不但有卫分证，还有气分证，且主要是气分证。由此可知，以上两种说法并非圆满，过多纠缠，实无必要。

总之，逆传是相对顺传而言，"温邪上受，首先犯肺，逆传心包"是相对伤寒六经病理传变而言。温病由表入里，由浅入深，邪进而正退，进入营血分阶段后，更表现出正气的衰败，这种传变规律毫无特殊而言，要把"逆证"和"逆传"加以区分。"逆证"，言疾病的传变趋势；"逆传"反映疾病的传变次第。

2. 心包证和营分证的关系

讨论"逆传心包"的意义，必须弄清心包证和营分证的关系。历来认为心包证不能等同于营分证，而是营分证的一个类型。笔者反复推敲，认为有进一步商榷之必要。叶天士说"心主血属营"，说明营分和血分的病变，如果落实到脏腑上，都属于心的病变。心不同于其他脏腑，它有一个外围组织——心包。营分证是血分证的轻浅阶段，如果以血分证为心所主，其轻浅阶段的营分证，则由心包来主。《外感温热篇》第14条说："其热传营，舌色必绛……纯绛鲜色者，包络受病也，宜犀角、鲜生地、连翘、郁金、石菖蒲等。延之数日，或平素心虚有痰，外热一陷，里络就闭。"第29条说："若斑色紫，小点者，心包热也。"叶天士以舌绛鲜红、斑色紫来体现心包的证候，这正是营分证的典型表现，条文中，心包热并非必见神昏谵语，舌謇肢厥，心包受病在"延之数日，或平素心虚有痰"的条件下，"外热一陷，里络就闭"，才出现上述心窍闭阻的症状。这就说明，"包络受病""心包热"就等于营分受病、营分热，神昏窍闭证是心包证的危重症。

再从临床用药来看，叶氏医案中治营分证用犀角、生地黄、元参、连翘、石菖蒲等，而治心包证也用这些药。吴鞠通《温病条辨》以清营汤为治疗营分证的主方，同时也以之作为治疗心包证的主方。他在对暑温病的治疗中说："脉虚，夜寐不安，烦渴舌赤，时有谵语，目常开不闭或喜闭不开，暑入手厥阴也。手厥阴暑温，清营汤主之。"手厥阴暑温，即暑温心包证。相同的用药，说明心包证和营分证是等同的概念。

持心包证不能概括营分证认识者，大概混淆了"热入心包"和"热闭心包"的概念。热入心包，亦称为"热入营分"，证候类型属心包证或营分证，热闭心包，则是营分证（心包证）中出现了以神昏谵语、舌謇肢厥为主要临床表现的病证。正如叶天士所说："目瞑舌缩，神昏如醉，邪入心包络中，心神为蒙，谓之内闭。"（《临证指南医案》）"热入心包"和"热闭心包"仅一字之差，却有不同的病理特点和临床用药。热入心包用清营汤清营透热，热闭心包又需用"三宝"类开窍，以治疗"心神为蒙"。当我们清楚了心包证和营分证的关系后，就不难明白，"逆传心包"即指温邪传入营分。若心虚热陷，心窍闭阻，可出现神昏谵语、舌謇肢厥症。但"逆传心包"绝非仅指窍闭神昏的证候而言。

3. 结论

上述对"逆传""心包证"的分析表明，"温邪上受，首先犯肺，逆传心包"是对温病从卫分、气分，传入营分、血分的最一般、最普遍规律的阐述，不存在不以次第、来势急骤、预后凶险等特殊意义。脱离叶天士原著，把"逆传"二字孤立看待，就容易和"逆证"相联系，产生误解。

《温热论》舌诊发微

《温热论》是清代名医叶天士所著，被称为温病学的奠基之作，很长时期以来就作为高等中医院校温病学课程的教学内容，可知对其重视之程度。《温热论》阐明了温病发生发展规律，以卫气营血作为温病病变阶段、浅深、轻重的层次，确立卫气营血各阶段的治疗原则，其中舌诊是其有机组成部分。《温热论》全文37条，其中15条专论舌，舌诊有着不可或缺的地位，可见《温热论》舌诊不仅仅提供四诊意义上的望舌之法，而且融入温病学说之中，成为温病学术体系不可分割的重要内容。

1. 以绛舌之比较，阐发卫气营血证治

《温热论》（以下简称"本文"）对卫气营血各证候的临床表现以及治疗

用药缺乏直接论述，相比之下，营分证稍详，且绛舌之论亦较多。如原文第4条说："营分受热，则血液受劫，心神不安，夜甚无寐，或斑点隐隐。""其热传营，舌色必绛。"前者论营分病机和症状，后者论营分之舌象。本文专论绛舌的条文和涉及绛舌的条文共有六七条之多，所列绛舌十数种，是舌诊中占比例最大的部分。绛舌主营分，但绛舌主病又不能简单地用营分证来统括，随着绛舌出现荣枯、润燥、兼苔等方面的变化，绛舌所主亦各不同，叶氏以绛舌之异、之变道出的温病卫气营血的传变及浅深、轻重的层次，是卫气营血学说中极具实用价值的内容。

（1）绛舌主营分：原文第14条："其热传营，舌色必绛。""纯绛鲜泽者，包络受病也，宜犀角、鲜生地、连翘、郁金、石菖蒲等。"第17条："舌绛而干燥者，火邪劫营，凉血清火为要。""纯绛鲜泽"和"绛而干燥"虽都主营分，但一为邪犯心包，当予清心开窍之品，如安宫牛黄丸；一为营热炽盛，营阴耗伤，当用清营泻火养阴之品，如清营汤。绛舌主营可用来察邪是否入营或将入营，北京名医张菊人说："初见舌边或舌尖呈现绛色，即当注意防范逆传心包，这种现象就是邪欲侵营的表现，赶快于清解方中加入清营之品。"同样绛舌主营也可用来判断营分证是否消失，即经用清营凉血养阴法治疗后，舌绛消失，则说明邪气已退出营分。

（2）绛舌不主营分：原文第17条："舌绛而光亮，胃阴亡也，急用甘凉濡润之品。""绛而不鲜，干枯而痿，肾阴涸也，急以阿胶、鸡子黄、地黄、天冬等救之。""舌绛而光亮"和"绛而不鲜，干枯而痿"分别主胃阴亡、肾阴涸，而胃阴亡、肾阴涸是温病的亡阴失水证，与营分证有着虚实之别，因此治疗用药上也大不相同。亡阴失水归根到底是下焦的病变，叶氏在此指出下焦证和营分证的区别，蕴含了将营血分证分为虚实二端之义，对吴鞠通创立三焦辨证，另补出亡阴失水的下焦证，从而与叶氏营血分证并列不无启发。

（3）绛舌兼黏腻苔不全主营分：原文第17条："舌色绛而上有黏腻似苔

非苔，中夹秽浊之气，急加芳香逐之。"第19条："若白苔绛底者，湿遏热伏也，当先泄湿透热，防其就干也。""舌色绛而上有黏腻似苔非苔"为邪在营分而中焦气分兼秽浊之气。"白苔绛底"指舌红绛，苔白厚而腻，主病意义也如吴锡璜所注："白苔绛底或厚黄苔绛底，乃营分之热，受膈间湿邪蒙蔽也。"它们虽属气分之湿与营分之热同在，但治疗上叶氏却明确指出当"芳香逐之"，"当先泄湿透热"，显然是以治气分之湿浊为主、为先。对此吴锡璜做了恰当的注释："此证滋液则助痰，运湿则益热，用升提则神昏，久服元参、生地、二冬等类则动中宫之湿……温热病虽宜育阴，独以此证则宜慎。"吴鞠通也在《温病条辨》清营汤条中说："若舌白滑，不惟热重，湿亦重矣……当于湿温例中求之，故曰不可与清营汤也。"吴氏甚全没有把舌绛上有白腻苔作为营分证对待，故不用清营汤。叶天士、吴鞠通对绛舌兼白腻、白滑苔主病及治疗的认识源自于他们丰富的临床经验积累，对现代温病临床有重要指导意义。著名温病学家赵绍琴善治湿热类温病，其治疗的大量高热不退案，不乏绛舌上罩有白厚腻苔者，其原因或失之于过用寒凉清热解毒之品，或失之于先用清营养阴动中宫湿之品，赵老每以芳香化湿、轻开肺气之品，使湿开热透而病情好转。

绛舌兼苔不能一概而论，气营同病也有气营同治者。如原文第14条："初传绛色中兼黄白色，此气分之邪未尽也，泄卫透营，两和可也。"第15条："色绛而中心干者，乃心胃火燔，劫烁津液，即黄连、石膏亦可加入。"第18条："舌独中心绛干者，此胃热心营受灼也，当于清胃方中，加入清心之品。"总之，绛舌兼苔不腻滑无湿者，治之无虑，可气营同清，并兼顾阴液。

2. 以舌测证候传变，提出"先安未受邪之地"论点

"先安未受邪之地"是《温热论》的一个著名论点，也是名句，出自本文第5条："若斑出热不解者，胃津亡也，主以甘寒。重则如玉女煎，轻者如

梨皮、蔗浆之类。或其人肾水素亏，虽未及下焦，先自彷徨矣，必验之于舌，如甘寒之中加入咸寒，务在先安未受邪之地，恐其陷入易易耳。"温病既见发斑，则热入营血无疑，斑出热当有所减，若斑出热不解亦不减，说明胃热盛而且胃阴亦伤，当以甘寒之品既清热又养阴；如果患者肾水素亏，热邪就容易乘虚深入下焦，要考虑再加入咸寒之品以养肾阴。怎样测知邪将深入下焦？叶氏指出"必验之于舌"，具体是什么舌，条文未明说。《集注新解叶天士温热论》说是"舌绛而不鲜"，《新编温病学》说是"舌质绛而枯萎"，《南病别鉴》说是"舌光红，或灰薄而燥"，都符合叶氏肾水亏的本意。加入哪些咸寒药呢？注家宋佑甫提出若舌光红，或灰薄而燥，要用玄参、知母、龟板、阿胶类咸寒纯滋养药；若质绛而中干厚焦燥者，生地、阿胶、龟板中加元明粉、大黄，咸寒滋养和咸寒通下合用。宋氏对叶氏之论做出的补充，可以理解为"必验之于舌"不是指某一种或某几种固定的舌质和舌苔，而是指应根据舌象的变化，判断邪气有无传变的趋势，病情有无虚实的变化，及时变更药物。"甘寒之中加入咸寒"是针对肾水素亏之人，在邪气有可能传入下焦的情况下，而采用加入安抚下焦药的方法，即"药先于证"的治法，这也是"务在先安未受邪之地"提出的背景。"务在先安未受邪之地"作为一种预防性治疗思想，在本文中有多处体现。如第 14 条，热邪传营，舌色绛，延之数日不解，或属平素心虚有痰者，虽未见窍闭，但亦应早用牛黄丸、至宝丹之类开窍，以截断邪气向心包深入；第 19 条，初病舌就干，虽无神昏，也要急加养正药，如麦冬、芦根汁等，以防邪气向心肺传变等。在一些温病名方的组成上，如银翘散中用银花、连翘，即是在治卫分中加入清气药，以防邪气入气分；清营汤中用犀角，即是在治营分中加入凉血解毒药，以防邪气入血分等，亦都贯彻了这一思想。在现代急性热病临床上，一些名老中医提出"三护"：一为护脑，即对夜间烦躁者，见舌绛即可早用牛黄丸；二为护津，即对初病舌干口渴者，可早用生地、石斛等；三为护肠，即对初病苔燥便干者，可早用硝、黄等，是对这一思想的推广和发展。

3. 辨心下痞之苔，立苦泄、开泄治法

《伤寒论》最早用小陷胸汤、泻心汤治心下痞，开辛开苦降法之先河。《温热论》亦论痞，原文第11条说："再人之体，脘在腹上，其地位处于中，按之痛，或自痛，或痞胀，当用苦泄，以其入腹近也。必验之于舌，或黄或浊，可与小陷胸汤或泻心汤，随证治之；或白不燥，或黄白相兼，或灰白不渴……宜从开泄，宣通气滞，以达归于肺，如近俗之杏、蔻、橘、桔等。"指出《伤寒论》所用之法为苦泄法，另又提出开泄一法，即杏、蔻、橘、桔之法，改变了自古论痞皆归辛开苦降的局面。本条对两种心下痞的舌象有具体论述，或黄或浊者，用苦泄法；或白不燥，或黄白相兼，或灰白不渴者，用开泄法。结合临床，心下痞见舌苔黄浊，多主湿热痰浊互结，当治以苦寒泄降，清热燥湿化痰；见苔白不燥，或黄白相兼，或灰白不渴，则为痰湿阻于胸脘，湿未化热，或表邪未解，阳气未化等，治当轻苦微辛之品，开泄上焦，宣通中焦。后者正如吴坤安注曰："此湿邪结于气分，宜白蔻、橘红、杏仁、郁金、枳壳、桔梗之类，开泄气分，使邪仍从肺分而出则解矣，不可用泻心苦泄之法。"本条以不同的舌象引出了苦泄和开泄二法，为临床区别治疗湿热痞和痰湿痞提供了重要依据。温病学派治湿热痞和痰湿痞较前人都有了进一步的发展，在用苦泄法治痞方面，温病学派用药不拘于连、芩、夏、姜，而是增加了理气畅中、化痰散结、疏利三焦之品，如瓜蒌、栀子、枳实、厚朴等；苦泄法的方剂除泻心汤、小陷胸汤外，王孟英《随息居重订霍乱论》连朴饮、燃照汤、昌阳泻心汤等都是治疗湿热秽浊阻中的名方、效方。在用开泄法治痞方面，温病学派用杏、蔻、橘、桔，轻苦微辛，宣通气滞，达归于肺，治痰湿阻于胸脘，未化热者；开泄法的方剂以三仁汤为代表，取肺气化湿亦化之意。

心下痞是常见病证，临床所见，湿热痞之痞、痛主要涉及胆胃、心胃不和的病变，可见发热，脘腹痞满或胸背胁疼痛，呕恶痰盛，苔黄腻或黄浊等；

痰湿痞之痞、痛主要涉及肺脾、肺胃不和的病变，可见发热，脘腹满闷，气逆而喘，咳嗽痰白而黏，胸胁胀满，少食便溏，苔白腻或白滑等。故二者不能以辛开苦降一法统治之。临床上，"心下痞"所出现的胸、脘、胁、腹等部位的痞、痛广泛见于呼吸系统、心脑血管系统、胃肠系统、肝胆系统疾病中，《温热论》舌诊提示的苦泄、开泄二法为这些疾病的正确治疗用药提供了可靠参考。

"治上焦如羽，非轻不举"用药法则

"治上焦如羽，非轻不举"见于吴鞠通《温病条辨·杂说》，作为上焦温病的治疗原则，为临床处方用药提供了理论依据和规范。

1. 辛透、清凉宜注重"轻"

辛凉透邪是温病治疗的第一要务，其目的在于开泄腠理，祛邪外出。蒲辅周老大夫曾说："温病最怕表气郁闭，热不得越。"温病初期，见发热无汗或少汗甚或有明显恶寒者都是表气郁闭之象。叶天士说："若无汗恶寒，卫偏胜也，辛凉泄卫，透汗为要。"吴鞠通说："温病亦喜汗解。"温病初期透表逐邪，使无汗者有汗，汗少者能透能畅，就能阻截传变，减少化燥伤津机会。但温为阳邪，热变最速，初期透表必佐清化，所以辛透与清凉同用是一个原则，但又因是上焦证，还必须掌握一个"轻"字。叶天士、吴鞠通从药物性味、归经功效、质地轻重、药量大小等方面规定了用于上焦的"轻"剂，指出上焦温病须用那些上行达肺，能去肺实之剂。银翘散、桑菊饮、桑杏汤等方气轻味薄，又多为花、壳、叶之类，归经亦大多入肺，无克伐正气之弊，有清透肺热之功，可谓轻剂之代表方。微辛则宣通而不大汗，微寒则清凉而不遏邪，微苦则清降而不化燥，祛邪不伤正，治上不犯中下。实践证明，辛凉轻剂只要用之得法，就能截断温邪由上焦向中下二焦的传变，或缩短整个温病的病程。如《蒲辅周医案》腺病毒肺炎患儿一例，尽管出现高热，神昏嗜睡，但蒲老根据多年的经验确认是上焦肺卫证，用辛凉轻剂桑菊饮少佐疏风之品，宣肺以散上受之风，透卫以清在表之热，辛透、清凉之配恰到好处，两剂即得微汗，再剂身热已退，为临床辨证施治树立了典范。

2. 沉寒厚味，则药过病所

"治上焦如羽，非轻不举"既然是上焦温病的用药法则，就必然区别于中下焦温病的用药特点。吴鞠通说："热邪久羁，吸灼真阴，或因误表，或因妄攻。"误表汗出过多，则逆传心包而神昏谵语；妄攻而用沉寒里药，则非宣肺方法，必克伐胃气，误犯中下。上焦温病的治疗，如过分强调"热者寒之"，滥用苦寒，早用凉血，误用滋腻等，都从根本上违背了"轻清"的原则。

（1）苦寒沉降之忌：苦能泻火，寒能清热，但温病中单用或重用苦寒的时候却很少。苦寒泻火、苦寒攻下必在特定的范围内使用。因为苦寒用之不当，往往容易伤阴，且容易遏伤阳气。叶天士对苦寒药的应用非常谨慎，如《临证指南医案》中说："苦寒直降，攻其肠胃，与温邪上郁无涉。""寒凉消导，徒攻肠胃，毫无一效。"吴鞠通亦屡诫用苦寒之弊，"温病有余于火，不用淡渗犹易明，并苦寒亦设禁条，则未易明也。举世皆谓苦能降火，寒能清热，坦然用之而无疑，不知苦先入心，其化以燥，服之不应，愈化愈燥。"蒲老规劝后学，不要一听"炎症"，就用苦寒药清热解毒。有人对温病初期之高热多喜用辛凉重剂白虎汤，或在辛凉轻剂中加入大量石膏退热，往往使肺卫之热失去轻清透达之机。因为温病初期之热多由肺郁表闭不开引起，过用寒凉更使气机不畅，因而导致传变。

（2）凉血滋腻之忌：温邪易灼阴津，犯人之初即可见高热、口微渴、舌边尖红等阴伤征象，卫分之热迫入心营可见神昏，凡此皆可导致用凉血滋腻之误。临证必须对脉之浮沉、便之干溏、舌之红淡、苔之黄白润燥详加辨识，关键要辨出病机之过程，其中察舌应予首重。叶天士说："其热传营，舌色必绛。""舌心干，四边色红，中心或黄或白者，乃上焦气热灼津……慎勿用血药以滋腻难散。"蒲老察舌，凡质绛皆为热在营血；热在卫气，舌边尖红为内热已露；不论何色，润为津未伤，燥为津已伤。这就为温病使用凉血滋阴定下了一个客观指标。温病初期，寒凉过之则有碍宣闭，早用凉血必引邪深入，阴柔误用则妨胃助浊。前述腺病毒肺炎患儿，虽昏迷抽风，但未出三日，舌质红而不绛，苔白、脉浮数、属上焦证候，故用辛凉轻剂；而另一例同属腺病毒肺炎患儿，虽未见抽风，但病程已过十日，嗜睡肢厥，舌绛齿干，脉沉细，蒲老辨为温邪入营，治以甘凉养阴，辛凉透热，亦获满意效果。可见蒲老用药之严谨。

（3）上焦湿热证用药之忌：湿热病上焦证候，湿遏卫气，表里同病。头痛恶寒，身重疼痛，有似太阳伤寒；午后身热，状若阴虚，胸闷不饥，如同食滞。因此湿热病初期禁汗、润、下有特定的意义。吴鞠通说："汗之则神昏耳聋，甚则目瞑不欲言，下之则洞泄，润之则病深不解。"湿邪重浊腻滞，非寒邪之一汗而解，温热之一凉则退，若用滋腻，则误之更深。赵绍琴教授曾治一例八十高龄老人之肺炎，起病全身不适，恶寒发热，头痛，喘咳白痰，倦怠不食，身肿不渴，脉虚软稍数。诊为素来脾胃不健，又感湿闭表，肺失宣降。前医拘于"炎症"，不顾体虚，用卡那霉素、红霉素多次静滴，又予大青叶、金银花、元参、生地等寒凉药，惟失宣肺辛透，因而留湿致困，遂见腹痛便稀，咳喘加重，其肿益甚。赵老改用升阳疏表，开肺气，利三焦，用药皆为轻薄之品，得遍体微汗，诸恙方平。

湿热为患，饮食当慎。生冷、黏腻、甘甜、辛辣等能阻湿碍气，且易引起食复，应忌用。

现代药理学证实清热解毒药能够作用于急性感染性疾病的多个环节，提高机体的抗病能力。同时也证实清热解毒药对胃、肠功能有明显的抑制作用，如用于素来脾胃不健又感湿热邪气的患者，能使原有的脘腹胀满、大便稀溏等症加重或造成更严重的后果。有人认为抗生素特别是广谱抗生素有与清热解毒药相同的苦寒泄火作用，虽然尚需进一步证实，但久用抗生素所造成的腹满、纳呆、贫血等化源受损之象却屡见不鲜。这也从另一方面体现了叶氏以轻苦微辛流动之品治疗湿温的意义。

3. 结语

温病上焦证候的用药关键在于"轻"。叶天士说："上焦药气味宜以轻。"上焦治疗中如过分强调"热者寒之"或拘于对"炎症"用清热解毒之偏见，甚或对卫分表闭神昏滥施凉血开窍剂，皆违背了上焦辨证施治的基本精神。

"轻剂"与上焦温病治疗

1. 轻剂理论的源流追溯

方剂中关于轻剂的内容，最早见于《内经》。《素问·阴阳应象大论》说："因其轻而扬之，因其重而减之，因其衰而彰之。""其高者，因而越之；其下者，引而竭之；中满者，泻之于内。"这是后人根据药味功用归纳"十剂"的最早理论依据。轻剂用来治疗病邪较浅、病情较轻的疾病，或治疗须轻清宣发的上焦疾患。

轻剂为"十剂"之一。北朝北齐徐之才根据药味功用提出"宣、通、补、泻、轻、重、滑、涩、燥、湿"，成无已的《伤寒明理论》正式称其为"十剂"。"轻可去实"是对轻剂作用进行的概括，后世刘河间、李东垣、李时珍、蔡陆仙等对其意义又作了具体论述（内容见后）。以叶天士、吴鞠通为代表的温病学家将辛凉轻剂运用于温病上焦、肺卫证候的治疗，使"轻可去实"的内容又有了新的发展。轻清疏解之品用来治疗外感热病，只要切中病机，随证而施，都能取得很好的疗效。桑菊饮、银翘散等轻清透泄方治疗外感热病之初起，有多方面的适应证，至今为临床广泛应用。还有人把轻剂的作用进一步扩充为"轻可调中""轻可疏下"，治疗中下焦疾患，使胃气壅滞、神气呆钝的状况得到改善，提高了疗效。为此有必要对轻剂的含义、作用机理及其应用等进行探讨，本文着重于温病上焦证用轻剂意义的论述。

2. 轻剂的含义及作用机理

（1）上行入肺，轻以去实：肺位上焦，朝百脉而外合皮毛。华岫云说：肺脏用药，"总皆主乎轻浮"。"轻浮"即"轻可去实"。"轻可去实"的含义，刘河间说："实则气壅，欲其扬也。如汗不出而腠密，邪胜而中蕴，必轻剂以扬之。"李东垣说："轻可以去实，麻黄、葛根之属是也。"李时珍说："当作轻可去闭……表闭者，风寒伤营，腠理闭……宜轻扬之剂发其汗而表自解也。"蔡陆仙在《中国医药汇海》中则把辛凉药薄荷也归入"轻可去实"类。吴鞠通《温病条辨》明确称辛凉轻剂疏解上焦之热为"得轻可去实之妙"，"有轻以去实之能"，使"轻可去实"法超出了辛温解表的范围。伤寒言六经传变，温病言卫气营血、三焦传变，但由于太阳、皮毛、肺在生理上的内在联系，致使它们在病理上和临床表现上也产生了必然的联系，它们是外感病中最先受邪而发生病变的部分。虽然温病和伤寒的治疗有用药寒温的区别，但所用方药皆主要上行入肺，意在去肺之实。"轻可去实"法正是用于因外邪侵袭、肺气宣降失常而致的肺实证，这就从药物的归经功效方面规定了轻剂的内容。正如《温病条辨》银翘散注曰："加银花辛凉、芥穗芳香散热解毒，牛蒡子辛平润肺，解热散结，除风利咽，皆手太阴药也……纯然清肃上焦，不犯中下，无开门揖盗之弊，有轻以去实之能。"金寿山亦说："须知轻非轻淡之谓，是轻可去实之谓。"

（2）药物气味之轻薄：温邪自口鼻而入，首先犯肺。肺秉清肃之性，为娇脏之体，肺病的治疗要力避药物性味之偏而带来的危害。雷少逸说："肺为娇脏，寒热皆所不宜。大寒邪气凝而不出，大热火灼金而动血，大润则生痰饮，大燥则耗津液……误治者害甚大。"对于上焦温病来说，透邪不可过辛，清热不可过凉。重浊气味，非但不去肺实，反而戕伐肺金，不符合轻清娇脏之治。叶天士说："微苦微辛之属，能开上痹。""微苦以清降，微辛以宣通。"温病初起即有伤阴之象，辛温发汗视为禁忌，然苦寒厚味、质重滋腻之品亦不宜用，因为这些药物往往能阻碍肺气的宣发，郁遏胃阳。苦寒药还易化燥伤阴，所以在温病的各个阶段，单用或重用苦寒药的时候都很少。在清热药的使用上，温病较伤寒更重视用轻清的方法，银翘类方药的应用，栀子豉汤的应用，俞根初新加白虎汤的应用，都避免了苦寒药在清热泄火的同时有可能产生的化燥伤津之弊。正如李兴培评蒲辅周老大夫用药特点时说："至若阴凝如大苦大寒、重镇质坚，猛悍如大辛大热、攻下开破之品，非万不得已而用之，因而形成了他独特的用药风格和特点。"

（3）方药性能轻巧灵通：气味轻薄之品，又多质地轻扬，有利于气机的宣畅，给邪气以外达之机。叶天士说："虽有脘中痞满，宜从开泄，宣通气滞，以达归于肺，如近俗之杏、蔻、橘、桔等，是轻苦微辛具流动之品可耳。"王孟英说："所谓清气者，但宣展气化以轻清。"蒲老形象地把轻剂治病喻为"轻舟速行"，他说："温病初起，邪未深入，总宜辛凉透发，使其热邪外达而愈。否则滥用苦寒或香窜之品，必致邪遏郁不解，或引邪深入，贻误病程。"可见，轻剂的作用，关键在于使气机的壅滞得以疏通。

（4）药物力量之轻：清代温病学家继承吴又可邪自口鼻而入的理论，指出温邪从口鼻而入，先受于肺，因此肺卫、上焦的病变就是温病初期的病变。温病初期，邪气轻浅，正气未伤，如适时合理治疗，就能阻截传变。吴鞠通制辛凉轻、平剂，在煎服法中指出："盖肺位最高，药过重，则过病所。""勿过煎……过煎，则味厚而入中焦矣。""病不解，再作服。"金寿山老师亦说："银翘散、桑菊饮无论解表、清热，两方面力量都不足，只适宜于轻症。"因此轻剂的含义还当包括剂量之轻微、不得过煎以及频频少服等内容，以此来保证药物对上焦的治疗。

3. 轻剂治疗上焦温病的临床应用

随着历代医家对中药性能与作用认识的逐步深化，清热药也不断地被发现，辛凉轻剂也被用于外感热病的治疗中。《神农本草经》只记载有黄连、石膏、黄芩等十几种清热药，《伤寒论》中所用亦为数不多，但其中的栀子豉汤治疗上焦热郁、心中懊侬不舒的意义却有别于一般的苦寒清热泻火，实创轻清之先，故为后起的温病学派所采用。用豆豉宣透上焦邪热很早就有记载，晋代葛洪《肘后备急方》的葱豉汤，气味轻薄，微辛微温无伤津之弊，为温病学家所推崇；唐代王焘《外台秘要》之黑膏方（生地、豆豉、雄黄、麝香、猪膏）治温毒发斑，体现了最早的透热转气思想；清代俞根初以葛洪葱豉汤配河间桔梗散，合成轻清扬散之葱豉桔梗汤，对于风温风热初起、邪郁上焦者最为适宜。金代刘完素用桔梗散（薄荷、黄芩、甘草、桔梗、连翘、山栀、竹叶）治疗"热在上焦，积于胸中"，为后世创立之银翘散所效仿。清代叶天士对温病上焦证的治疗有精详的论述，指出："上焦药气味宜以轻"，"首用辛凉清肃上焦，如薄荷、连翘、牛蒡"。之后杨栗山著《伤寒瘟疫条辨》，根据仲景"清邪中于上焦，浊邪中于下焦"之旨，联系临床，认为杂气亦分清浊，创立"轻则清之"八方，"重则泻之"六方。"轻则清之"方中几乎都有蝉衣、僵蚕、银花、连翘、桔梗等轻扬宣透之品，如喻嘉言所说："上焦如雾，升而逐之，以解毒。"

清代，清热药的数量、种类和临床应用都有了很大发展。轻清之品既不损伤气，又能调气机，醒脾胃，引起了温病学家的重视。温病初起，用辛凉轻剂能顺应肺气宣发之性；邪气入营，凉营养阴之中尤需轻清之品透热转气，体现了温病治疗中的透邪思想。对此吴鞠通一言以蔽之曰："治上焦如羽，非轻不举。"王孟英亦说："用药极轻清、极平淡者，取效更捷。"这对于那些总是倾向于用苦寒清热解毒药治疗急性传染病、急性感染性疾病者不可说不是一种启发。

银翘散、桑菊饮是温病上焦证治疗中的轻剂代表，方中主药银花、连翘目前应用十分广泛。据张浩良统计，《伤寒论》《金匮要略》二书335方，只有1方用连翘，《千金要方》4082方，只有8方用连翘；《和剂局方》788方，只有4方用连翘，1方用银花。但到了清代，温病学派兴起，银花、连翘却成了常用的清热药，仅《温病条辨》上焦篇就有19方用到，《临证指南医案》亦为多见，较之《伤寒论》及其后较长年代沿用石膏、知母、黄连等寒凉药可谓在清热方面有所突破。近年来用银翘散、桑菊饮防治流感、上呼吸道感染有多方面的报道。蒲辅周老先生用辛凉轻剂桑菊饮为主治愈辨证属风温犯肺之小儿腺病毒肺炎危症为中医治疗急性热病开辟了广阔前景。蒲老反对"一见肺炎，不辨在表里，径投芩、连、石膏甚至犀、羚、牛黄辈"，多用轻剂起沉疴。上海著名医家丁甘仁、张骧云、夏应堂等治疗暑湿犯上，用银花、连翘、茅根、清水豆卷、桑叶等轻灵之品，奏效甚捷。这些宝贵经验，值得继承与发扬。

4. 结语

本文从药物的归经功效、性味厚薄、质地轻重、药量大小等方面归纳了轻剂的含义，从理论上和实践上阐述了轻剂治病的作用机理。辛凉轻剂用于上焦温病的治疗，因势利导，治求其属，从而与中下焦用药形成鲜明对比，而且对防止化燥伤阴、寒凉郁遏、阻止病邪向中下焦传变也有重要意义。

吴鞠通论治湿热病

清代著名医家吴鞠通在其代表作《温病条辨》中，创立了以三焦辨证为核心的温病学理论体系，使三焦辨证和卫气营血辨证有机地联系起来。书中对温热、湿热两大类温病进行了系统而全面的论述，使温病学成为一门完整的学科，对中医温病学的发展起到了巨大推动作用，影响极为深远。本文试对吴鞠通论治湿热病的学术思想特点进行探究分析。

1. 明辨温热、湿热

《温病条辨》一书的主要内容在三焦篇，在三焦篇中，吴鞠通将各种温病按病变性质分为温热、湿热两大类，分别论述其辨证论治。吴氏将温病分成9种，其中，风温、温热、温疫、温毒、冬温、秋燥属于"纯热不兼湿"的温热类，而湿温、暑温、伏暑属于"温病之夹湿"的湿热类，其中暑温、伏暑中感受暑湿邪气而发病者属湿热类，感受暑热邪气而发病者属温热类。"暑温、伏暑、湿温，证本一源，前后互参，不可偏执。"并提出相应的治疗用药原则。在《温病条辨》中，吴氏不仅反复强调温病与伤寒证治不同，而且十分强调温热与湿热病证治亦有别。指出若不辨温热、湿热，滥以治温热之法治湿热之证，则会导致种种不良后果。吴鞠通指出，湿热之邪既有外感，又可内生而得，故发病时往往内外合邪，纠合难解。"热湿者，在天时长夏之际，盛热，湿气流行也，在人身，湿郁本身阳气，久而生热。"外感之湿，或从上，或从下，或遍体皆受；内生之湿，或因膏粱酒醴过度，或因食生冷瓜果及甜腻之物。湿为阴邪，重浊黏腻，易阻滞三焦气机。湿热之成因，常因湿邪逢阳盛之体酝酿而成，或湿热二气杂至，合而伤人。湿为热之窠臼，热处湿中，如油入面，常难分难解。故湿热之证，往往缠绵难愈，较之温热，病势虽缓而病情实重，治疗颇为棘手。

2. 重视舌诊

吴氏在辨治温热、湿热证时，常以脉、舌、色、症互参，其中尤其重视察舌。他以舌苔之燥滑为鉴别温热、湿热的关键，多次强调舌滑者当属湿温之证，用药应有区别。上焦篇第 30 条在辨清营汤的适应证时即指出："脉虚，夜寐不安，烦渴，舌赤，时有谵语，目常开不闭，或喜闭不开，暑入手厥阴也。手厥阴暑温，清营汤主之。舌白滑者，不可与也。"进一步强调："若舌白滑，不惟热重，湿亦重矣。湿重忌柔润药，当于湿温例中求之，故曰不可与清营汤也。"并注释说："舌苔白滑、灰滑、淡黄而滑，不渴者，乃湿气蒸腾之象，不得用清营柔以济柔也。"在辨黄连黄芩汤的适应证时言："阳明温病，干呕口苦而渴，尚未可下者，黄连黄芩汤主之。不渴而舌滑者属湿温。"又如辨三石汤证："暑温蔓延三焦，舌滑微黄，邪在气分者，三石汤主之。"中焦篇论湿温时第 54 条指出："湿热上焦未清，里虚内陷，神识如蒙，舌滑脉缓，人参泻心汤加白芍主之。"又在第 63 条指出："脉缓身痛，舌淡黄而滑，渴不多饮，或竟不渴，汗出热解，继而复热，内不能运水谷之湿，外复感时令之湿，发表攻里，两不可施，误认伤寒，必转坏证，徒清热则湿不退，徒祛湿则热愈炽，黄芩滑石汤主之。脉缓身痛，有似中风，但不浮，舌滑不渴饮，则非中风矣。"可见吴氏在辨治湿热病时十分重视舌诊的运用。

3. 用药忌柔喜刚

在湿热证的用药方面，吴氏提出"忌柔喜刚"的原则。吴氏指出温热、湿热证的不同："温病之不兼湿者，忌刚喜柔，温病之兼湿者，忌柔喜刚。"所谓刚者，即刚燥伤津之品，如黄芩、黄连、枳实、厚朴、木通、滑石等苦寒、苦温、淡渗之药；所谓柔者，即柔润滋阴之品，如麦冬、生地、元参、牡蛎、鳖甲、龟板、白芍等甘寒、咸寒、酸寒之药。湿热之证，尤其在湿重之时，应当以去除湿邪为先，湿去则热孤。湿为阴邪，易伤阳气，宜用刚燥之品以化湿、燥湿或利湿，不可再用柔润滋阴之品，以免助湿恋邪，致湿热难除。正如吴氏所言："湿为胶滞阴邪，再加柔润阴药，二阴相合，同气相求，遂有锢结而不可解之势。"故吴氏在湿热并重之时，常用芩、连等苦寒之品，以收化燥祛湿之功。

4.三焦论治特点

（1）重调气而利三焦：吴氏在论述湿热病时以三焦辨证为纲领。湿热乃重浊之邪，有蒙上流下之特性，三焦辨证能清楚地标示湿热病自上至下的传变发展规律。综观《温病条辨》三焦篇中湿热病的内容，始终突出湿邪弥漫、阻滞气机这一特点。吴氏针对湿热病提出"重调气而利三焦"，以祛除湿浊、宣畅气机为原则，认为"湿祛则热不独存"。三焦湿热病的治疗以理气药与化湿药配合，用轻开肺气、芳香宣气、通腑下气、通利膀胱、清宣三焦、宣通经络等法治疗湿热阻遏气机所致多种病变。据统计，《温病条辨》中治疗湿热病时理气药的应用是温热病的 6 倍。吴氏对上、中、下三焦湿热病的治法可以用开上、畅中、渗下六个字来概括，这也可以说是吴鞠通湿热病辨证论治学术思想的核心。上焦以轻宣肺气、化湿泄浊为法，中焦以辛开苦降、宣畅气机、健脾开胃为法；下焦则以淡渗利湿为法。因湿热邪气有弥漫三焦的特点，故治疗时应有侧重，也应兼顾其他二焦。书中治疗湿热病诸方的配伍用药，处处体现其兼顾三焦的特点。

（2）注重宣肺化气：吴氏治疗湿热病注重宣肺化气，认为气行则水行，气化则湿热俱化。《温病条辨·上焦篇·湿温》指出，湿邪困阻上焦，肺气失宣，表气不畅，且湿阻脾胃可致升降失司。诸症皆因湿邪困阻、肺气失宣所致，故治以轻宣肺气、化湿泄浊之法，主张轻开上焦肺气。吴氏在论述三仁汤时言："湿为胶滞阴邪，惟以三仁汤轻开上焦肺气，盖肺主一身之气，气化则湿亦化也。"以三仁汤启上闸，开水源，化湿而不助热，清热而不留湿。吴氏擅以杏仁、滑石、通草三药相配，通利三焦水道为其用药特长。又在论述三石汤时指出："蔓延三焦，则邪不在一经一脏矣，故急以清三焦为主。然虽云三焦，以手太阴一经为要领。盖肺主一身之气，气化则暑湿俱化。且肺脏受生于阳明，肺之脏象属金色白，阳明之气运亦属金色白，故肺经之药多兼走阳明，阳明之药多兼走肺也。再肺经通调水道，下达膀胱，肺痹开则膀胱亦开，是虽以肺为要领，而胃与膀胱皆在治中，则三焦俱备矣。"吴氏宣肺化气喜用杏仁，创制了三仁汤、杏仁汤、杏仁石膏汤等方，以杏仁为君，宣肺化气以除湿热。治疗湿温喘促的千金苇茎汤加滑石杏仁汤，三焦湿热的三加减正气散，阳明暑温的半夏泻心汤去人参干姜大枣甘草加枳实杏仁方，暑湿蔓延三焦的三石汤、杏仁滑石汤，湿热蕴于经络的宣痹汤、加减木防己汤等，也都用到杏仁，对湿热病证的治疗具有重要作用。吴氏以开宣肺气为要法，对治疗湿热颇具指导意义。

（3）注重调脾胃，祛湿邪：湿热邪气易流注中下焦，其特点是湿困脾胃，升降失司，三焦气滞，小便不利。中焦湿热证最为多见。吴氏明确指出："湿温较诸温，病势虽缓而实重，上焦最少，病势不甚显张，中焦病最多，详见中焦篇，以湿为阴邪故也，当于中焦求之。"湿为阴邪，极易从肺传之脾胃，特别是脾阳虚者，传变尤速。吴鞠通认为："湿在上焦，若中不虚者，必始终在上焦，断不内陷。"脾胃居于中焦，脾气主升，胃气主降，二者互相协调，既不逆上，也不下陷，如衡器之平，才能保持其受纳、运化等正常功能。湿热之邪入中焦，会导致脾胃气机升降失常，受纳、运化功能障碍，故吴氏治疗湿热中阻病证，极为注重调理脾胃气机，用药力求适其所宜，使升者自升，降者自降，以达平衡之效。湿热之邪郁结于下焦，膀胱气化失常，会出现闭塞不通之象。其主要特点是升降失司，三焦气滞，小便不利，吴氏以宣畅气机、淡渗利湿为组方遣药之原则。吴氏治疗中下焦湿热以辛开苦降、宣畅气机、健脾开胃、淡渗利湿为原则。中焦湿热者，治疗多用苦辛寒淡法，用苦辛者，辛开苦降以通中焦，且苦可燥湿，寒以清热，淡以渗泄水湿，又可用芳香法以化湿等。湿性重浊黏腻，阻塞气机，最易郁遏脾气，影响脾胃气机的升降。需结合脾胃各自特点，灵活选用治法。脾喜燥而恶湿，以运化水谷、制水为事，湿盛易反伤脾土。"以升降中枢为要。"湿热病有湿重于热、湿热并重、热重于湿之分。湿重于热者，以辛温、苦温、淡渗三类药物相配，以祛湿为主，从湿中泄热，方如茯苓皮汤、三加减正气散、薏苡竹叶散、茵陈五苓散、宣清导浊汤等。湿热并重者，以辛温、苦温、辛寒、苦寒、淡渗之品相配，祛湿与清热并重，方如半夏泻心汤去干姜甘草加枳实杏仁方、杏仁滑石汤、黄芩滑石汤、加减木防己汤、宣痹汤等。热重于湿者，以清热为主，佐以祛湿。方如白虎加苍术汤、三石汤、杏仁石膏汤等。

总之，吴鞠通是一位既有高超理论，又有丰富临床实践经验的杰出中医大家，《温病条辨》是一部理、法、方、药俱全的温病专著，师承前贤而又超越前贤。吴氏在诊治湿热病方面辨证论治条理分明，用药思路独到，创设多个实效专方。应当深入研究吴氏学术思想，以更好指导于临床。

吴鞠通论治湿热痹

痹证的记载始见于《内经》，其论痹的专篇《素问·痹论》对痹证的病因病机、证候类型、演变规律都有阐述。《金匮要略·中风历节病脉证并治》已有了如桂枝芍药知母汤、乌头汤等治痹的专方。明代秦景明《症因脉治·痹证论》除了对风痹、湿痹、寒痹加以论述外，还对热痹的因、症、治作了概括。清代尤在泾《金匮翼·热痹》专论热痹："热痹者，闭热于内也……脏腑经络先有蓄热而复感风寒湿邪客气，热为寒郁，气不得通，久之寒亦化热。"清代温病学说兴起，对热痹的认识亦随之加深，特别是湿热病理论和证治的系统化，湿热痹作为湿热病的一类病证也受到了应有的重视。湿热痹既有痹证的关节、肢体病变，表现为关节肌肉疼痛、肿胀、酸楚等，又有湿热病证的发热或伴恶寒、身重胸闷、苔腻等特点，所以吴鞠通《温病条辨》将其归于"湿温"中论述。吴鞠通的著作《温病条辨》《吴鞠通医案》《医医病书》都有论痹的篇章，而在前两部著作中更为集中。吴氏湿热痹论治思想是其温病学说的重要组成部分，现摘其要阐述如下。

1. 论痹证热湿尤多

《温病条辨》载湿温而类及湿热痹。吴氏认为，痹有寒热两类，不能只见寒痹而不顾热痹存在的事实。《温病条辨·中焦篇》第65条自注说："经谓风寒湿三者合而为痹，《金匮》谓经热则痹，盖《金匮》诚补《内经》之不足。痹之因于寒者固多，痹之兼乎热者亦复不少。"第68条汪按亦说："痹证有周、行、著之分，其原有风、寒、湿、热之异，奈古方多以寒湿论治，且多杂用风药，不知湿家忌汗，圣训昭然。寒湿固有，热湿尤多。"寒湿痹和热湿痹临床表现各有特点：寒湿痹关节疼痛，多无灼热红肿；热湿痹即湿热痹，多有关节的灼热肿痛。《温病条辨·中焦篇》第65条说："湿聚热蒸，蕴于经络，寒战热炽，骨骱烦疼，舌色灰滞，面目萎黄，病名湿痹。"湿痹即湿热痹，吴氏注曰："舌灰目黄，知其为湿中生热；寒战热炽，知其在经络；骨骱疼痛，知其为痹证。"湿热痹既可由感受外界的湿热病邪而致，也可由寒湿痹日久不愈，邪气化热而致，吴鞠通根据自己的观察和实践经验，得出痹证"热湿尤多"的结论是符合临床实际的。临床每见关节病变，有的初起即有关节红肿热痛；有的初起虽未见局部红肿，只有痛麻或发冷感，但随着病情的迁延，热象渐渐明显，出现关节肿大、痛热、口干、舌红、苔腻等症；有的患者因生活环境、工作条件等因素的长期影响，形成湿热性体质，其患痹亦以湿热痹为多。著名中医学家刘渡舟重视对湿热痹的治疗，并认为湿热痹多于寒湿痹。吴鞠通用加减木防己汤治湿热痹有奇效，而仲景桂枝芍药知母汤、桂枝加附子汤以治寒湿痹为宜。著名中医临床家章真如亦在多年的临床实践中体会到，许多痹证患者，其湿热象反多于寒湿象，如果拘于温经散寒、祛湿通络之治，无疑会越治越坏。章老对于出现关节热肿疼痛、舌红苔黄腻的湿热痹证，用桂枝汤合白虎汤为基本方加减化裁，每奏殊功。

《吴鞠通医案·痹》中共有 17 例痹证案，纯属寒湿痹用附子、乌头等温经助阳散寒药治疗者 3 例，属湿热痹或热痹夹湿用生石膏、杏仁、防己、桂枝等清热宣肺通络药治疗者 10 例，余为其他错杂之痹。在 10 例湿热痹或热痹夹湿者中，发病之初热湿之象即显者 4 例；寒湿痹日久转为湿热痹者 2 例，误用温热药转为湿热痹者 1 例；痰饮兼痹，误补 3 年，致成湿热痹者 1 例；误汗误下致成湿热痹者 1 例；素有痰饮湿邪，日久化热致成湿热痹者 1 例。由此可知，吴鞠通论痹证"热湿尤多"并非妄谈。

2. 以加减木防己汤为治痹之祖方

加减木防己汤载于《温病条辨》，从方名上分析，当由木防己汤加减而成。《吴鞠通医案·痹》中 26 岁昆案说："既以误汗伤表，又以误下伤里，渴思凉饮，面赤舌绛……议木防己汤两开表里之痹。"处方用药为生石膏、桂枝、木防己、杏仁、生香附、炙甘草、苍术。《金匮要略·痰饮咳嗽病脉证并治》亦载木防己汤，组成是木防己、石膏、桂枝、人参。木防己、石膏、桂枝是吴鞠通治痹最常用的药，而人参则较少用，可知吴鞠通的木防己汤是在《金匮要略》方基础上加减得来的。加减木防己汤全方组成为防己、桂枝、石膏、杏仁、滑石、白通草、薏苡仁，其中前四味也是吴氏木防己汤的前四味，它们是治湿热痹之主药。木防己治循经入络之湿；桂枝通经行血痹，并有助于水湿气化；石膏清气热力强，达热出表，必用生者；杏仁开肺气之先；滑石、通草、薏苡仁皆渗利药，并行络中之湿而清热。加减木防己汤是在历来重寒湿痹治疗，治寒方多于治热方的情况下出现的，吴鞠通称之为"治痹之祖方"，即治暑湿痹或湿热痹之祖方。本方所治之湿热痹，不但有《温病条辨·中焦篇》第 65 条表现为"寒战热炽,骨骱烦疼,舌色灰滞,面目萎黄"的急性湿热痹,还有一些多年不愈的慢性湿热痹。据《吴鞠通医案·痹》所记,这些慢性患者少则数月,多则数年或数十年患"腰痛肢痛,一身尽痛",同时还程度不等地兼有渴思凉饮、小便黄、茎中痛涩、面赤舌绛、苔腻、脉洪大而滑等,与慢性湿热证相符。

加减木防己汤在临床使用中,又可依夹风、夹寒、夹湿邪的程度或其他需要加减:夹风肢节窜痛、抽掣明显,重用桂枝,加桑叶;夹寒肢节疼痛重,重用桂枝,加姜黄、海桐皮;夹湿肢节肿明显,重用滑石,加萆薢、苍术;热重见面赤流涎,脉洪大,重用石膏,加知母;无汗身拘急,加羌活、苍术;汗多恶风,加黄芪、炙甘草;夹痰饮胸闷胸痛,加半夏、厚朴、陈皮。以上加减运用,在《吴鞠通医案·痹》中多可以看到。

3. 治湿热痹以宣肺气为先,并合以开支河

湿热痹为湿中生热之痹,治疗较之单纯热痹和单纯寒痹都难。湿热之邪易阻遏气机,治疗应重视宣通,宣通气机又以宣通肺气为先,"盖肺主一身之气,气化则湿亦化。"《温病条辨》《吴鞠通医案》众多的治痹方中都用杏仁开肺气,包括治痹之祖方加减木防己汤。正如朱彬所评:"痹证总以宣气为主,郁则痹,宣则通也。"此外,要使湿热之邪外出,还必须让下焦水道保持通畅。开通一上一下两个环节就称之为宣肺气、开支河。石芾南《医原·湿气论》说:"启上闸,开支河,导湿下行以为出路,湿去气通,布津于外,自然汗解。"这本是湿热病的治疗大则,因湿热痹总属于湿热病,其治疗自然包括其中。吴鞠通"启上闸,开支河"最常用的药组是杏仁、滑石、通草,或杏仁、滑石、薏苡仁,《温病条辨》的三仁汤、三石汤、杏仁滑石汤、宣痹汤、加减木防己汤等方,及《吴鞠通医案》的多个治湿热痹案中都用了这些药组,这对现代临床治湿热痹极具指导意义。

4.严守病机，谨防误治

湿热痹是由湿中生热或湿与热合之邪侵犯，引起关节、筋骨、肌肉等处沉重、疼痛、肿胀的病变，但若日久不愈，病变可累及内脏。吴鞠通说："单病躯壳易治"，"兼病脏腑夹痰饮腹满等证则难治"。但不论是单病躯壳，还是兼病脏腑，也不论易治、难治，因为都属于湿热病，湿热病治疗的基本法则和禁忌对它们都是适用的。《吴鞠通医案》记载的湿热痹误治案主要是误补案，其中既有误补阴者，又有误补阳者。如44岁赵案，患"外而经络之痹，内而脏腑之痹"的痰饮兼痹证，"患病十年，误补三年，以致层层固结，开之非易，石膏用之二斤有余，脉象方小其半"。62岁何案，患痹手足拘挛，"误服桂、附、人参、熟地补阳，以致面赤，脉洪数，小便闭，身重不能转侧，手不能上至鬓，足蜷曲，丝毫不能转侧移动"。46岁丘案，患暑湿痹，"误以熟地等柔药滑脾，致令泄泻，卧床不起，两足蜷曲不伸。"对误补产生的后果，吴鞠通在《医医病书》中说："若久用阴柔，与寒湿相搏，固结而不可解，其胃气必伤……若用阳药补气，固住湿热，必成湿痰流注而死。"此外，《吴鞠通医案》误治案还有误汗、误下，如26岁昆案，患风湿相搏，一身尽痛，"既以误汗伤表，又以误下伤里，渴思凉饮，面赤舌绛……皆不知病因而妄治之累也"。16岁宋女案，"甚有以大黄、芒硝混下者，病家以得二便通利则病势少减，故屡用之，以致胃气伤残"。湿热痹误用补法、汗法、下法，与湿温病"汗之则神昏耳聋，甚则目瞑不欲言，下之则洞泄，润之则病深不解"可谓是同出一辙。

湿热痹治疗不是都不能用补法，当躯壳病变累及脏腑，损伤正气，或病至后期不扶正难以痊愈的情况下则需用补法。《吴鞠通医案·痹》有多处在用加减木防己汤的同时又予化癥回生丹。化癥回生丹中既有温阳益气药，又有养阴补血药，《温病条辨》用其治疗燥邪入下焦，与血相搏而成之病。正如吴鞠通所说："寒痹势重而治反易，热痹势缓而治反难。""热痹"当指需合以扶正的慢性湿热痹证。同样，湿热痹也不是绝对禁忌汗、下，当身热无汗时，吴鞠通也用麻黄，当阳热重有内实时，吴鞠通也用大黄。吴氏治湿热痹严守病机，制定法定方，又依证而治，不拘于一法一方，实值得学习。

吴鞠通治湿热痹方药特点

吴鞠通是清代著名的温病学家，江苏淮安人，他一生勤于医学，特别是对温病学的发展做出了很大的贡献，是清代四大温病学家之一，著有《温病条辨》《医医病书》《吴鞠通医案》等。吴鞠通对痹证的认识观点独特，尤其对湿热痹的认识更是自成一体。其论治痹证文献主要见于《温病条辨·卷二·湿温》《吴鞠通医案·痹》中，笔者认真参详此二书之痹证文献，总结其湿热痹学术观点于下。

1.痹证分为寒湿和湿热，而湿热痹尤多

吴鞠通把痹证分为寒湿痹和湿热痹两大类，正如其在《温病条辨·卷二·湿温》65条中说，痹"大抵不越寒热两条、虚实异治"。在温病学派形成之前，医家受到《内经》以及明清时期温补学派思想的影响，有痹证从寒湿论治之风，吴氏纠正时医之弊，强调在痹证中，热痹尤多，在65条自注中他说："经谓风寒湿三者合而为痹，《金匮》谓经热则痹，盖《金匮》诚补《内经》之不足。痹之因于寒者固多，痹之兼乎热者亦复不少。"《吴鞠通医案·痹》中共有17则医案，笔者根据吴氏之论述，分析医案中之症状，并以药测证，对医案分析归类后发现，其中纯属寒湿痹者4例，属湿热痹10例，其余皆为寒热错杂，湿热痹病案占全部病案近60%。

2. 湿热痹治疗之法与方

在《温病条辨》中论湿热痹共有 3 条。第 65 条说:"湿聚热蒸,蕴于经络,寒战热炽,骨骱烦疼,舌色灰滞,面目萎黄,病名湿痹,宣痹汤主之。"湿聚热蒸,蕴于经络,即指本证之病机为湿热之邪壅滞于经络,尚未及脏腑,可见本条所论述的正是湿热痹,文中还指出宣痹汤属苦辛通法。第 66 条说:"湿郁经脉,身热身痛,汗多自利,胸腹白疹,内外合邪,纯辛走表,纯苦清热,皆在所忌,辛凉淡法,薏苡竹叶散主之。"指出此亦属于湿热痹,宣痹汤证之痹在经络,此痹邪及脏腑,并指出,薏苡竹叶散属于辛凉淡法。第 68 条说:"暑湿痹者,加减木防己汤主之。"暑湿痹,即为湿热痹,且在此条的注中有"学者细考本文,可得治热痹之梗概矣"之言,可见,加减木防己汤所治亦属湿热痹证。

可见,吴氏治疗湿热痹的主方是宣痹汤、薏苡竹叶散和加减木防己汤,治疗之大法为苦辛通法和辛凉淡法。

3. 湿热痹核心药物

在宣痹汤、薏苡竹叶散和加减木防己汤中,共包括 15 味药物,即石膏、滑石、连翘、山栀子、薏苡仁、白蔻仁、杏仁、茯苓、白通草、半夏、蚕砂、赤小豆、竹叶、桂枝、防己。

在《吴鞠通医案·痹》中,属于湿热痹的医案有 10 案。笔者对此 10 例医案所用的药物进行统计,结果发现,吴氏共用了 56 味药物,这些药物在 10 则案例中的使用率不一,其中杏仁和茯苓在 10 案中均有使用,使用率高达 100%,而防己运用于 9 则医案,使用率为 90%。再如,白通草在 4 则医案中使用,使用率为 40%。使用率高于 40% 的药物依次是杏仁、茯苓、防己、薏苡仁、石膏、蚕砂、桂枝、滑石、半夏、海桐皮、陈皮、萆薢、白通草。

将吴鞠通的湿热痹医案中使用频率较高的药物与宣痹汤、薏苡竹叶散和加减木防己汤中的 15 味药物对比可知，石膏、滑石、薏苡仁、杏仁、茯苓、白通草、半夏、蚕砂、桂枝、防己，此 10 味药物，在医案中运用最为频繁，并且在医案中，使用频率高于 50%的药物几乎全部（仅海桐皮一味例外）是宣痹汤、薏苡竹叶散和加减木防己汤三方中的药物。这一方面说明，吴鞠通在《温病条辨》中所论述的治疗湿热痹的药物，与其在临证中的具体运用，是完全一致的。另一方面亦可得出结论，吴氏治疗湿热痹的核心药物是石膏、滑石、薏苡仁、杏仁、茯苓、白通草、半夏、蚕砂、桂枝、防己。

4. 小结

清代温病学派对痹证的认识有长足发展，吴鞠通是温病学派的代表医家之一，对痹证的认识进一步完善了痹证的理论体系。在《内经》"风寒湿三气杂至合而为痹"的深远影响下，以及明代命门学派学术思想盛行的情况下，他提出痹证中热痹尤多，进一步补充和完善了痹证的发病观，其所创的治疗湿热痹的法与方，对后世影响深远，临床广为使用，甚至在《中医内科学》五版和六版教材中亦指出"湿热痹可选用《温病条辨》宣痹汤"，其治疗湿热痹核心药物对于中医临床具有一定的指导作用。

薛雪《湿热病篇》"层次"辨证规律

对湿热病的治疗，医家们多宗三焦辨证和卫气营血辨证，作为湿热病之专著《湿热病篇》（下称《湿篇》），其对湿热病的辨证治疗，除卫气营血、三焦辨证的内容外，更有依病邪侵犯的浅深层次而进行辨证施治的内容。探讨《湿篇》的湿热病辨证规律，既能加深了解三焦辨证和卫气营血辨证方法在湿热病辨证施治中的作用，又能开拓、启迪湿热病辨治的思路。

1. 对湿热病邪侵犯的浅深层次的认识

"湿热之邪，不自表入里，故无表里之分。"言湿热之邪侵袭人体的途径不是由表入里，是与伤寒相比较而言的，但虽说湿热病邪侵犯人体"无表里之分"，却正如章虚谷指出的"亦有浅深当别"，《湿篇》正文及自注展现给人们一个病邪入侵的浅深层次。

首先，阳明太阴是湿热病侵犯的主要部位。阳明太阴属土，与湿同类相召，故"湿热病属阳明太阴者居多"。《湿篇》以阳明、太阴为界分"表里"："病在二经（指阳明太阴）之表者，多兼少阳三焦，病在二经之里者，每兼厥阴风木。"至此，已将整个人体由浅入深分为三大区域，即"二经之表"、阳明太阴（二经）、"二经之里"。

在"二经之表"方面，"太阴之表，四肢也，阳明也；阳明之表，肌肉也，胸中也"，而"膜原者，外通肌肉，内近胃腑，即三焦之门户，实一身之半表半里也"。可见，太阴之表为阳明，阳明之表为肌肉，而膜原处于阳明（胃）与肌肉之间。另外，还有位于身体最表面的卫表。

在"二经之里"方面，又有少阴、厥阴之分，如"热邪直犯少阴""邪入厥阴"。

综上所述，湿热之邪侵犯人体的浅深层次如下图所示：

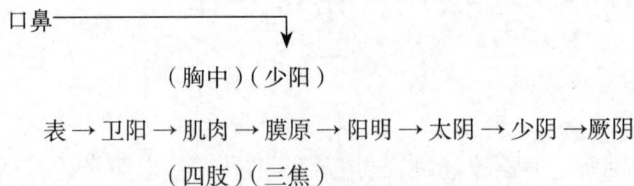

口鼻————————→

（胸中）（少阳）

表 → 卫阳 → 肌肉 → 膜原 → 阳明 → 太阴 → 少阴 → 厥阴

（四肢）（三焦）

湿热之邪侵犯浅深层次示意图

在病因与发病上，薛氏明确指出，湿热病是由于"太阴内伤，湿饮停聚，客邪再至，内外相引"而发。至于病邪侵犯的途径，《湿篇》说："湿热之邪从表伤者十之一二，由口鼻入者十之八九。""邪由上受，直趋中道，故病多归膜原。""上受"指从口鼻感受，邪从口鼻入者始见膜原证，从表而伤者始见皮毛肌肉证，但无论是从口鼻而伤还是由表而伤，在出现膜原证之后都按同样的规律由浅入深传变。

2. 依湿热之邪侵犯的浅深层次辨证

《湿篇》基于对以上湿热侵犯层次的认识，进而阐述湿热病在不同层次、不同部位的病机转化，进行辨证治疗。湿热为患，其病性可分为热偏盛、湿热俱盛和湿偏盛三类，但若湿从寒化，亦可出现寒湿证，甚至出现阳虚证。

湿热之邪伤表，湿未及化热，湿热阻遏卫表阳气而出现恶寒，但"终不如寒邪之纯阴，而恶寒甚也"（章虚谷按语）。湿热多少不同，伤人浅深就不同，此点可从恶寒的程度上体现出来。湿热之邪在表，湿邪偏重者，遏阻卫阳较重，故恶寒重而无汗；热邪偏重者，则多伤人肌肉，故恶寒轻而见发热汗出。湿热之邪从口鼻或从皮毛侵入膜原，因膜原位处一身之半表半里，为三焦之门户，湿热之邪交争于此，则外不能达，内不能陷，湿邪不去，热邪不散，营卫交争，故表现为"寒热如疟"。以上言湿热之邪在"二经之表"的病机和证候表现。

阳明与太阴是湿热病的主要病变部位，湿热"始受于膜原，终归于脾胃"（章虚谷按语），"湿热乃阳明太阴同病也。"然中气的盛衰决定着阳明、太阴的受病情况，"中气实则病在阳明，中气虚则病在太阴。"湿热在阳明者，每多热邪偏重，湿热之邪在太阴者，多是湿邪偏盛，但如果正气亏虚太甚，则可见"湿浊内阻太阴"（第4条）。若湿从寒化，则为"湿困太阴之阳"（第26条），表现为寒湿证。

湿热之邪在"二经之里"是指湿热邪气侵犯少阴和厥阴。病在少阴，有寒热之分，湿邪化热者，则为"热邪直犯少阴之证"（第24条），病机为湿热之邪耗伤少阴肾水,虚火独亢,灼于咽则咽痛,滞于大肠则下利便脓;少阴寒湿者,则为"湿中少阴之阳"(第25条),病机为湿从寒化,伤于少阴肾阳,阳虚不温,则身冷脉细。湿热之邪犯于厥阴,则煎烁营血,而致"血液内燥"(第23条);若邪入厥阴日久,则可致"气钝血滞"(第34条),表现为"心主阻遏,灵气不通"。厥阴为风木之脏,湿热内郁,热盛于里,火动生风,最易致痉厥,多为凶险之证。

3. 临床表现

现根据条文所述,将湿热证不同层次、不同部位的病理变化及临床表现归纳如下表:

湿热证不同层次、不同部位的病理变化及临床表现

病位	病机	临床表现	条文
表分	湿遏卫阳	恶寒无汗,身重头痛(胸痞腰痛)	2
肌肉	湿热伤表(肌肉)化热	(汗出)恶寒发热,身重,关节疼(胸痞腰)痛	3
膜原	湿热阻遏	寒热如疟	8
阳明	湿热滞于阳明,热多湿少	壮热,口渴,自汗,身重,胸痞,脉洪大而长	37
	热邪闭结胃腑	发痉撮空,神昏笑妄,舌苔干黄起刺或转黑色,大便不通	36
	湿滞阳明	舌遍体白,口渴	12
太阴	湿浊内阻	腹痛吐利,胸痞脉缓	44
	湿困太阴之阳(寒湿)	初起但恶寒,面黄口不渴,神倦,四肢懒,脉沉弱,腹痛下利	26
少阴	阴虚	尺脉数,下利或咽痛,口渴心烦,下泉不足	24
	阳虚	身冷脉细,汗泄胸痞,口渴舌白	25
厥阴	血液内燥,热入厥阴	左关弦数,腹时痛,时圊血,肛门热痛	23
	气钝血滞	口不渴,声不出,与饮食亦不却,默默不语,神志昏迷	34
	湿热伤营,肝风上逆	汗出热不除,或痉,忽头痛不止	20

4. 结语

湿热病与伤寒病皆为外感病,但是,它们的病因及受邪部位、传变方式

各不相同，因此，薛氏在《湿篇》总体上不采用六经辨证体系，却又不完全脱离用六经理论来阐明湿热病的病机，这明显地表现在"阳明""太阴""少阴""厥阴"等概念的引入，但其内涵又与伤寒中的不尽相同。《湿篇》向人们展现了一个湿热病邪侵犯的表里浅深层次结构，并依此阐明了湿热病的病机和临床表现、治法，此为《湿篇》在外感病辨证施治体系方面的成就，是对六经辨证的发展。

如果说《温病条辨》是以"三焦为经，卫气营血为纬"（《温病学》五版教材）形成的辨证体系，那么《湿篇》则是以人体结构层次为主要的辨证方法，并汇进了卫气营血辨证和三焦辨证的一些内容。薛氏将传统的六经辨证加工后形成了人体结构层次的辨证方法，并应用于湿热病的治疗，是对六经辨证体系的继承和发展，同时又吸取了当时新兴的卫气营血辨证方法，并提出了三焦辨证方法，对后世湿热病辨证体系的完善起了巨大的作用。

《湿热病篇》湿热在中焦证治

《湿热病篇》是中医学第一部论述湿热性温病的专著，据传为清代薛生白所著。本篇自我国设立高等中医院校以来，一直是温病学名著选讲中的重要教学内容，有着很高的理论和临床价值。《湿热病篇》以条文形式论湿热证治，共46条。为便于学习，温病学教材对原条文进行了归类阐述，将全部内容分为湿热病提纲、邪在卫表、邪在气分、邪入营血、变证和类证、瘥后调理六个部分（《温病学》七年制教材，中国中医药出版社出版）。湿热病有"流连气分"的特点，而前三个部分重点论述了湿热病气分证发生发展、传变及证治规律，所以成为学习的重点。脾胃为中土，三焦湿热证候莫不总属于中焦脾胃，故薛生白极尽变化，条分缕析，阐述湿热在中焦的证治。

湿热在中焦的原条文为第 8 条、第 10 条、第 12 条、第 13 条、第 37 条，共五条，归入"邪在气分"部分。其内容包含膜原、脾胃湿热证辨治要点，湿热证候中湿和热多少的分别，不同湿热证用药的选择等，成为《湿热病篇》的一个亮点。现探析如下。

1. 湿热在膜原

主要见于第 8 条。膜原证治始于吴又可《温疫论》，原是湿热疫初起的证候，后由叶天士、章虚谷、薛生白、雷少逸等医家推广应用在湿热性质的温病中。薛生白在"湿热病提纲"自注中明确指出，湿热"邪由上受，直趋中道，故病多归膜原"，确定了膜原的病位属中焦，归脾胃。在第 8 条自注中又提出膜原是"阳明之半表半里"，即与中焦阳明关系密切。膜原证表现，条文中只讲到"寒热如疟"，强调了湿在膜原的热型，是简略之语，当尚有呕逆胀满、身痛、手足沉重、苔白厚浊腻或如积粉等症，为一派湿浊闭郁中焦，气机失于宣畅，胃气上逆之象。膜原证治疗，薛氏"仿又可达原饮之例"，取达原饮核心药物厚朴、槟榔、草果，加入柴胡、藿香、苍术、半夏、菖蒲、六一散。所用药物，专意治湿，特别是藿、苍、夏、菖辛香苦温之品，利气燥湿，配合厚朴、槟榔、草果，大大加强了达原饮辟秽化浊的力量。说明膜原此证，湿浊极重，阳气闭郁亦甚，非用辛香温燥不能化其湿、开其闭。又可之后，膜原证逐渐成为湿热病秽浊盛的特有证类，薛生白自有功劳在内。

2. 湿热在脾胃

主要见于第 10、12、13、37 条。湿热病由于病程发展的阶段、患者中焦阳气的强弱等因素，有湿偏重或热偏重的差别，而辨清湿热证湿与热的孰多孰少，直接关系到用药，这点在薛生白有关的原文及自注中有明确的体现。

（1）湿邪极盛，尚未化热：见于第 12 条："湿热证，舌遍体白，口渴，湿滞阳明，宜用辛开。"舌遍体白可以理解为白苔满布无隙或腻，此是湿浊盛的标志；口渴是因为湿阻，津液不能上承于口，当不欲饮；湿滞阳明即湿邪阻滞脾胃，症状还当有脘痞胸闷、呕恶、便溏滞等湿困脾胃表现。湿浊盛治当以化湿为主，薛氏"辛开"药选用"厚朴、草果、半夏、菖蒲等味"。4味药是代表性用药，对照第8条膜原证用药亦有这4味，说明二证有很大的相似性，也说明这4味药是薛氏治疗中焦湿热证湿浊极盛的主要用药。

（2）湿伏中焦，湿渐化热：见于第10条、第13条。与上条不同的是，此二条所述之证已有化热之象。

第10条表现及证为"初起发热，汗出胸痞，口渴舌白，湿伏中焦"。发热、汗出是湿中生热，热蒸湿动所致，与纯湿证不同。但因又与胸痞、口渴舌白同在，说明仍属湿重，湿始化热。治疗用"藿梗、蔻仁、杏仁、枳壳、桔梗、郁金、苍术、厚朴、草果、半夏、菖蒲、佩兰叶、六一散等味"。第13条表现及证为"舌根白，舌尖红，湿渐化热，余湿犹滞"，"湿热参半之证"（自注）。当还有胸痞、口渴、汗出、小便色黄等症。治疗用"蔻仁、半夏、菖蒲、大豆黄卷、连翘、绿豆衣、六一散等味"。两条相比，舌象上，前条仅言"舌白"，后条言"舌根白，舌尖红"，可见后者热象更明显一些。用药上，前条厚朴、草果、半夏、菖蒲辛香燥湿之品皆有，配藿梗、蔻仁、杏仁、枳壳、桔梗、郁金、苍术、佩兰叶、六一散宣肺运脾、清热利湿之品，后条辛香燥湿药仅用半夏、菖蒲，加味有蔻仁、大豆黄卷、连翘、绿豆衣、六一散等，可见后者清热力明显增强，燥湿力则显弱。但大豆黄卷、连翘、绿豆衣、六一散等皆是轻透热邪、祛湿中之热的药，其寒凉之性比起芩、连等苦寒药而言还是轻微的，此又能说明本条仍属湿重于热证。

（3）阳明之热，兼太阴之湿：见于第37条。本条与上三条明显不同，表现为"壮热口渴，自汗，身重，胸痞，脉洪大而长"，证候及病机为"太阴之湿与阳明之热相合"，治疗用"白虎加苍术汤"。壮热、口渴、自汗、脉洪大，即阳明"四大"症，身重、胸痞为夹湿，可知是热重湿轻证，故用药与前三条有明显不同。

3. 总结和分析

中焦湿热证治是湿热病气分证治的重要内容，脾胃为中土，主运化水湿，一旦失职，则在上的心肺、在下的膀胱小肠调节、传输水液的功能亦皆失调，而形成湿热病变。《湿热病篇》论中焦湿热证五条，极尽湿热证变化，可总括为以下几点：

其一，中焦湿热证包括膜原、脾胃病变，膜原为阳明之半表半里，在位置上与脾胃相近，可归属于脾胃湿热证。湿在膜原与湿在脾胃的区别是：膜原证候有"寒热如疟"的特有热型，主气分湿热证湿浊极盛；湿在脾胃之热型，或身热不扬（湿重于热），或身热汗出不解（湿热并重），或壮热（热重湿轻）。

其二，原文第8、10、12、13条所论皆湿重于热证，但每证中湿与热的多少有别。第8条膜原证湿浊最重，几无热邪，第13条脾胃证热最明显，已见舌尖红，其余二条介于中间。用药上，诸证均以治湿为主，依此排列顺序，它们所用药之清热力量渐增而燥湿力量渐减。第37条已成热重于湿证，在表现和用药上与以上四证均区别明显。

其三，统计第8、10、12、13条湿重于热证用药，共20味，频次达到3次或以上的是半夏、菖蒲、厚朴、草果、六一散，其中半夏、菖蒲达到4次，即每一证中都用到了。半夏、菖蒲、厚朴、草果皆辛苦温燥之品，六一散是渗利湿热药，前者在第8、10、12三条中全都用到，后者在第8、10、13条中全都用到，说明它们是湿热证湿重于热最常用的药，而半夏、菖蒲二味薛氏尤多使用。

其四，舌诊在湿热病辨证治疗中有重要作用，薛生白仅用"舌遍体白""舌白""舌根白，舌尖红"即区分了第12条、第10条、第13条证中湿与热的多少。文中"舌白"实指苔色白，而白是湿的主苔。"舌遍体白"指白苔覆盖全舌，看不到舌质，主湿浊重而热轻微；"舌白"指舌上白苔，如一般湿热证以中部偏多偏厚，四周能现舌质，加之"初起发热"，主湿邪已开始化热；"舌根白，舌尖红"指其白苔的覆盖范围仅限于舌根部，舌尖部已现红色，说明湿邪渐化而热势已显。望舌诊病的道理，正如薛生白在第 13 条自注中说："凭验舌以投剂，为临证时要诀。盖舌为心之外候，浊邪上熏心肺，舌苔因而转移。"

《时病论》治咳法

清代名医雷丰（号少逸）有感于"从古至今，医书充栋而专论时病者盖寡"，于 1882 年著《时病论》，该书以《素问·阴阳应象大论篇》中"冬伤于寒，春必病温；春伤于风，夏生飧泄；夏伤于暑，秋必痎疟；秋伤于湿，冬生咳嗽"为纲领，四时八节诸病为目，融汇伤寒和温病、新感和伏邪，建立了全新的时病辨治体系。全书共八章，把时病分为新感和伏气两类。前者为感邪后即发，后者有两种，一为冬受寒气伏而不发，郁久化热，待来年春分后，伏邪自内达表而发，一为六气袭人伏而不发，随季节更换再感新邪，引动伏气而发。

《时病论》涉及的咳嗽有新感、有伏气，有伤寒、有温病，分布于风温、风热、风寒、冒风、暑咳、秋燥、痰嗽、干咳、冬温各节中，书中云："六气之邪，皆能令人咳嗽"，"四时都有咳嗽之病"，雷氏"以法名方"，其具有代表性的治咳之法有卜述数种。

1. 辛温解表法

为解散在表寒邪的治法，主要用于春冬季时病咳嗽，包括春季的春温、冒风，冬季的伤寒、冒寒等。

（1）雷氏辛温解表法：本方由防风、桔梗、杏仁、陈皮、淡豆豉、葱白组成。防风、桔梗祛在表之寒邪，杏仁、陈皮开上中之气分，豆豉、葱白即葱豉汤，为《肘后》良方，代麻黄，通治寒伤于表。表邪得解，即使有伏气，亦冀其随解。正如雷氏所言，本方通治寒伤于表的咳嗽。

春温系发于春季的伏气外感病，或因冬受微寒，伏于肌肤不即发，或因冬不藏精，邪伏少阴，来春加感外寒触动伏气而发。其初起之症皆见头身痛，寒热无汗，咳嗽，口渴苔白，脉举之有力，宜辛温解表法。然而毕竟是春温，表邪化热入里快，一旦舌苔化燥或黄或焦，是温热已入于胃，当用凉解里热法（芦根、大豆卷、花粉、石膏、甘草等）。

冬季寒邪伤人有浅深不同层次。伤寒为在立冬之后寒水主令之时，寒邪伤乎六经，而见头痛身疼，寒热无汗，脉浮紧；中寒为寒邪直入三阴之经，猝然腹痛吐泻，肢冷，或有昏闭；冒寒较伤寒轻，较中寒缓，为寒气罩冒于躯壳之外，见遍体酸痛，头微痛，恶寒发热，少汗。伤寒、冒寒之咳嗽都可用雷氏辛温解表法化裁，这是一首微辛微温、力量平和的解表止咳方。

（2）雷氏辛散太阳法：本方由桂枝、羌活、防风、甘草、前胡、淡豆豉、生姜、大枣组成。桂、羌、防、草为桂枝羌活汤（《素问病机气宜保命集》），原治疟疾头痛，项强有汗，脉浮，雷氏将之加前胡、淡豆豉、生姜、大枣，用于伤寒为病，见头身痛，寒热无汗，脉浮紧。如有咳嗽，可加麻黄、杏仁、紫菀、桔梗等。

本方解表力比辛温解表法强，如果体实邪盛，麻黄汤也可合用。

以上二法辛温解表散寒，临床应用不限于冬春，但有是证使用是法，表闭无汗或少汗是辨证关键。

（3）雷氏微辛轻解法：本方由苏梗、薄荷梗、牛蒡子、桔梗、瓜蒌壳、橘红组成。苏梗、薄荷梗宣肺；牛蒡辛凉，桔梗辛平，解太阴之表；瓜蒌壳轻松，橘红轻透，畅肺气。治春季冒风，见恶风微热，鼻塞声重，头痛咳嗽，脉濡滑等。本法用药介于辛温解表法、辛凉解表法之间，所以称微辛轻解法。

冒风即风邪冒于皮毛，致肺气失宣，但并未传经入里之证，相当于现代临床一般的感冒咳嗽。本方病轻药微，寒热偏颇不明显，用梗不用叶取其微辛力薄，且风为阳邪，极易化火，辛温药不宜过用，春季外感咳嗽常见。

雷少逸用辛温药是很小心的，《时病论》有多则误用辛温发汗的病案，现举一则：章某，患春温时病，医不识而谓伤寒，用荆、防、羌、独等，一剂得汗热退，次剂罔灵，热势如狂，大渴引饮。更医治之，谓火证予三黄解毒，不但热不平，更变神昏肢搐。少逸诊之脉有力，苔黄无津。此为过汗化燥，又苦寒遏邪热，致热闭心包，肝风内动，以羚角、钩藤剂救急，又以沙参、鲜地等养阴，津回而愈。辛温药过用，轻则增热伤阴，重则火热化毒入于营血，甚则闭窍动风。本案幸得少逸挽治，起死回生。

2. 辛凉解表法

为疏解在表温邪的治法。风为百病之长，春令之风，多兼温气；夏令之风，多兼暑气；秋令之风，多兼湿气；冬令之风，多兼寒气。温邪上受，首先犯肺，风热病邪闭表袭肺可致咳；火旺克金，热烁肺金，使肺无降气之能亦致咳。前者多见于冬春季风热时病咳嗽中，如春温、风温、冬温；后者多见于夏暑时病咳嗽中，如暑咳。

（1）雷氏辛凉解表法：本方由薄荷、蝉蜕、前胡、淡豆豉、瓜蒌壳、牛蒡了组成，口渴加花粉。薄荷、蝉蜕轻透其表，前胡、淡豆豉宣解其风，瓜蒌壳、牛蒡开肺气。

冬春季外感咳嗽，或因肺气虚体表疏而直接感受风热病邪（风温），或因冬不藏精，邪伏少阴不即发，来春加感外寒而发（春温），或冬应寒而反温，非其时有其气，人感之即病（冬温）。症见不恶寒或反恶热，头痛有汗，咳嗽口渴，或咽痛或胸痛，脉浮滑有力，此为风热闭表犯肺，可加连翘、象贝。口渴甚为温邪入于胃腑，加芦根、花粉。

本法与《温病条辨》辛凉平剂银翘散、轻剂桑菊饮为同类方,皆治风热犯肺咳嗽,临床应用可以互参。

(2)雷氏清宣金脏法:本方由牛蒡子、川贝、马兜铃、杏仁、瓜蒌皮、桔梗、桑叶、枇杷叶组成,应季可加滑石、甘草。其中蒡、贝、兜铃清肺热,杏、蒌、桔宣肺气,桑叶平肝勿令其左升太过反使肺不降,枇杷叶降肺。本方治暑邪犯肺咳嗽(暑咳),轻灵有效,清暑降火而不伤肺气,尤适合娇脏之治。

暑咳之病,独在暑月,五脏之位,惟肺最高。暑热下逼,先伤乎上,且暑中有火,火未有不克金者,见身热口渴,胸闷胁痛,咳逆乏痰,脉濡滑而数,两寸有力,当清热宣气以保金脏。滑石、甘草是暑季时病应季药,清暑利湿而不伤阴,尤宜于阳暑之病。对于暑季之咳,雷氏除加用六一散外,还常兼用茯苓、通草,所谓"治暑不离湿"也。

(3)雷氏清凉涤暑法:本方由滑石、甘草、青蒿、扁豆、连翘、茯苓、通草、西瓜衣组成,原治小暑大暑时节,暑热暑湿侵犯所致泄泻(暑泻)。滑石、甘草涤暑热,青蒿、扁豆、瓜衣助之,连翘清心,茯苓、通草渗湿。若为冒暑而见头晕、寒热汗出、咳嗽等,加杏仁、瓜蒌壳,不失为暑季治咳良方。本方清利暑湿的力量较清宣金脏法明显,是暑湿季节的日常用方。

热病用药不宜过凉,肺经用药,轻可去实,宣可去壅。《时病论》"暑热过服大寒致变"有一案:吴某患暑温半月余,前医认证无误,惜过用寒凉,邪深陷于里,致身热如火,四末如冰。再诊按热厥治,原方加膏、知、犀等,病益剧。雷丰接治,脉举之不应指,沉取滑数,此为寒邪在外在上,暑气在里在下,暂当热药破其寒凉,得手足转温,再以清凉养阴收功。大顺散(干姜、肉桂、杏仁、甘草)加附子、老蔻,手足转温而身热,再用清凉透邪法(芦根、石膏、连翘、竹叶、淡豆豉、绿豆衣)。本案无论治热治寒皆误在太过,非高明者实难挽救成功。

3. 苦温平燥法

秋冬季是咳嗽的高发季节。《内经》有"秋伤于湿，冬生咳嗽"。六气均能致咳，不独湿气，喻嘉言疑为燥，改成"秋伤于燥"，于是秋季就有伤于湿、伤于燥之别了。雷氏认为，《内经》之湿在立秋、处暑、白露湿气主令之时，喻氏之燥在秋分、寒露、霜降燥气主令之时，所以燥邪为病就有了燥与湿、温与凉之不同。

（1）雷氏苦温平燥法：本方由杏仁、陈皮、苏叶、荆芥穗、桂枝、白芍、前胡、桔梗组成。治燥气袭表，见头微痛，畏寒咳嗽，无汗鼻塞，舌苔白薄。橘、杏、苏、荆苦温，解在表之燥气；用桂枝、白芍，是遵《内经》"燥淫所胜，平以苦温，佐以酸辛"；前胡、桔梗宣肺。本法明显是治燥之凉气致咳方，如果燥之凉气化火，见热渴有汗，咽喉作痛，当去苏、荆、桂、芍，加元参、麦冬、牛蒡子、象贝等。

雷氏言此为感燥之胜气方，故当以苦温为主治之。燥的胜气为凉，化火则为复气，故后者减苦温而加甘寒。胜气、复气之说见于《温病条辨》，胜气就是本气，即正化；复气是标气，即对化，所以燥邪致咳有温、凉之别。

《时病论·卷之六》"备用成方"中载有《温病条辨》杏苏散方（苏叶、半夏、茯苓、前胡、桔梗、枳壳、甘草、生姜、大枣、杏仁、橘皮）、《医门法律》清燥救肺汤（麦冬、阿胶、杏仁、麻仁、桑叶、枇杷叶、人参、甘草、石膏）。前者为雷氏苦温平燥法同类方，但化痰力强，治燥之胜气（外感凉燥），见微头痛，咳嗽稀痰，鼻塞嗌干，脉弦无汗；后者清燥润肺，治燥之复气（温燥伤肺），见头痛身热，干咳无痰，气逆而喘，咽喉干燥，心烦口渴，舌干少苔。燥气化火，伤络动血，见咳剧，喉痛吐红，用雷氏清金宁络法（麦冬、玉竹、沙参、元参、生地、旱莲草、桑叶）。可见只有区分燥邪致咳的不同，才能做到治疗无误。

（2）雷氏加味二陈法：本方由茯苓、陈皮、半夏、生甘草、生薏仁、杏仁、生姜、饴糖组成。苓、陈、夏、草即二陈汤，燥湿化痰。薏仁助茯苓祛湿，杏仁助陈皮利气，生姜助半夏消痰，饴糖助甘草和中，治痰多作嗽，口不渴。恶寒发热加苏梗、前胡，气喘加旋覆花、苏子。

因痰而致嗽名痰嗽，雷氏说，立秋后秋分前先伤于湿，湿气踞脾，酿久成痰，痰袭于肺，气分壅塞，至冬稍感寒气，渐入于肺，肺气上逆，痰随气逆而成痰嗽，属伏气之病。当治脾为主，渗湿化痰为佐，用加味二陈法治之。作嗽之病风、寒、暑、热皆能致之，《时病论》"暑咳"节也谈到如痰多者，不因暑而因湿，不名咳而名嗽，不在肺而在脾，不在清而在温，当用加味二陈法。与加味二陈法同类者有景岳六安煎（《时病论》选入）。

苦温平燥法和加味二陈法所治之证有本质上的区别，痰是由湿邪炼成的，痰和湿的治法当有不同。雷少逸说："湿气未成痰之先，可以透发；既成痰之后，焉有向外而解耶？"苦温平燥法、杏苏散有透发之能，而加味二陈法则以燥湿理脾为主。

4. 滋补肺肾法

咳嗽久不愈，或蹉跎失治，甚则延为劳损，治当补益肺肾为主，属于扶正法。《时病论》以扶正为主治疗咳嗽主要有下述二法。

（1）雷氏金水相生法：本方由人参、麦冬、五味子、知母、元参、炙甘草组成。人参、麦冬、五味子为生脉散，治热伤元气，气短倦怠，口渴汗多；知母、元参清滋肺肾；甘草调和诸药。本方原治疰夏病，即春夏之交，忽然眩晕，头痛，身疲脚软，身热食少，呵欠频频，心烦汗多。而以之治疗咳嗽均在出现肺肾两亏征象时，见咳逆气短带血，汗出，咽喉干燥；或去人参、五味子，加西洋参、旱莲草，治肺络被燥火所劫，见咳嗽胸痛，痰中带血。

（2）雷氏甘咸养阴法：本方由干地黄、龟板、阿胶、旱莲草、女贞子、丹皮、淡菜组成。干地黄、龟板为养阴要药，阿胶、淡菜为治出血佳珍，旱莲草、女贞子补益肾阴，丹皮清血中伏火。本方治暑瘵，咳血之后有潮热咳嗽之证。

《景岳全书》有金水六君煎（半夏、陈皮、茯苓、甘草、当归、熟地），治慢性支气管炎、支气管哮喘，属肺肾阴伤，脾湿内盛，久治不愈者，喘重可加五味子、麻黄、杏仁等。本方与雷氏金水相生法、甘咸养阴法在治咳上皆照顾到了肺肾二脏，属咳嗽的治本方或标本同治方。

5. 女子经孕期时病咳嗽治法

《时病论》全书八卷 87 则验案中有多例女科时病案例，其中治疗女子经孕期时病咳嗽的案例，尤于后学者有启发和示范意义，现举两例。

第一例，冬温发热咳嗽，恰逢天癸至：室女经水素不调，一月两期。忽患冬温发热咳嗽，胸闷喉痛，天癸又至。如用芩、连、栀以却其温则碍经事，用归、芍、艾调经则碍温气。细推其证，口不渴邪在肺而不在胃，腹不痛因热而不因寒。古人虽说室女莫重于调经，然今温邪告急，不得不先治其标。用清肺之方，治上不妨下。牛蒡、象贝、桔梗、射干、桑叶、薄荷、蒌皮、杏仁、青果，三剂热退，咳衰大半，但腹内转疼，原方加香附、泽兰告愈。

第二例，孕七月咳嗽音嘶：女子孕七月，咳嗽音嘶，前医贸然诊为子暗，竟忘却《内经》"妇人重身，九月而暗"，处方庞杂而罔效。丰诊其脉弦滑，斯时肺经司胎，咳逆声哑，为肺金被燥气所侵，用辛凉解表法去蝉衣、豆豉，加桑叶、菊花，橄榄为引，三剂声扬咳止。

总之，《时病论》中雷氏治疗四时咳嗽，用药仅 40 余味，精练得当，轻灵活泼，春夏秋冬四时，风寒暑湿燥火六淫皆包含于内。如风寒外犯，以辛温解表法为代表，常用防风、桔梗、杏仁、淡豆豉、葱白、桂枝、前胡、甘草等；风热外犯，以辛凉解表法为代表，常用薄荷、蝉蜕、前胡、淡豆豉、瓜蒌壳、牛蒡子等；暑邪外犯，以清宣金脏法为代表，常用牛蒡子、川贝、杏仁、瓜蒌皮、桑叶、滑石、甘草、青蒿、扁豆等；燥邪外犯（胜气），以苦温平燥法为代表，常用杏仁、苏叶、前胡、桔梗、茯苓、陈皮、半夏等。

在配伍上也有特点，如淡豆豉配葱白代麻黄，祛寒邪又不使之发汗太过；牛蒡子配瓜蒌壳，宣降结合，气机调畅则咳止；桑叶配杷叶，治肺被暑烁，无降气之能而咳，桑叶平肝勿令左升太过，杷叶降肺使其右降，肺升降如常则咳止。

雷氏一法即为一方，一法可治多个季节的咳嗽病，且《时病论》所载治咳方除雷氏自拟外，尚有采自其他医家的成方，如银翘散、麻杏甘石汤、杏苏散、清燥救肺汤、二陈汤、景岳六安煎等，内容极其丰富，具有很高的学术价值和实用性。

《松峰说疫》温疫观

温疫，是外感病中区别于伤寒和一般温病的一类疫病，温疫理论的形成，亦源于《内经》《难经》。《素问·刺法论》曰："五疫之至，皆相染疫。"即指出了疫病具有传染性、流行性的特点。随着温病学说的发展，古代医家对温疫的认识也进一步深化。我国医学史上记载了数百次大的温疫流行，历代医书上也有大量辟瘟、治瘟方，说明古代医者曾致力于温疫的防治工作。明代吴又可《温疫论》对温疫之论治，"独辟鸿蒙，犹如揭日月于天中"，在医界产生了巨大影响，先后有《广瘟疫论》《伤寒瘟疫条辨》《松峰说疫》《疫疹一得》等温疫专著问世。《松峰说疫》（以下简称《说疫》）为清代刘奎（号松峰）所作，刘氏崇尚吴氏之学，广采前人有关温疫之论述，以明其学术之渊源，又"就自所经历者，聊抒管见，以羽翼又可，当亦谈疫者之所不斥也"（《松峰说疫·自序》），为温疫学说的进一步完善和发展做出了贡献。今对其温疫学术观探析如下。

1. 辨温疫之名义

刘氏认为，疫病所赅甚广，温疫不过疫中之一症。感受温热之厉气而发者为温疫；感受风寒邪气突然作病，虽与伤寒伤风相似，但众人所病皆同，不受凉药，亦不能一汗即解者为寒疫；病寒热皆有，症千奇百怪，众人所患皆同，以平素治法治之不应者为杂疫。疫分为以上三种，临床则应悉心洞察，变通治疗。《说疫》于温疫的证候及治疗论述最详，卷三列举的七十二种杂疫，分析证候表现和治疗方药，亦多属于温疫，因此《说疫》可以看成是一部关于温疫的专书。

温疫繁多，临床变化多端，《说疫》除列有温疫六经证候和某些特殊症状外，七十二种杂疫又有各自不同的表现。如有的初起寒热不定，难以捉摸（疙瘩翻、鸬鹚瘟等），有的身体多处发瘤，遍身游走（疙瘩瘟）；有的肚腹绞痛，翻上翻下（黄鹰挣），有的与伤寒类似而实非伤寒（赤膈类伤寒、黄耳类伤寒、痧病类伤寒等）。它们多由秽浊之气充斥一身上下，表现为寒热交作，神识狂妄不宁，四肢厥逆，局部皮肤赤肿，起斑、痧、痘、瘤等症。正如刘氏所言："此岂达原饮一方所能疗欤？其治法亦与平常患泻利、胀痛等疾异，皆此杂疫之类也。"实为补充了吴又可论治温疫的不足，使温疫的治疗突破了一方一法的局限。

自《伤寒论》后，屡有将温疫混同于伤寒的，吴又可、杨栗山二氏曾对此二病作了严格区别。刘氏亦十分强调要将温疫与非疫性疾病区分开来，《松峰说疫·辨疑》针对《景岳全书》"温疫本即伤寒"之误，提出："第伤寒为寒所伤……以致头痛憎寒，皮肤壮热，脊强无汗，方谓之伤寒。此系自取之病，病只一人而止，而众人不然也。至于温疫绝无诸项感触，而抖然患病，且非一人，乡邑、闾里动皆相似，其症虽有头痛身热，脊强而多汗，始终一于为热。"亦有将过食生冷，导致脾胃损伤的所谓内伤寒证误认为温疫的，故刘氏又指出："温疫盛行之时与温疫甫愈之后，或感此症。昧者，误认为温疫，而以治疫法治之，鲜有不败事者。"

总之，《说疫》在吴又可对温疫病因与发病认识的基础上，又明确将疫病分为三类，开阔了温疫学派的视野。其杂疫的提出，为疫病的治疗提供了多种途径。温疫与非疫类疾病的区别，在于温疫具有众人皆病和始终为热的特点。

2. 阐温疫之因，以解毒为第一法

温疫总由客邪毒气所致，由于感受者个体上存在着差异，因此初起有在膜原的，也有直行中道，而后弥漫三焦的。但即使是初起在膜原，亦多归于胃腑，故吴又可注意用攻下法祛除疫邪。刘氏指出，人所以患疫，是"有毒气以行乎间"，这种"毒"区别于所谓的阴毒、阳毒，"未病之先，已中毒气，第伏而不觉；既病之时，毒气勃发，故有变现诸恶候。"因此"毒气与温疫相为终始"。这种观点，与喻嘉言主张在温疫未发前，预饮芳香正气药的观点是一致的。无毒不成疫，但毒气的伏留也有条件，《说疫》认为因时、因酒、因痰、因惊、因郁、因气等，都可使毒伏留。"食宜消之，惊宜解之，痰宜化之，酒宜镇之，郁宜开之，气宜顺之"，这些是广义的解毒法，也是具体的解毒法。它说明了这样一个问题，即除了用攻下法外，一切能够使气血之郁滞疏通、痰积之停留消散的方法，都能起到解除疫毒的作用。

对于温疫之因，刘氏重视社会因素的作用，他指出："凡凶年饥岁，僵尸遍野，臭气腾空，人受其熏触，已莫能堪，又兼扶持病疾，敛埋道馑……夫人而日与此二气相习，又焉得不病者乎？"这种来自天与人的秽气实际就是导致温疫产生的毒气，在未病之前已伏于体内，"逐秽"就是解除疫毒。

温疫始终一于为热，故以寒凉解毒为基本法，但寒凉药的使用应当适当，否则，"未有祛邪之能，而先受寒凉之祸。受寒则表里凝滞，欲求其邪之解也难矣。"《松峰说疫·卷上》温疫统治八法中首列解毒法，自拟金豆解毒煎。全方六味药，皆为清热解毒之轻剂，是温疫九传之基本方。此外还有针刮、

涌吐、热熨助汗、除秽辟疫等法，亦无不是针对疫毒而设。可知刘氏在采用攻击性方法治疗温疫方面，较之前有人更加丰富的内容。

3. 治疫按脉症而变通

自吴又可首倡"杂气"说后，温疫学家皆偏重于以专方专药直达病所的治法，来达到祛除病因之目的。吴又可治疫重视攻下，以邪气为本，热为标，主张攻邪勿拘结粪；杨栗山将温疫分为轻、重二型，轻者清之，以清热解毒为义，重者泻之，清热解毒配苦寒攻下。余霖尤重清热解毒，他认为温疫主要表现为一身上下表里三焦之热毒证，故创立大寒解毒的清瘟败毒饮。各医家对攻邪药物的选择均以实践为依据，其中的不同或偏重展示了中医学在温疫治疗上的进步，说明同是温疫，也有因火、热、暑、湿的兼夹不同而表现不同。正如吴坤安《伤寒指掌》评吴又可、张景岳、喻嘉言治疫的不同时说："又可所论之疫，是热淫之气，从口鼻吸入，伏于膜原……入里尤速，故有急下屡下之法。""景岳所论之疫，即六淫之邪，非时之气，其感同于伤寒，故每以伤寒并提，而以汗为主。""嘉言所言之疫，乃由于兵荒之后由病致死，病气尸气混合天地不正之气，更兼春夏温热暑湿之邪交结互蒸……汗之不解，下之仍留，故以芳香逐秽为主，以解毒兼之。"《说疫》取众人之长，正温疫之名（如认为景岳所言之疫乃为伤寒），指出温疫是在兵荒、饥馑之社会环境下，又遇五运六气之乖违，加之人事之悖逆交并而成。如果说，阴阳四时之变，五运六气之异，人皆受之相同，那么还有人事之悖逆等，不可能相同。"七情有偏注，六欲有愿情，或老少强弱之异质，或富贵贫贱之殊途"，因此即使都患温疫，都有痰疾、泄泻、腹部胀痛等病，用平日治法治之就可能不效，或施之此人而效，施之彼人又不效，或初施之有效，再施之又不效。如果对以上情况视而不见，皆用一方一法治疗，就难免不失败。

《说疫》列举了大量的疫症表现，包括七十二种杂疫，温疫三阴三阳经证，温疫杂证等。刘氏认为，温疫不仅可传三阳，亦可传三阴。《松峰说疫·辨疑》曰："每见患温疫者，腹胀满，大便实或自利，发黄，以及四肢诸症，非传入足太阴经乎？舌干，口燥，咽痛，但欲寐，非传足少阴经乎？烦满囊缩，以及善怒号呼，冲逆动摇，并胁肋诸症，非传入足厥阴经乎？"温疫既有诸般不同，治疗亦应不同。《说疫》首列温疫统治八法，又有针对三阴三阳之传变的各种方药，其中既有前人经验的继承，也有自己的创新，既有药物治疗（内服、外用），也有针、刮、砭、熨等，凡见一症，必出一法。体实者，用攻击之药单刀直入；年高虚祛者，则以补气药（主要是人参）加入治疫方中；局部有肿毒腐烂的，以去腐解毒药洗净敷之；血脉中有凝滞疠气恶血者，用针刺放出恶血。其外治法中的挑疗、刮痧等亦属救治之法。

《说疫》所论治疫之法，是吴又可以来论述最详尽者，它丰富了温疫治疗的内容，无疑对我国医学在防治急性传染病方面做出了伟大贡献。

《松峰说疫》在小儿瘟疫防治中的成就

《松峰说疫》为清·刘奎（号松峰）所著，成书于1782年。本书博取前贤有关瘟疫病的论述，总结疫病统治八法，对疫病之成因、种类、表现及方药等皆在前人基础上有所创新，是继明代吴又可《温疫论》之后，中医疫病学派重要学术著作。《松峰说疫》对于小儿瘟疫的防治内容虽不系统，但笔者仍可从分散在各篇中的有关论述总结出其在小儿瘟疫防治中的成就。

1. 小儿瘟疫的诊断

儿科在古代又有"哑科"之称，是因为小儿不能将病情完全告知医生之故。而小儿患疫，或身热，或不思食，呕吐下利等，更是难与一般风寒外感、乳食之伤相区别，故《松峰说疫·瘟疫杂症治略·小儿瘟疫》发出了"辨小儿瘟疫是极难的事"之感慨。而且瘟疫发生，有盛行之时，有不行之时，"瘟疫盛行之时，小儿如有发热等症，或可断其为疫，倘瘟疫不行之年，而小儿忽感瘟疫，于何辨之哉？"针对这种情况，文中提出了小儿瘟疫诊断的两种方法。一是排他法。风寒疟痢是小儿的常见病，其与时疫都可以有发热，医生要靠自己深厚的功底和丰富的经验，排除常见病，这样就增大了诊断患疫的可能性。患儿虽不能言，但乳母是很清楚的，因此，应"细问乳母，曾否突然脱衣洗浴入水，当风而寝等事，果实无感冒，方可向瘟疫上找寻"。这种排他法的诊断思维在临床上是常用的。二是实证法。可能不等于事实，只有患疫的可能，还不能说就是患上了疫病，必须靠临床表现来证实。小儿疫病，常有心神昏乱、肝风旋绕、阳明燥实征象，故松峰指出："又必验其有目赤便赤，舌干苔黄黑，日晡潮热，谵语斑黄，或大便秘结，或夹热下利赤胶等症，方可断其为瘟疫。"现代医疗水平较之古代已有很大的提高，小儿传染病的诊断已不困难，但《松峰说疫》中提出的两大诊断思维方法仍是颇有临床实用价值的。

2. 小儿两种常见疫病的表现与治疗

《松峰说疫·杂疫》广收疫病类型，归纳为 72 种杂疫，而明确指出小儿常患的两种杂疫是葡萄疫与蚰蜒翻，并描述了各自的临床表现和治疗方法。

（1）葡萄疫：葡萄疫即皮肤上出现大小不等的青紫斑点，在古文献上即有记载。好发于 3～10 岁的儿童，治宜清热凉血，犀角地黄汤为常用方。松峰说："小儿多患此症，以受四时不正之气，郁于皮肤，结成大小青紫斑点，色若葡萄，发在遍体头面，乃为腑证。"如病情不能缓解，则"邪毒传胃，牙根出血，久则必至亏损"。因此，要根据病情的不同表现及发展阶段进行治疗，松峰的治法是"初起宜服羚羊角散清热凉血"，药用羚羊角、防风、麦冬、玄参、知母、黄芩、牛蒡子、甘草、金银花、竹叶，煎服；"牙根腐烂者，人中白散"，药用人中白、儿茶、黄柏、薄荷、青黛、冰片，共为细末，吹于患处。这种治法和方药在现在看来，仍然是正确的。

（2）蚰蜒翻：蚰蜒翻在中医古籍中少有记载，表现为头痛剧烈，头上青筋暴露，眉毛像一只蚰蜒，青筋像蚰蜒爪子，在眉毛上下清晰可见，从外表看，活脱脱一只蚰蜒趴在那里，故名。《松峰说疫·杂疫》说："小儿多患此。"症状为"两目红肿，鼻流涕，日夜啼号"。治疗以针密刺太阳穴（两眉尖后），如指甲大一块，立愈。刺后以芋头捣烂，敷印堂至山根。《松峰说疫》的这些记载值得参考。蚰蜒翻相当于现代临床上什么病，有待于进一步研究。

3. 小儿瘟疫专方

《松峰说疫·瘟症杂症治略·小儿瘟疫》中，对小儿瘟疫列有两则专方。

（1）桃叶浴法：桃叶三四两，熬水，日五六遍浇淋之。再用雄鼠屎微烧，取二枚，研，水和服。

（2）二香散：木香末，三分，檀香末，三分，清水和服，仍用温水调涂囟门，主治天行壮热。

桃叶、雄鼠屎（又名两头尖）是中医治疗时疫的传统药物，木香、檀香是传统的逐秽辟疫药，松峰很注意小儿的生理特点，主要采用外治法中的浴法和涂抹法，值得现代临床借鉴。

4. 小儿瘟疫的治疗及预后护理

《松峰说疫·立方用药论》说："瘟疫用药，按其脉症，真知其邪在某经，或表或里，并病合病，单刀直入，批郤导窾，多不过五六味而止。"这一治则也非常符合小儿的病理特点。小儿为"稚阴稚阳"之体，病情容易变化迅速，如不能快速截断病势，早期治疗，将很有可能造成疾病的深入。另一方面，若用药过重，稍有不当，极易损伤脏腑功能，并可促使病情剧变。故儿科用药应较成人更为精简轻灵，毋事过剂，免伐其方萌之气，而不应企图用重剂、峻猛之药以求见效。

（1）解毒法：解毒为治疫八法之第一法。松峰明确指出，此毒非方书所载阳毒、阴毒，而是"与瘟疫相为始终"之气。"未病之先，已中毒气"，"既病之时，毒气勃发"，故解毒为治疫首要之法。刘氏自定金豆解毒煎和绿糖饮方。金豆解毒煎由金银花、绿豆皮、生甘草、陈皮、蝉蜕组成（兼大头发颐、咽喉诸症加僵蚕），井花水煎。绿糖饮为绿豆煮酽汤，取出后加白糖即成，代茶饮或食豆。二方用药性味平和，绿豆药食两兼，加糖甘甜可口，更适合儿童服用。

（2）针刮法：针刮，指针挑和刮痧，是中医儿科的常用治法。方法与成人基本相同，但一般要浅刺速刺，即"用小枣蘸烧酒刮之，刮出紫疙瘩如熟椹，随用针斜挑破，摄出血"。松峰指出，此法不必"待瘟邪入里现谵狂等症方用之"，而"初感即用此方当更善也"。针刮部位视病位而定，有针少商穴者，亦有刮两肩下脊背上软肉处者等。如刮出紫疙瘩，则随用针挑破，摄血。以上方法及位点的治疗容易操作，小儿容易接受。

（3）涌吐法：虽有文献报道儿科有用涌吐法者，但考虑到小儿脏腑功能娇弱，此法应慎用。不过，文中并不是主张用瓜蒂、三圣散等峻吐剂，而是主张用萝卜子捣碎，温汤和搅，徐饮催吐。或食盐炒红入滚水，过后饮下发吐。而且也不是见病就用吐，而是在病人"邪在胸膈，欲吐不吐"才用之，完全是一种因势利导之法，可以审慎用之。

（4）罨熨法：为儿科常用的外治方法。即罨包法，用布包药物熨于患处。《景岳全书》用于伤寒结胸证，因其能散邪行滞，故也可借用于瘟疫服药以后的辅助疗法。《松峰说疫》说："凡瘟疫用药后，弗即汗解，俟六七日，应汗不汗，觉心腹中稍有闷痛等症，用罨熨之法，往往大汗而愈，是亦一瘟疫取汗之良方也。"松峰取生葱、生姜、生萝卜共捣烂入锅炒，布包熨。该法可用于年龄稍大能够诉说的儿童。

（5）助汗法：瘟疫病不主张发汗，这里讲的是"助汗"，就是当病人"欲作汗解"时，帮助其出汗而达到祛邪排毒目的。《松峰说疫》说："瘟疫虽不宜强发其汗，但有时伏邪中溃，欲作汗解，或其人禀赋充盛，阳气冲激，不能顿开者，得取汗之方以接济之，则汗易出，而邪易散矣。"而且助汗不用麻、桂、荆、防，而用食疗、手握、塞鼻、点眼等温和的、人性化的方法，非常适合于小儿瘟疫，值得发掘。

（6）除秽法：除秽法是中医传统的治疫、辟疫之法，松峰自拟除秽靖瘟丹和苍降返魂香，前者为数十味辛香浓芳之品为末装袋，随身携带，时时闻嗅，已病易愈，未病不染，后者为苍术、降香共为末，揉入艾叶内，绵纸卷筒烧之。松峰说："倘瘟疫之乡果能焚烧佩带，则不觉秽气之潜消，而沉疴之顿起矣。"这应该是最受小儿患者欢迎的了，在现代来说，也不失为一种较实用的辟秽防疫法。

（7）宜忌法：《松峰说疫》十分重视疫病治疗期间的护理问题，他说："治瘟疫，虽以用药为尚，而宜忌尤不可以不讲也。不知所宜，不能以速愈；不知所忌，更足以益疾。"书中列出衣食住行、心情调理近20条宜忌，适合小儿的如：衣被不可太暖，宁可稍薄，足宜常暖；食莫过饱（病时病后皆宜戒），尤忌鱼肉（病时病后）；愈后半月，不可食韭；当宜静，不宜动；愈后不浴冷水等。这些在现代仍有重要参考意义。

（8）善后法：指瘟疫愈后调养之法。松峰指出，若病后不讲调养之法，则可因过饱而食复，恼怒而气复，过劳而劳复。而对于小儿，尤要重视饮食调理，既不能忍饥，又不能强食。"愈后凡有觉饿，必得稍食，万毋强耐，过时反不欲食，强食亦不能化。是饥时既伤于前，强食又伤于后，中州败而肺金损，则劳嗽，脾胃之病成矣。"强调小儿瘟疫愈后，要合理膳食。

5. 小儿瘟疫的预防

《松峰说疫·避瘟方》载有许多防疫措施，尤其是收载的避瘟方药，在现今来看对小儿瘟疫仍然具有实用意义。"避瘟方"共载方65首，用法有内服、纳鼻、取嚏、嗅鼻、探吐、佩带、悬挂、药浴、熏烧等；共用药物116

味，其中香味浓烈的药物有 26 味，使用频率最高的前 5 味药依次是雄黄、苍术、赤小豆、细辛、酒。性味上，温性药 92 味，凉性药 24 味。鉴于儿童的生理及心理特点，并考虑到现代儿童在学校、托幼机构的高度聚集程度，给儿童随身佩带防疫药物或在生活的环境中定期进行空气消毒都是简便而有效的方法。把《松峰说疫》中的佩带方、悬挂方制成装饰品，把熏烤方制成熏香、蚊香使用，一定会受到医疗机构和广大家长的热烈欢迎。

研方

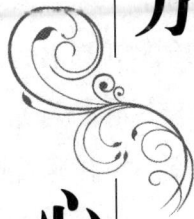

心法

清营汤

清营汤配伍精妙，突出体现了中医温病学卫气营血辨证的特色。

1. 清营汤的组成与出处

叶天士在《临证指南医案》中选用犀角、生地黄、玄参、竹叶心、丹参、连翘等药治疗温病热在营分证，效果显著，后吴鞠通在其著作《温病条辨》中根据叶氏记载的方药，归纳整理命名为清营汤，并对其进行了专门论述。其后随着温病学的发展与完善，清营汤逐渐被尊为温病学治疗热在营分证的经典方。虽然《临证指南医案》中有类似清营汤处方用药的验案多例，但现代学者一般公认清营汤为吴鞠通所创。吴鞠通在《温病条辨》中论及清营汤及其加减应用的条文总共有 5 条，如："脉虚，夜寐不安，烦渴舌赤，时有谵语，目常开不闭，或喜闭不开，暑入厥阴也。手厥阴暑温，清营汤主之。舌滑者，不可与也。清营汤方（咸寒苦甘法）：犀角三钱，生地五钱，元参三钱，竹叶心一钱，麦冬三钱，丹参二钱，黄连一钱五分，银花三钱，连翘二钱（连心用）。水八杯，煮取三杯，日三服。"（《温病条辨·上焦篇》）从吴氏原文来看，清营汤的组成有以上 9 味中药，可用于治疗手太阴温病热在营分证、手厥阴暑温、阳明温病深入营分、暑痫等。

2. 清营汤的组方思想

清营汤是温病学治疗热在营分证的经典方。营分证是温病学卫气营血辨证的中间阶段，其基本病机是温邪入营，灼伤营阴，心神被扰。营分证具有邪火热毒深重一面，又有营阴虚损、津液不足的一面，临床也会兼见某些气分证的表现和热毒窜络血分证的证候。因此，清营汤的组方非常有代表性。其组方原则是根据《素问·至真要大论》"热淫于内，治以咸寒，佐以甘苦"而确定的"咸寒苦甘法"。方中犀角咸寒，吴氏谓其"灵异味咸，辟秽解毒，所谓灵犀一点通，善通心气，色黑补水，亦能补离中之虚"，说明犀角既能解营分热毒，又能凉血散瘀，还能滋阴；玄参"味苦咸微寒，壮水制火，通二便，启肾水上潮于天，其能治液干，固不待言"，说明玄参既能降火解毒，又能滋阴凉营。二者为方中主药。又用黄连苦寒泻火解毒；竹叶清心透热；连翘泄络中之热；金银花清热解毒，以加大本方泄热解毒的力度，为重要配伍。辅用生地黄甘寒凉血滋阴；麦冬甘寒养阴益胃生津；再加一味丹参，既可与黄连相配共奏清心之效，又可养血活络。诸药合用，透热解毒，清营养阴。

（1）清营汤中的透热转气法：叶天士在《外感温热篇》中提出，"在卫，汗之可也，到气才可清气，入营尤可透热转气"，并有生地黄、丹参、玄参、竹叶心、连翘、犀角等清营汤用药，因此，透热转气成为清营汤的一大特点。透热转气是指在热性病的治疗过程中，使初入营分的热邪向外透达，转出气分，从外而解。温病病邪虽具有传变迅速、极易伤阴的特点，但邪初入营时，仍有几分外透之机，故可用药透热转气，这个观点已得到公认。但关于清营汤中到底用哪几味药透热转气，即如何透热转气等问题，现代医家各抒己见，各有高论。

五版《方剂学》教材谓"金银花、连翘、黄连、竹叶清热解毒以透邪热，使入营之邪促其透出气分而解"，认为透热转气的药物是金银花、连翘、黄连、竹叶4味。六版《方剂学》教材谓"金银花、连翘清热解毒，轻宣透邪，使营分之邪透出气分而解"，认为透热转气的药物是金银花、连翘，"竹叶用心专清心热，黄连苦寒，清心泻火……皆入心经，兼有使药之用"。根据叶天士在《外感温热篇》中对透热转气法用药的举例"如犀角、玄参、羚羊角等物"，又有认为方中犀角、玄参咸寒入营，清解营分热毒，并可"透热转气"，金银花、连翘、竹叶心、黄连清热解毒，以使被犀角、玄参由营透转气分之邪热彻底溃散，为佐药。

笔者认为，透热转气本身应是一个治法，其药物选择应根据具体证候及不同证候的不同情况而定。温病名家赵绍琴教授就曾指出，如果把"透热转气"局限于营分证的初期阶段和清营汤中用金银花、连翘、竹叶3味药的范围内，就忽视了其在营分证治疗中的普遍意义。营分证以邪热入营、营阴被灼为特点，阴津受灼而亏，则运行障碍，热毒壅遏，难以外泄，治疗时清热养阴之品又多寒滞柔腻，更致气机郁闭，因此，强调气机的调畅。营分证宣通气机的治法即为透热转气法。根据导致气机不畅的具体原因，透热转气的药物可以是防风、荆芥、白芷等风药，也可是消导药、化痰药、开窍药、通下药、活血药等。推广开来，事实上，凡温热证而兼有气机不畅者，皆应秉承《内经》"火郁发之"的原则，在清热的同时，配以宣通气机的药物，以求邪热有外泄之路。

（2）清营汤中黄连之争：《温病条辨·上焦篇》第15条说："太阴温病，寸脉大，舌绛而干，法当渴，今反不渴者，热在营中也，清营汤去黄连主之。"吴鞠通在自注中解释云："故以清营汤清营分之热，去黄连者，不欲其深入也。"而吴鞠通应用清营汤治疗暑温、暑痫等并未去掉黄连。一般认为，其减用黄连一是因为黄连苦寒沉降，直入下焦，18条中说："芩、连，里药也，病初起未至中焦，不得先用里药，故犯中焦也。"太阴温病是上焦病变，多为温病的初期阶段，"去黄连"是防止邪气深入；二是因为黄连苦寒，可化燥伤阴，中焦31条自注云："举世皆以苦能降火，寒能泄热，坦然用之无疑，不知苦先入心，其化为燥，服之不应，愈化愈燥……吾见温病而恣用苦寒，津液干涸而不救者甚多，盖化气比本气更烈。"营分证的病机是邪热入营，营阴被灼，黄连苦燥，会加重营阴受损。

但现代有人认为，营分证的病理环节是热毒病邪引起营热阴伤，热毒病邪是引起营分诸病变的始动因素，而吴鞠通在治疗营分证时拘于"引邪深入"或"苦寒化燥伤阴"之说，对热毒病邪祛之不力。《本草汇言》载："邪热有余，黄连为必用。"因此，在临床使用清营汤时不仅要用黄连，诸如黄芩、黄柏、栀子、龙胆草或大黄等苦寒之品，均可酌情加入。

笔者认为，由于温邪致病传变迅速，极易伤阴，故养阴存津始终贯穿于温病治疗的始末，苦寒化燥也是温病治疗过程中用药的一大禁忌，这充分体现了温病学家治病用药的谨慎。但也并非绝对，有是证即可用是药。吴氏曾说："于应用芩、连方内，必大队甘寒以兼之，但令清热化阴，不令化燥。"可作为临床应用芩、连之类苦寒药治疗温病时的使用原则。

（3）清营汤中丹参的作用：清营汤原方是从叶氏《临证指南医案》治暑入心营方药化裁而来，原为"暑久入营，夜寐不安，不饥微痞，阴虚体质"，用药以"理心营"，故用丹参，而在其他营分证中或用丹参或用牡丹皮。吴鞠通将叶氏用药一并收入清营汤，作为营分证的基本方，却在心营证的治疗中极少用丹参，而大部分用牡丹皮，故让人疑惑丹参的用途。随着近年来现代药理研究的深入及其在临床上的广泛应用，后世对丹参又有了新的认识。从营分证的动物模型来看，血瘀是一个很广泛、很严重的病变，而丹参具有活血化瘀的作用，可能这就是营分证用丹参的实验依据；而进一步的实验表明，在清营养阴的方药中加入丹参等活血化瘀药物，在改善动物症状、降低体温、消除出血及血栓形成、升高血小板数等方面效果明显提高，更有力地证明了丹参在其中所起的活血化瘀作用。由此类推，不仅丹参，同样具有活血化瘀作用的牡丹皮、赤芍等也可酌情加入原方中。笔者认为，营分证是温病卫气营血辨证的中间阶段，邪热入营，迫近血分，热毒壅遏营血，阴津受灼而亏，使血液黏稠，运行迟滞，出现类似血瘀的表现，如"斑疹隐隐"，而丹参既可活血化瘀，又入心经，能清心火，是温病营分证的最佳选择，如果血瘀病情严重，则可酌情加入其他活血之品。

（4）清营汤中是否可酌加益气之品：从中西医结合的研究情况来看，营分阶段患者已出现免疫系统功能低下的改变，这与此前认为的营分阶段机体已经出现器质性变化的认识是相符合的，而免疫功能低下可能正是营分证缠绵难愈、发热持续不退的原因。因此，有人设想，在清营汤中加人参、黄芪等益气之品，以提高机体免疫功能，加强机体抗病能力，从而增强原方的功效。已有动物实验表明，加了党参、黄芪的清营汤比传统清营汤在降低营分证模型兔体温和减轻症状方面，效果有明显提高。但是，中西医结合的治疗思路与传统中医的辨证论治有很大不同，实验研究的结论是否广泛适用于临床具体的患者尚存疑问，需要更多的临床统计观察才可明确做出营分证应用清营汤是否必加益气药的结论。

总之，中医理法方药一脉相承，一个配伍精当的好方子，往往是优秀辨证思想的体现，近代医家围绕温病名方清营汤进行的学术争鸣，实是中医学温病学不断发展的一个例证。

辛凉三剂

《温病条辨》为清代医家吴瑭（字鞠通）所著，共载方208首，多为治疗热病而设，其中一些方剂已成为现代常用方，为临床治疗急性感染性疾病和急性传染性疾病，以及与之相关的各科疾病的热证，提供了可以直接运用和借鉴的宝贵资料，故被誉为古典名方。辛凉三剂为辛凉解表（清气）法的代表方，是现代常用的、实用性很强的古典名方。它们中的组成药物又因为性味、功效应用上的关联性，形成了方组。

辛凉三剂是辛凉法的代表方，包括辛凉平剂银翘散、辛凉轻剂桑菊饮、辛凉重剂白虎汤，其中银翘散、桑菊饮为辛凉解表剂，治邪在卫分。

1. 银翘散

银翘散见于上焦篇第4条："太阴风温、温热、温疫、冬温，初起恶风寒者，桂枝汤主之；但热不恶寒而渴者，辛凉平剂银翘散主之。"吴鞠通方论解释，"本方谨遵《内经》'风淫于内，治以辛凉，佐以苦甘；热淫于内，治以咸寒，佐以甘苦'之训"，即使之具备寒凉清热、疏泄透表的特点，涉及的是表证治疗的问题。表证的治疗，自《内经》提出"其在表者，汗而发之"以后，皆称为汗法。最初是辛温解表，如麻黄汤、桂枝汤，以后一些医家在辛温药中加寒凉清热药，具有代表性的如晋代葛洪《肘后方》葛根解肌汤加石膏、大青叶、黄芩等，再后如唐代孙思邈《千金要方》、宋代朱肱《类证活人书》等也都注意到辛温解表方中清热药的应用。温病的卫分证是表热证，应当用辛凉解表剂，但并不意味着辛温药不能用，因为表热证除了是热证要清热外，还要疏表透邪，而辛凉药在这方面的力量是不够的。我们常能看到，温病初起，在发热、咽肿痛、口渴、舌边尖红等风热表证的同时，又有恶寒、无汗等肌腠郁闭的表现，此时应在辛凉剂中加辛温解表药。银翘散中的荆芥、淡豆豉就起到了疏散表邪的作用，这正是其组方的科学、合理之处，因而成为临床最常用的方剂之一。有的外感热证，恶寒、无汗、头身痛更明显一些，辛温药还应多加一些，如苏叶、防风、荆芥、葛根等。其实辛温解表药不仅在温病卫分证中要用，凡热病初起有表证的都可用，如痢疾初起用逆流挽舟法、大头瘟、急性乳腺炎初起用疏风透表法等。《温病条辨》涉及银翘散加减使用法的条文有七八条之多，但始终未提及加辛温药的问题。笔者认为在仅出现恶寒、少汗的情况下，加用辛温药荆芥、豆豉即可；但如发热无汗，恶寒、头痛明显，还应酌加羌活、白芷、葛根等。临床上对热病初期的属寒属热不太好掌握，初学者往往难辨是风寒还是风热。实际上像教科书写的那种典型、孤立的风寒表证和风热表证本来就较少见到，而大多是既有肌腠郁闭表现又有风热表现的表证。这就要求医者掌握好辛凉解表和辛温解表使用的尺度，要知道临床并不忌讳寒热并用，也不少见寒热并用的方剂，银翘散中加荆芥、豆豉，桂枝汤中加黄芩等就是。

吴鞠通在银翘散方论中说："用东垣清心凉膈散，辛凉苦甘。病初起，且去入里之黄芩，勿犯中焦；加银花辛凉，芥穗芳香，散热解毒；牛蒡子辛平润肺，解热散结，除风利咽，皆手太阴药也。……此方之妙，预护其虚，纯然清肃上焦，不犯中下，无开门揖盗之弊，有轻以去实之能。"查东垣著作，并无清心凉膈散，而王孟英《温热经纬》有此方，王氏比吴鞠通晚出生约50年，故鞠通制银翘散时不可能参照。叶天士此前明确指出"上焦药用辛凉"，银翘散当是鞠通受叶氏思想影响而创立的。清心凉膈散由连翘、黄芩、山栀、薄荷、桔梗、甘草、竹叶组成，符合"纯然清肃上焦，不犯中下"之旨。也有人认为银翘散的制定和葱豉桔梗汤有关，葱豉桔梗汤出自《通俗伤寒论》，由葱白、豆豉、桔梗、薄荷、栀子、竹叶、甘草组成，外散内清，卫气同治，也是一首"治上不犯中下"之方。这些方剂都体现了叶天士、吴鞠通学派轻清用药的风格。

2. 桑菊饮

桑菊饮见于上焦篇第6条："太阴风温，但咳，身不甚热，微渴者，辛凉轻剂桑菊饮主之。"本方源自《临证指南医案·咳嗽》第18案，由案中方去象贝，加桑叶、菊花、芦根而成，因清热力和解表力都不及银翘散，故称辛凉轻剂。临床以治上焦温病初起之咳嗽为主，但用诸临床，似止咳、化痰之力都不够。陈平伯《外感温病篇》第2条凉解表邪方，止咳药较之桑菊饮多出前胡、川贝，可以参考。若咳嗽不止，咽痒，痰难出，还可酌用麻黄、荆芥、枇杷叶、牛蒡子、五味子等。外感发热，伴恶寒、无汗，且咳嗽明显者，可与银翘散同用。

3. 白虎汤

白虎汤见于上焦篇第7条："太阴温病，脉浮洪，舌黄，渴甚，大汗，面赤，恶热者，辛凉重剂白虎汤主之。"《温病条辨》白虎汤方证较《伤寒论》主要有三方面的发展。一为临床表现，在"四大"之外加了舌黄、面赤、恶热，强化了温热性，以此区别于湿热证。特别是"面赤"，区别于三仁汤证的"面色淡黄"。《温病条辨》上焦篇第43条自注说："舌白不渴，面色淡黄，则非伤暑之偏于火者矣。"二为扩展了加减应用，白虎汤除加人参外，还有加地黄，加犀角和玄参，加苍术，加草果等，分别用于气营两燔、发斑、夹湿、湿疟等病证。三是补充了白虎汤的禁忌，上焦篇第9条说："白虎本为达热出表，若其人脉浮弦而细者，不可与也；脉沉者，不可与也；不渴者，不可与也；汗不出者，不可与也。"这些禁忌在规范白虎汤临床应用方面起到了一定的作用，但也有与实际不符之处，主要是"汗不出者，不可与"这一项。温病汗出应具备两个基本条件，一是作为汗源的津液不至匮乏，二是腠理的开合功能无障碍。对于气分热盛证来说，不汗出的主要原因应当是腠理的开合功能发生了障碍，而其气分之热会因不汗出而更盛，白虎汤没有不用的道理。著名温病学家孟澍江指出，白虎汤使用不必"四大"俱备，无汗是由于表气郁闭所致，仍可投白虎汤，而且在服用白虎汤后，每见汗大出，热势随之大减，这正是白虎汤"达热出表"的作用。张锡纯《医学衷中参西录》也从有违经旨的角度提出异议："仲景当日未见有汗即用白虎汤，而吴氏则未见有汗者禁用白虎汤，此不又显与经旨相背乎？"白虎汤是一张著名的清热方，实践证明，高热者有汗无汗都能用，无汗时若加入一些轻清透表药则退热效果更好，常用的轻清透表药如薄荷、连翘、蝉衣、淡豆豉等。俞根初《通俗伤寒论》新加白虎汤，即在白虎汤中加薄荷，"既有分解热郁之功，又无凉遏冰伏之弊"；张锡纯《医学衷中参西录》寒解汤，在白虎汤中加连翘、蝉衣，治周身壮热，无汗或少汗。此正如郑雪堂注曰："此方（白虎汤）须兼表药。"此处表药就是具有轻清宣透之性的药物。

辛凉三剂是热病临床应用的重要方剂，其屡用不衰的原因在于有合理的用药和科学的配伍。辛凉解表法是在辛温解表法基础上发展起来的，是中医汗法的进步和完善。随着中医学术的不断发展，辛凉三剂治疗外感发热性疾病的理论和经验亦不断完善，成为现代临床广为应用之剂。

开窍三宝

开窍三宝是清心开窍法的代表方，包括安宫牛黄丸、紫雪丹、至宝丹，出自清代医家吴瑭的《温病条辨》。它们中的组成药物又因为性味、功效应用上的关联性，形成了方组。

1. 组成

《温病条辨》上焦篇第 16 条："太阴温病，不可发汗，发汗而汗不出者，必发斑疹，汗出过多者，必神昏谵语……神昏谵语者，清宫汤主之，牛黄丸、紫雪丹、局方至宝丹亦主之。"第 17 条："邪入心包，舌謇肢厥，牛黄丸主之，紫雪丹亦主之。"安宫牛黄丸有人认为来自万全《痘疹世医心得》牛黄丸（朱砂、牛黄、黄连、黄芩、栀子、郁金），但鞠通方较万全方在清热解毒基础上多出犀角、梅片、麝香、珍珠、雄黄、金箔衣六味芳香开窍药。紫雪丹《千金要方》名为紫雪，但吴氏方（滑石、石膏、寒水石、磁石、羚羊角、朴硝、硝石、辰砂、麝香、木香、犀角、沉香、丁香、升麻、玄参、甘草）较《千金要方》多滑石，少黄金。鞠通自注云"从《本事方》去黄金"，但又较《本事方》多犀角、沉香。至宝丹前虽有"局方"二字，但组成仅有犀角、朱砂、琥珀、玳瑁、牛黄、麝香、安息香七味，较《和剂局方》少了人参、南星、天竺黄、冰片、雄黄、金箔、银箔。可见《温病条辨》三宝，在吸取前人方精华的同时，亦做了合理的改动。

2. 应用

开窍三宝三方主治略同，各有所长，"安宫牛黄丸最凉，紫雪次之，至宝又次之"。"邪入心包"为温病中以神昏为主的病证。神昏是指意识不清，甚至完全丧失，可见于急性感染性和急性传染性疾病，也可见于许多脏腑和器官疾病，如中风、重症脑损伤、肝性脑病、肺性脑病、新生儿重度缺氧缺血性脑病等引起的意识不清或昏迷等。三宝选用犀、羚、脑（冰片）、麝等咸寒苦辛、芳香清透灵异之品，能开心窍之闭，是中医学挽救生命于一旦的宝方，受到古今医家的重视。清末何廉臣说，三宝可治"邪热所蒸，痰湿所迷，瘀热所蔽，血毒所攻"的神昏，指出了三宝的作用机理。民国时期名医张锡纯《医学衷中参西录》中有用安宫牛黄丸治疗鼠疫、温疹病热闭心包成功的案例。现代著名中医学家潘澄濂用三宝治疗病毒性脑炎、中风、乙脑、肝炎等病的神昏，总结了宝贵的经验。著名温病学家孟澍江在谈到热闭证的表现和治疗时说："热闭由热邪侵入心包，清窍闭阻所致，其昏迷程度深，常表现昏愦不语，呼之不应，甚或循衣摸床，撮空理线，且伴有高热、烦躁、谵语、舌绛等，如以营分热盛为主者用清营汤，以邪在心包为主者用清宫汤，均可配用开窍药如安宫牛黄丸、至宝丹、紫雪丹等。"如果邪在心包、阳明两处，则可用牛黄承气汤，这种情况临床多见于一些急症，病情紧急时一边开窍，一边泻腑，比单用开窍或单用泻腑作用迅速而有效，相对经方以承气一法治神昏有突出的进步。温病是发热性疾病，对于其他不是发热性疾病的神昏，只要是闭证而非脱证，都可以选用三宝开窍醒神。关于这方面的报道近年来也有很多，所以说三宝已从温病、内科急症扩展应用到了临床各科。

3. 与清宫汤合用

上焦篇第16条提到的清宫汤，由玄参心、连翘心、莲子心、竹叶心、麦冬心以及犀角尖组成。从鞠通原文来看，神昏用之，一是要加用牛黄丸、至宝丹、紫雪丹，二是对渐欲神昏者，再加银花、荷叶、石菖蒲（见加减法），说明其开窍之力小于三宝，或不能单独用来开窍。三宝配合清宫汤，还有一层用意，就是在开心窍的同时，也透心包之热到卫。叶天士说"入营犹可透热转气"，"气"在此不必拘泥于气分，应广义理解为"出表"。营分之热转气，甚至转卫，都是"出表"。如果能使营分之热转卫，岂不比转气更为直接？何况清营汤中的银花、连翘、竹叶并不只是转气的，也是可以转卫的。营分证包括心和心包的病变，心营之热转卫，古今有之。晋代葛洪《肘后备急方》治温毒发斑的黑膏方，以生地、豆豉为主要配伍，使"毒从皮中出"，是为营分之热转卫；现代名医潘澄濂治乙脑神志昏迷，痰涎壅盛，以安宫牛黄丸配银翘散加竹沥等，是为心包之热转卫。临床上三宝配以清宫汤，与薄荷、连翘、淡豆豉、牛蒡子等辛透解表药加入清营、开窍方中意义相近，即引营分、心包之邪直透肺卫，可以缩短病程，提高疗效。笔者两年前治一八旬老太，呼吸道感染发热2周不退，神志昏糊，时而喃喃自语，间或惊叫，处以汤药方淡豆豉、连翘、莲子心、玄参、麦冬、竹叶，煎汤送服安宫牛黄丸半丸，一剂神志即清，体温降至37.2℃。从而深切体会到清营透卫法不但能缩短病程，提高疗效，而且能避免或减轻气分变证，古人之语当用心去领悟。

开窍三宝在急性脑病救治中的应用和成就，反映了中医学在急重症领域中不可忽视的地位和不可替代的作用。加强对开窍三宝理论和临床的研究，探讨其作用机理，扩展其应用范围，亦是今后应当深入开展的工作。

阳明温病下之不通五方

阳明温病下之不通五方，是指《温病条辨·中焦篇》第17条所说"阳明温病，下之不通，其证有五"的五张治疗方，包括新加黄龙汤、宣白承气汤、导赤承气汤、牛黄承气汤、增液承气汤。

下法创始于《内经》，下法方承气汤创始于《伤寒论》。仲景三承气为热结肠腑而设，开苦寒攻下法之先河。《温病条辨》针对温病更易化燥伤阴的特点，同时又兼顾腑实证中往往兼夹他病，创立了多首加减承气汤，以满足临床之用。《温病条辨·中焦篇》所出承气汤有大、小、调胃三承气汤，护胃承气汤，新加黄龙汤，宣白承气汤，导赤承气汤，牛黄承气汤，增液承气汤，承气合小陷胸汤，小承气等分方共 11 方，所见条文为第 1、3、4、5、6、9、10、11、15、17、40 条，功效可概括为泄热通腑（大、小、调胃、小承气等分），扶正通腑（新加黄龙、增液承气、护胃承气），化痰通腑（宣白承气、承气合小陷胸），开窍通腑（牛黄承气），导赤通腑（导赤承气）等，而五方之效皆在其中，故它们具有温病各类攻下方的代表性，研究其证治，对研究温病攻下法及方的应用有重要意义。

1. 新加黄龙汤

《温病条辨·中焦篇》第 17 条中第一个"下之不通"证和治疗方是"应下失下，正虚不能运药，不运药者死，新加黄龙汤主之"。黄龙汤是《伤寒六书》方，内含攻邪的大承气汤和扶正的人参、当归、甘草，另加桔梗、生姜、大枣，治热邪传里，心下硬痛，便秘谵语，身热口渴等。《温疫论·上卷》补泻兼施节也用到黄龙汤，但在陶氏方基础上去桔梗、生姜、甘草、大枣，加生地，治精神殆尽，邪火独存，以致循衣摸床，撮空理线，筋惕肉瞤，肢体振战，目中不了了。至吴鞠通，从"阴阳俱惫，尤重阴液消亡"的角度，把黄龙汤改为新加黄龙汤，即把攻邪药由大承气改为调胃承气，扶正药除人参、当归外，还加用了细生地、麦冬、元参、海参、姜汁。从仲景承气汤，到陶氏黄龙汤，再到吴又可黄龙汤，再到吴鞠通新加黄龙汤，可以看出，中医学对下法和下法方的应用是在发展的，尤其新加黄龙汤的使用更符合温病学存津液以护正气的思想。新加黄龙汤在现代临床也多用于老年人或正气虚弱人肠梗阻、肠麻痹等的大便不通，成为扶正通便的代表方。但条文中吴鞠通说"不运药者死"，就不是一般的正虚邪实证了，特别是到了吴又可说的"循衣摸床，撮空理线，目中不了了"的程度，则已是亡阴失水、精脱神散证了，中西医都视为危重症，本方治疗恐亦有困难。所以吴又可说："不得已勉用陶氏黄龙汤。此证下亦死，不下亦死，与其坐以待毙，莫如含药而亡。"而吴鞠通用新加黄龙汤也是"不忍因其危险难治而遂弃之"。二吴用黄龙汤、新加黄龙汤治疗的都是危重症，尽管治愈希望不大，但黄龙汤、新加黄龙汤作为一张危急时刻挽救生命的方剂，其历史的、现实的意义都值得肯定，我们仍有必要学习和研究。

2. 宣白承气汤

第二个"下之不通"证和治疗方是"喘促不宁，痰涎壅滞，右寸实大，肺气不降者，宣白承气汤主之"。这是个肺与大肠的同病证，在"喘促不宁，痰涎壅滞"之外，还当有大便不通，故用宣白承气汤治之。本证是热、痰、食互结证，小儿肺热证和素来肺与胃肠不和之人易成此证，见发热，咳嗽多痰，脘腹按痛，或有呕恶，大便干或数日不下，苔厚浊等，其肺热和肠热已难辨因果。宣白承气汤由生石膏、生大黄、杏仁、瓜蒌皮组成，其中生石膏、生大黄体现麻杏石甘汤和承气汤合用之意，杏仁、瓜蒌皮同走肺肠，降肺通腑。本方对于肺热痰壅又兼胃肠之实的证候，不失为一张有参考意义的示范方，同时提示临床治疗热证，要重视分离无形之热与有形之痰、食、瘀等。宣白承气汤在实际应用中，化痰和清热力量皆嫌不够，可视需要加入瓜蒌、贝母、芦根、冬瓜仁、莱菔子，或再加金银花、连翘、鱼腥草等。

3. 导赤承气汤

第三个"下之不通"证和治疗方是"左尺牢坚，小便赤痛，时烦渴甚，导赤承气汤主之"。这是大小肠的同病证，即小肠火府热盛，腑气又实。临床表现在热结证之外，还见烦渴，小便赤痛、涩滞。导赤承气汤由大黄、芒硝、赤芍、生地、黄连、黄柏组成，取导赤散与承气汤合用之义，对于急性泌尿系统感染，小腹拘急，又有腹满便结者很适合。笔者治多发性脑梗死或其他中风病人并发麻痹性肠梗阻和尿路感染，即仿此方之义用药，效果显著。方中大黄，既入胃肠气分通便，又入血分去除心与小肠之热，故还具有清热通淋之功。

4. 牛黄承气汤

第四个"下之不通"证和治疗方是"邪闭心包，神昏舌短，内窍不通，饮不解渴者，牛黄承气汤主之"。神昏舌短，腑实又急，是心包证与腑实证的合见证。此较单纯的热入心包神昏谵语，有即刻消亡肾液之虞，所以不可少缓须臾。牛黄承气汤是安宫牛黄丸和生大黄粉的合方，可同时开手少阴之闭和泄阳明之急，泄阳明之急又可救足少阴之液，所以称为两少阴合治法。热病神昏谵妄，多见于中枢神经系统感染性疾病以各种脑炎、脑膜炎，起病不久就可出现高热、寒战、头痛、斑疹以及嗜睡、昏谵精神神经症状。由于高热，病程中可出现消化系统症状，主要是胃肠动力下降，甚至肠麻痹而致腹胀、大便闭结，导致肠源性内毒素血症，内毒素血症又加重了精神神经症状，出现谵妄、惊厥等症。早用下法，可以减轻内毒素血症，客观上起到了开窍的作用。而在紧急情况下，通下法和开窍法同用，能及早解除危急状况，保护中枢神经。可见牛黄承气汤的使用，集清热、开窍、通下于一体，较单用牛黄丸、承气汤发挥药效更为迅速。温病心包证，除中枢神经系统感染性疾病精神障碍外，还包括非中枢神经系统感染性疾病引起的精神神经症状，如肺性脑病、肝性脑病等。这些疾病日久可合并感染，引起高热，加重精神神经症状，同时使胃肠动力下降，故开窍治疗中还要特别注意使大便通畅，吴鞠通牛黄承气法就非常适用。推而广之，热病出现精神神经症状，而又大便不通者皆可考虑使用本方。

5. 增液承气汤

第五个"下之不通"证和治疗方是"津液不足，无水舟停者，间服增液，再不下者，增液承气汤主之"。无水舟停，服增液汤本当得下，但竟未下，则改用增液承气汤。吴鞠通说："温病不大便，不出热结、液干二者之外。"但临床对热结、液干的偏重不好把握，因但凡热结，未有不伤阴者，而伤阴又使热结加重。增液汤以补药之体作泻药之用，即热结、液干皆能兼顾，但对津液枯燥，水不足以行舟的结粪不下者，用增液汤仍不得下，则要合以调胃承气汤，即成为增液承气汤了。这些患者就是吴鞠通所说的"脏燥太甚"之人。分析"脏燥太甚"，不等于结粪太甚，却要加承气，而不是加重增液生津药，温病学派用攻下法和攻下方不为去燥屎而为保津液的目的岂不解明？当下不下或犹豫不决才是最有害的。笔者常用增液承气汤治习惯性便秘，不论年长年少，皆可获效。一旦病情稳定，则去硝、黄，加重养阴药之量，并渐加入参、芪等补气药，终可获愈。还见一些长期患有一种或多种慢性疾病（糖尿病、甲亢、高血压、冠心病、中风后遗症等）的人，往往有长期的便秘或便难史，以增液承气汤加入治疗方中，较之始终不敢用硝、黄者，其气虚津枯血滞的证候会有较快地改善，亦有利于其他疾病的稳定，所以本方是安全有效的。当然硝、黄毕竟是攻伐力强的药，还当谨慎使用才好。

6. 结语

下法是中医学重要的攻邪法，尤其对急性热病的治疗能起到迅速祛除邪毒、分离无形之热和有形之痰食瘀等，保护人体正气或在瞬间挽救将要散失之气阴的作用。阳明温病下之不通五方是《温病条辨》活用仲景通下法和通下方的典范，为现代临床治疗腑实证和与之有关的疾病，提供了可供直接利用和辨证思路上的宝贵借鉴。从五方所治可看出，腑实与一些急性热证之间，病因病机相互影响或互为因果，形成了一些合证，但在治疗上通腑泄热却显得更为迫切和紧要，因为腑气通，则有利于肺气降、火府清、神志醒、气阴复。这正是下法在热病临床上广泛应用和得以发展的原因。

加减正气散五方

《温病条辨》加减正气散是在宋代《太平惠民和剂局方》藿香正气散基础上化裁而来的，共有一加减正气散、二加减正气散、三加减正气散、四加减正气散、五加减正气散五方，合称加减正气散。五方分别见于中焦篇第58、59、60、61、62条，组成上皆保留藿香正气散中的藿香（梗）、厚朴、陈皮、茯苓（皮），芳香化浊，健脾运湿，去紫苏、白芷发表药以及甘草、桔梗上焦药，然后每方再各自加入他药。研究五方所治湿热证候的特点，分析药物间配伍规律，不仅能提供治疗湿热病选方用药的指导，也为临床直接提供了治湿热病和与之相关疾病的方剂。

1. 一加减正气散

一加减正气散由藿梗、厚朴、茯苓皮、陈皮、杏仁、大腹皮、茵陈、麦芽、神曲组成，苦辛微寒，治中焦湿阻，脾失健运，见脘连腹胀，大便不爽。此方以恢复脾胃升降为主旨，藿、厚、陈、腹皮理气化湿而除胀满；杏仁开肺气，与朴、苓配伍，正合《温热论》"分消上下之势"用杏、朴、苓意；茵陈、麦芽、神曲的应用尤为精当，升发中气，疏肝和脾，开胃促食。在暑湿、湿热当令之季，对于生活无规律，饮食不节，或工作压力大而导致的胃肠功能紊乱者，用之能较快恢复胃肠功能，消除胀满，通利大便，并起到助眠的作用。茵陈、麦芽同用，又能化酒脂之积，对于消化系统、新陈代谢与内分泌系统中的一些疾病，如慢性胃炎、消化性溃疡、肥胖症、高脂血症、脂肪肝等，出现脘、胁、腹饱胀感，大便溏滞不爽等，能消酒食、除胀满、化油脂。由此亦联系到《医学衷中参西录》治内中风证的镇肝息风汤，治上盛下虚，头目眩晕，或脑中作热，心中烦热，甚则癫仆等，现代用之治疗肝阳上亢型的高血压症疗效很好，即有茵陈、麦芽（生）之用。笔者常将二药用于嗜酒的患者，或加石斛、猪苓、泽泻等，能帮助缓解脘、胁、腹胀满，减轻口渴，通利二便。高血压症与新陈代谢及内分泌系统疾病高度相关，张锡纯把现代认为无直接降压作用的茵陈、麦芽加入大队有镇潜降压作用的药中，现在看来确实有科学性，值得我们深思。

2. 二加减正气散

二加减正气散由藿梗、厚朴、茯苓皮、陈皮、大豆黄卷、木防己、通草、薏仁组成，其所治如吴鞠通所说："湿郁三焦，脘闷便溏，身痛，舌白，脉象模糊。"其中除舌（苔）白是因内湿困阻，在五个加减正气散证中应是同一道理外，其余三症便溏、身痛、脉象模糊当为二加减正气散应用的着眼点。便溏属于大便异常症，大便异常又是中焦湿热证最常见的症状，本证便溏不能单纯理解为脾虚水谷不化，在此是脾气为湿所困，湿邪流入大肠所致。临床每见一些患者，经年累月便溏，但每日便次并不多，甚至隔二三日才一便，但仍不成形，或便后仍觉有便，故而常感到脘腹胀满不舒。用补脾益气药效果不明显，或前几日效显，以后则无效，或腹满更甚，则说明了这一点。身痛涉及现代所说的肌肉关节病变，主要是关节病变。古代把关节的肿痛统称为痹，金元以前论寒性痹多，金元以后逐渐认识到热性痹的多发性和危害性，确立了热痹、湿热痹、暑湿痹之名和治法。《温病条辨·中焦篇·湿温》明确提出有身痛症的条文是 56、59、63、65、66、67、68 条，涉及方剂有茯苓皮汤、二加减正气散、黄芩滑石汤、宣痹汤、薏苡竹叶散、杏仁薏苡汤、加减木防己汤七方。前三方非专治身痛，如茯苓皮汤用于表里、经络、脏腑、三焦俱为湿热所困，见神识昏迷，小便不通；二加减正气散治湿郁三焦，脾胃升降失常，见脘闷便溏；黄芩滑石汤治内有脾胃困于湿，外复感时令之湿的汗出热减，继而复热证。后四方则主治身痛，其证以湿滞经络的"骨骱烦疼""身痛""肢体若废"等为主要表现。七首方剂用药共24味，其中薏仁、通草、茯苓、防己、滑石五味药出现频率最高，有超过半数的方剂使用，二加减正气散中就有薏仁、通草、茯苓、防己四味，所以说二加减正气散也是治疗湿热痹之主方。本方利小便而实大便，又祛经络之湿，重心仍在中焦，鞠通称为苦辛淡法。至于条文中说的"脉象模糊"，鞠通注中说亦是经络证，似有牵强。"脉象模糊"当理解为濡脉，至数不分明，脉跳缓和，是湿热证以湿邪为主，热尚未显露的脉象。著名温病学家赵绍琴善治湿热病证，尤其诊湿热病的脉象有独到之处，笔者当年随师门诊时，常体味老师所说的"片脉"的脉形，当是那种边缘不甚清晰、至数不甚分明、脉搏和软之象。赵老形象地对濡脉进行了解读，至今不忘，可作为对本条"脉象模糊"的一种说明。

3. 三加减正气散

三加减正气散由藿梗叶、厚朴、茯苓皮、陈皮、杏仁、滑石组成。第60条说："秽湿着里，舌黄脘闷，气机不宣，久则酿热，三加减正气散主之。"相对于前二方，吴鞠通说："一以升降为主，一以急宣经隧为主。此则舌黄之故，预知其内已伏热。"湿中已酿热，即湿已经化热，是本条与上两条最明显的区别，故加滑石"辛淡而凉，清湿中之热"，本方称为苦辛寒法。热邪有伤阴和扰神的两大特性，判断湿中是否有热或湿是否已化热，要从这两方面来衡量，热越盛，伤阴和扰神就越明显，主要表现为口渴、尿黄短、心烦、苔黄脉数等，以此来决定是否使用寒凉药和如何选择寒凉药。本方组成以芳化、苦燥药为主，滑石虽性寒凉，但清热渗湿两兼之，可知本法仍偏重于祛湿化浊之治。在选用药物上，中焦湿热证用清热药选用苦寒的，如甘露消毒丹中黄芩之用，王氏连朴饮中黄连、栀子之用等，即苦辛开降之意，它们针对的多为湿热并重证或热重于湿证。而三加减正气散中寒凉药少，甚至没有用苦寒药，可见其针对的湿热证，属于热处湿中，湿去则热孤类。这个问题在临床上是很现实的，把握不好就会出变证。祛湿所以清热的还如《时病论》雷氏芳香化浊法（藿香叶、佩兰叶、陈皮、半夏、大腹皮、厚朴、荷叶），也算得上是温燥药治发热病的代表方。

三加减正气散的又一着眼之处是杏仁、滑石同用，这种用法在《温病条辨》中出现很多，主要分布在暑湿、湿温、伏暑病中。如上焦篇第32条暑瘵舌白用清络饮加杏、滑、薏；38条太阴伏暑舌白用银翘散减牛蒡加杏、滑；43条治湿温病所用三仁汤中杏、滑同用；47条太阴湿温喘促用苇茎汤加杏、滑等。尚有中焦篇第41条三石汤、42条杏仁滑石汤、65条宣痹汤、68条加减木防己汤等。在以上方剂和吴氏其他一些治湿热证的方药中，还常见杏、滑、通药组，杏、滑、薏药组，杏、薏药组等，都是上下同治的药组。考这些方剂的来源，大多出自叶天士《临证指南医案》有关医案的处方，属"开肺气、佐淡渗、通膀胱"之治（华岫云语）。肺与膀胱的上下同治法，非一般肺与大肠、心与肾等的上下同治法，彼多针对二者的同病证，此则针对二者在水湿运化过程中气化功能上的必要配合，正如吴鞠通说："肺主一身之气，气化则湿亦化"，"杏仁、滑石、通草，先宣肺气，由肺而达膀胱以利湿"。杏滑、杏滑通、杏滑薏、杏薏之配不仅用于湿热病中，且对夏秋暑湿之季感受时邪而发寒热、头痛、咳嗽，或腹泻、呕恶胃肠不适证，皆可加入主治方中，以助祛除湿热秽浊之气；并提示对于一些慢性内伤疾病，日久脾肺气机不畅，痰湿滞留，致清阳不展，水湿不化者（包括呼吸系统、心血管系统、代谢系统疾病等，以及它们的合并症）的治疗，在祛邪扶正治疗的同时，还当重视肺与膀胱在人体水液代谢、上下气机调畅方面的协同作用。

4. 四加减正气散、五加减正气散

四加减正气散、五加减正气散所主属于中焦湿热证湿从寒化的证候。温病学主要讨论热病（温热病、湿热病）的证治，往往容易忽略寒化证，或认

为寒化证不属于温病范围而不去重视。寒化主要出现在湿热证中焦阳气不足，或湿邪太甚脾阳被遏伤的情况下。湿热证一旦出现寒化，其属阳的一面消失，属阴的一面暴露无遗，甚至有一些湿热证候后期变化成脾肾阳虚的真武汤证。从四加减正气散（藿梗、厚朴、茯苓、陈皮、草果、楂肉、神曲）、五加减正气散（藿梗、厚朴、茯苓皮、陈皮、大腹皮、谷芽、苍术）组成上看，它们所治证候尚不到脾肾阳虚的程度，但已是脾胃俱伤了，如四加减正气散证的"舌白滑，脉右缓"，五加减正气散证的"脘闷便泄"等。吴鞠通注中就说："以上二条，应入前寒湿类中。"只不过"同为加减正气散法"，所以才和其他三方共列在此。

考四加减正气散出自《临证指南医案·湿》26案张姓患者，方用厚朴、陈皮、煨草果、炒楂肉、藿梗、炒神曲六味，吴氏加入茯苓则成此方。其中草果、厚朴、藿香辛温，合陈皮苦温，共成苦辛温法。

五加减正气散出自《临证指南医案·湿》27案某，方用藿梗、陈皮、茯苓、大腹皮、厚朴、谷芽六味，吴氏加入苍术则成此方。其中藿香、厚朴、大腹皮、苍术辛温，合陈皮苦温，亦成苦辛温法。五加减正气散的"脘闷便泄"不同于一加减方、二加减方的脘胀、便溏泄，叶案载："不耐烦劳是本虚，脘闷便泄属湿邪。先治湿，后治本。"华岫云也说："脾主肌肉四肢，则外感肌躯之湿，亦渐次入于脏腑矣。"都说明已是脾胃内伤病证了。

以上表明，温病湿热证与内伤脾胃证是没有严格区别的，它们尤其在湿邪困阻中焦，脾胃升降失司方面更是一致。

5. 五个加减正气散比较

吴氏五个加减正气散是针对中焦湿热证湿重热轻证而设的。一加减正气散苦辛微寒法，用于三焦湿郁，升降失常；二加减正气散苦辛淡法，用于湿郁三焦，脘闷便溏，身痛舌白；三加减正气散苦辛寒，用于秽湿着里，气机不宣，久则酿热，舌黄脘闷；四、五加减正气散苦辛温，用于湿困日久，脾胃本虚显现，舌白滑，脉缓，脘闷便泄。五方都有藿香、厚朴、茯苓、陈皮，说明四药是治疗中焦脾胃病变的重要药物，也是治疗中焦湿热证湿邪偏重的基本用药。吴氏五个加减正气散的用药和所治证候还说明，温病中焦湿热证、内伤病脾胃湿困证有着湿困中焦气机、脾胃升降失司的共同病理基础，二者临床表现和治法没有严格区别，如果区别，则主要在于对标和本、湿和脾的先后缓急关系的处理上。

膜原证与达原饮类方

　　膜原（亦称募原）是中医学术界经常讨论的话题之一。膜原不属五脏六腑，也不是某个器官，没有对应的经络，因而膜原证难以用八纲辨证、六经辨证、卫气营血辨证、三焦辨证直接统领。纵观吴又可创立膜原证候以后，温病学派崛起，直到现代外感热病学说发展，膜原证候已成为外感热病中不可缺少的证候类型，并见诸某些内伤杂病中。而治疗膜原证的主方——达原饮，也被广泛应用于外感热病和内伤杂病膜原证候的治疗。但我们也看到，不同时代、不同医家论述的膜原证候，无论在临床表现上，还是在所属病种上，都较吴又可有了进一步的扩展；在治疗用药上，也在达原饮基础上有了较大发展。这说明，尽管膜原无脏腑、器官、经络之属，但其证候确属客观存在；另一方面，正是因为膜原的具体形态和位置不确定，历代对膜原证候的认识在吴又可基础上有所发展，因此就有必要对膜原证作一些理论探讨和临床分析，以提高对它的辨证水平，减少临床上有可能产生的对膜原证辨识上的缺漏或盲目性。当前，医学科学高速发展，为人类健康做出了巨大贡献，但仍有一些疑难病疗效尚不能满意；病毒感染性疾病、免疫性疾病、胶原系统疾病，以及一些不明原因的发热、顽固性的内科杂症等，都有类似于膜原证候的热型和其他症状。故我们对古今有关膜原证的论述和临床报道进行研究分析，探讨其病理机制、辨证规律及与其他脏腑病证的关系等，就显得很有必要。

1.《内经》"横连膜原"的启发

《内经》最早提出膜原之名。从有关篇章的记载看，《内经》本义有二：一是身体的某一部位，而且此部位是区域性的，是在邪气侵犯后才感觉到的，故又是病理性的。如《素问·疟论》说："其间日发者，由邪气内薄于五脏，横连膜原也。其道远，其气深，其行迟。"《灵枢·岁露论》说："其内搏于五脏，横连膜原。其道远，其气深，其行迟。"下面有两个代表性注释，王冰云："膜，谓膈间之膜；原，谓膈肓之原。"张景岳云："膜，犹幕也。凡肉理脏腑之间，其成片联络薄筋，皆谓之膜，所以屏障血气者也。""原，谓膈肓之原。""肓者，凡腹腔肉理之间，上下空隙之处，皆谓之肓。"《内经》的这两篇文章都是专论疟的，可见膜原位置与疟病发生密切相关。疟，在中医学中并不是某一具体疾病，凡邪气入侵，营卫不利，阴阳更胜而作寒热者皆可称疟；王、张二氏解释膜原为脏腑空隙、腹腔肉理之间成片联络薄筋等，可理解为全身上下之筋膜、空隙之处，包括了胸膜、膈膜、腹膜、脑膜等，它们处于体表和脏腑、器官之间，呈纵横交错之状。这些论述为后世将一些有寒热更作表现的、可发生于各个部位的外感病（包括疟病、类疟病）看作是邪伏膜原提供了理论上的支持。《内经》本义之二是把膜原区域性位置与肠胃之外、肠胃之间的部位做了联系，指出邪在此处则容易成积。如《素问·举痛论》说："寒气客于肠胃之间，膜原之下，血不得散。"《灵枢·百病始生》说："留而不去，传舍于肠胃之外，膜原之间，留着于脉，稽留而不去，息而成积。"为什么容易成积？张景岳注曰："肠胃之外，膜原之间，谓皮里膜外也，是皆隐蔽曲折之所，气血不易流通。若邪气留着于中，则止息成积，如疟痞之属也。"膜原与肠胃有此近一层的关系，以及这些部位易致邪气留积的特点，是后世对膜原病位、病性、治则等产生基本统一认识的根源。

《内经》关于膜原的病理性定位给吴又可确立湿热疫初起的证候名称以极大启示。湿热疫初起既区别于伤寒初起的太阳表证，又有别于一般的燥热病初起，它湿浊重，稽留难化，而一旦化热化燥又能迅速入胃出现阳明热证，用膜原证命名较好地表达了一特点，而膜原证候的湿热性质也从此确定下来。

2.吴又可的"温疫初起"与"邪在膜原"

明末医家吴又可，一生经历多次温疫大流行，他将其临床所见和体会写成《温疫论》一书。他认为温疫与伤寒虽都为热病，但"感受有霄壤之隔"，温疫乃"邪从口鼻而入，则其所客，内不在脏腑，外不在经络，舍于夹脊之内，去表不远，附近于胃，是为半表半里，即《针经》所谓横连膜原是也。……凡邪在经为表，在胃为里，今邪在膜原者，正当经胃交关之所，故为半表半里"。"温疫初起，先憎寒而后发热，日后但热而无憎寒也……昼夜发热，日晡益甚，头疼身痛。""所有之汗，止得卫气渐通，热亦暂减，逾时复热。"以上所言温疫初起所具有的寒热往来，甚则憎寒发热，日晡益甚，汗出热减，逾时复热的特点，与清代叶天士、吴鞠通关于湿温病、暑湿病、伏暑病中很多证候发热特点的描述类似，而"经胃交关之所，故为半表半里"亦与薛生白"膜原为阳明之半表半里"的说法如同出一辙。叶、吴、薛三人生活年代在吴又可之后，后来者从前人的经验总结中得到启示，并进行验证是合乎情理的。此外，关于温疫初起之舌象，吴又可亦有明确论述："感之轻者，舌上白苔亦薄"，"感之重者，舌上苔如积粉，满布无隙"。白苔为湿之主苔，苔白如积粉，满布无隙，说明胃中湿浊较重，此为后世辨邪在膜原的重要依据。

综合《温疫论》所述，吴又可的邪在膜原，即湿热疫初起，其证候表现应为：先憎寒而后发热，日后但热无寒；发热日晡益甚，伴头痛身疼；可有汗出，热随汗减，但逾时复热；苔白，轻者薄，重者厚如积粉，满布无隙。

尽管吴又可以后，经历了清代，乃至今日，各医家对邪在膜原的证治又有了新的理解，积累了新的经验，但吴又可的邪在膜原论使大家在这一问题上得到的共识却依然存在，这种共识是我们现在进一步探讨膜原证和达原饮类方的起点。

3. 清代以来膜原证治

在外感热病中发展《内经》提出的膜原部位，吴又可将其作为湿热疫邪初犯之地而首建膜原证候。但后世医家不可能都遇到吴又可时代的疫病，而邪在膜原证并没有消失，相反地，叶天士、薛生白、吴鞠通、戴天章、雷少逸、俞根初，直到现代一些医家在各自的著作中都相继列有膜原的证与治，他们在吴又可研究的基础上，又有各方面的创见，包括理论的发展、病种的扩大、症状的补充、用药的加减化裁等。邪在膜原已不限于一证一方，它与许多外感热病，包括许多疑难性的发热病有诸多联系，也与一些湿热性质的内伤杂病在病机上有相通之处。故我们进一步探讨膜原证，在既体现吴又可原意，又反映后世发展精神指导下，确定邪在膜原的主症，对提高中医临床疗效有重要意义。

现将数位有代表性医家的膜原方证列于下表进行分析，并将吴又可的达原饮方证列于前以供比较。

膜原方证表

方　名	组　成	主　治
达原饮（吴又可《温疫论》）	槟榔、厚朴、草果仁、知母、芍药、黄芩、甘草	温疫初起，先憎寒而后发热，日后但热而无憎寒。脉不浮不沉而数，昼夜发热，日晡益甚，头疼身痛。舌苔轻者薄白，重者舌上苔如积粉，满布无隙
薛氏宣透膜原方（拟名）（薛生白《湿热病篇》）	柴胡、厚朴、槟榔、草果、藿香、苍术、半夏、菖蒲、六一散	暑热内伏，秋凉外束，营卫气争，寒热如疟
雷氏宣透膜原法（雷少逸《时病论》）	厚朴、槟榔、草果仁、黄芩、甘草、藿香、半夏	湿疟、疫疟寒甚热微，脉缓钝而不弦，身痛有汗，手足沉重，呕逆胀满

方　名	组　成	主　治
柴胡达原饮（俞根初《通俗伤寒论》）	柴胡、枳壳、厚朴、青皮、炙草、桔梗、草果、槟榔、荷梗	往来寒热，胸胁痞满，腹胀不思食，口干不思饮，大便秘，小便赤涩
抗戾散	草果、槟榔、厚朴、黄芩、知母、升麻、蝉衣、僵蚕、姜黄、大黄	温热、湿浊内壅三焦，身壮热，头痛身痛，胸膈烦满，口苦而黏，二便不畅，舌红苔腻，脉弦数

达原饮方与其下之达原饮类方中均有草果、槟榔、厚朴，此三药可谓是达原饮剂的象征。三药在古代本草书籍中有用以治疟、疫的记载，而槟榔又有"洗瘴丹"之称，岭南之地祛瘴疬多食之，且善削坚磨积，与厚朴同用降胃气而散满。吴又可称"三味协力，直达其巢穴，使邪气溃散，速离膜原"。

薛氏方中除上述三味主药外，尚有半夏、藿香、菖蒲、苍术等辛温香燥之品，适用于湿热证寒甚热微之型。"暑热内伏，秋凉外束"乃为发于秋后之伏暑病，症见初起寒热如疟，并常伴肢体及头部的困重疼痛。薛氏在《湿热病篇》中说："膜原者，外通肌肉，内近胃腑。"指出了膜原之地与胃腑相近；又言膜原是"一身之半表半里"和"阳明之半表半里"，仍是从胃主肌肉的角度出发的。胃气又主降，阳明以降为顺，故邪在膜原，既有湿困肌腠表现，又有胃气失降不能传输水谷与湿浊表现。此后一些医家把呕逆胀满、大便难通、舌苔垢腻加入到膜原证候中，就是重视了膜原证与胃气失降间的关系。

雷氏方仍以温燥药为主，但较之薛氏方，保留了达原饮中的黄芩，其主治证中的身痛有汗、手足沉重、呕逆胀满等，体现了阳明湿浊重，失于传输的病机。而湿邪一旦化燥则易入阳明而成燥热证，黄芩则有制约在先之用。同理，吴又可达原饮中的黄芩、芍药、知母亦为制热、护阴而设。

俞氏方中疏利药多，除草果、槟榔、厚朴之外，尚有柴胡、枳壳、青皮、桔梗、荷梗等理气消积药。薛生白说：湿热病"多阳明太阴受病……今以火湿所合之邪，故人身阳气旺即随火化而归阳明，阳气虚即随湿化而归太阴"。在脾胃的关系中，脾为阴土，胃为阳土。阳明多气多血，又为三阳之枢。向来在湿热病中只重视邪气对脾气的影响，而将邪气对胃气的影响放在次要位置，俞氏柴胡达原饮主治证中的胸胁痞满、腹胀不思食、大便秘，则既有脾气的失健运，又有胃气的失和降；雷氏方主治证中的呕逆胀满一症，也突出了湿热病偏归于阳明的一面。俞、雷二氏所论，对于我们理解湿热在膜原的病机并进而确定其主证是有帮助的。达原饮及其类方中的草果、槟榔、厚朴疏利透达，磨坚消积，正体现了降胃浊的主旨。

抗戾散是现代医家在深入研究膜原湿热证实质基础上创制的一张达原类方，它在达原饮基本药味上加入蝉衣、僵蚕、姜黄、大黄四药升清降浊，保留黄芩、知母清解阳明郁热而护阴，体现了中焦湿热证治以清降阳明为主的思想。本方在临床上用于多种病毒感染性疾病，症见高热寒战，头身疼痛，二便不通，舌苔黏腻等，而蝉衣、僵蚕、姜黄、大黄正是杨栗山升降散的组成，加重了达原饮方降胃浊解郁热的分量。

由上可知，各时期的医家通过不断的临床积累，充实了膜原证治的内容。膜原证作为一种非具体脏腑、器官、经络的特殊病证，已得到认同，它是外感湿热病证中不可忽视的类型，并不断向内伤杂病中延伸。

4. 膜原证与现代临床疾病

现代临床上的膜原证，已不仅指湿热疫初起的证候，外感热病中凡属于湿热性质者都可出现膜原证候；内伤杂病中，凡有寒热交替，或有湿热阻滞，痰湿泛溢，内外上下气机阻隔的其他症状，亦有达原饮及其类方的适应证。据对有关临床报道统计，膜原疾病可以出现在现代临床的传染病、呼吸系统疾病、消化系统疾病、循环系统疾病、新陈代谢疾病、免疫性疾病、结缔组织疾病、泌尿系统疾病、神经系统疾病、精神病等疾病中。以上疾病涉及内、外、妇、儿、皮肤等多种疾病的常见病和疑难病。具体病种主要包括流感、乙脑、伤寒、登革热、流行性出血热、疟疾、流行性腮腺炎、败血症、病毒感染性高热、类风湿关节炎、红斑狼疮、小儿夏季热及疳疾、神经衰弱、精神分裂症、癫痫、肥胖症、便秘、厌食及不明原因之高热等。不同疾病各有自己的独特症状，但又都有邪在膜原的基本表现，即特殊的热型、胸脘腹症状、大便异常（包括不下或下而不畅）、肌腠及关节湿热浸渍表现、特殊的舌象等。为便于掌握膜原证候的诊法要点，下面对各种疾病具有的邪在膜原症状进行逐一分析。

（1）发热：膜原证候中有发热（体温升高）者占多数，尤其外感热病常出现中度以上的发热。其热型或寒热交替，甚则寒战热炽，或伴有头面汗出，汗后热减，继而复热，或发热持续，午后加重，口不渴或渴不多饮，或呈弛张热型，伴有汗出而黏，四肢困倦，或长期不规则高热或低热，伴有肌肉、关节重着酸痛，有的还出现皮下结节、红斑等。以上种种发热，均符合湿热病发热之表现。吴鞠通说："头痛恶寒，身重疼痛，舌白不渴……午后身热，状若阴虚，病难速已，名曰湿温。""脉缓身痛，舌淡黄而滑，渴不多饮，或竟不渴，汗出热解，继而复热，内不能运水谷之湿，外复感时令之湿。"薛生白说："湿热证，恶寒发热，身重关节疼痛，湿在肌肉，不为汗解。"而寒热往来之甚的憎寒壮热，或有时，或无时，多属时疫之邪所致，故温疫学派医家多有论述。吴又可说："其始也，格阳于内，不及于表，故先凛凛恶寒，甚则四肢厥逆。阳气渐积，郁极而通，则厥回而中外皆热。"戴天章亦指出："时疫所以似疟者，因邪气盘错于膜原，欲出表而不能透达，欲陷里而未得空隙，故见半表半里之少阳证也。治法宜达原饮加柴胡为主。"流感、流行性腮腺炎、流行性出血热、流行性乙型脑炎等病毒感染性传染病，以及伤寒、败血症、小儿夏季热、结缔组织病、免疫性疾病、不明原因的长期高热或低热等，临床都可见以上特点的发热；急性病毒感染性传染病、败血症、结缔组织病及某些原因不明的高热，常有憎寒壮热之表现。

（2）胸脘腹症状及大便异常：此为膜原病证中较普遍出现的症状，可单一出现，亦可出现一组症状。其症或恶心呕吐，无汗，伴头身重痛，或胸脘痞满，干呕不欲食，伴肢体困倦，或脘腹胀满，呕恶不食，便秘，或腹满呕恶，虽泄泻日数次而不减。胃肠型感冒、病毒性肠炎、伤寒、登革热、败血症、类风湿关节炎、红斑狼疮、小儿夏季热和疳积以及一些急性感染性疾病伴有胃肠功能障碍者，多有以上症状出现。临床见流感、类风湿关节炎、红斑狼疮、败血症等病，在有胸脘腹症状和大便异常表现的同时，亦多兼有湿渍肌腠、关节症状，如肌肉酸困、关节疼痛，严重者肌肉胀痛、关节肿胀变形，甚则伴心悸汗出，午后热增，皮下结节、红斑等。

胸脘腹证中的胸痞是湿热病的主症之一，薛生白将其列入湿热病提纲证中。《湿热病篇》说："湿蔽清阳则胸痞。"可见一切湿热病或有湿邪阻滞气机者都可见胸痞。而脘腹，因其地处中焦，故当属脾与胃。再看《温疫论》所言："从内陷者，胸膈痞满，心下胀满，或腹中痛，或燥结便秘。"其脘腹症状主要反映的是邪气实、胃浊失降的本质，道出了膜原证区别于一般中焦湿热证之处，可作为对膜原证候有提示性的症状之一。其后一些医家，对这点又有更明确的表达。如薛生白说："膜原为阳明之半表半里。"雷少逸《时病论》说："发则恶寒而不甚热，脉象缓钝而不弦，一身尽痛而有汗，手足沉重，呕逆胀满者是也。……此宜宣透膜原法。"俞根初《通俗伤寒论》制柴胡达原饮方，主治证在往来寒热的基础上，有胸胁痞满、腹胀不思食、口干不思饮、大便秘等。现代方抗戾散主治证中亦有胸膈烦满、二便不畅症。以上都说明后世医家对吴又可的膜原在"经胃交关之所"的论述有了进一步的认识。诚然，胸脘腹症状和大便异常应是湿热病共有的症状，因脾运失健、清阳不升往往与胃浊失降互见或互为影响，但其中之脘腹症状主要反映的是胃浊壅滞、胃气失降的一面，如大便秘或不通、呕恶，加之有膜原病证特有的热型、舌象映衬，则邪在膜原诊断应是成立的。

（3）苔腻或如积粉：苔腻主湿，临床报道中的腻苔有薄腻、厚腻之分，亦有白腻、黄腻之别。薄与厚说明湿浊的多少，白与黄说明湿与热的轻重。更有屡屡报道的"积粉"苔，多伴有寒战热炽，肢体沉重，汗出热不减，腹胀呕恶，或皮下结节、红斑等，已成为邪在膜原的重要标志。积粉苔除吴又可有"舌上苔如积粉，满布无隙"的论述外，温热派医家在论温疫重证之舌苔时亦多提到，如叶天士《温热论》说："若舌白如粉而滑，四边色紫绛者，温疫病初入膜原，未归胃腑，急急透解，莫待传陷而入为险恶之病。且见此舌者，病必见凶，须要小心。"《温病学》五版教材说："白苔滑腻厚如积粉而舌质紫绛，为湿热秽浊郁闭膜原之象，病多凶险。"可见把积粉苔的出现视为病情重急的表现。临床报道中，急性病毒感染性传染病、不明原因的高热、伤寒、结缔组织病、免疫性疾病、急性脑血管病合并感染等，多见积粉苔。若高热不退，常伴见紫绛舌。临床报道中还有一些内伤杂病，主要有严重的失眠、精神分裂症、癫痫、肥胖病、顽固性便秘等，多方治疗效果不满意，而又没有寒热往来、胸脘腹症状等膜原证候的典型表现，只有本身主症之外的苔腻或苔滑腻如积粉，给予达原饮却取得良效，说明在分析膜原证候的病机时，还应把痰湿、痰热的阻滞考虑进去。

总之，邪在膜原是中焦湿热证候中的一种特殊证型。吴又可的邪在膜原仅指湿热疫之初始证，清代以后的温病学派医家在此基础上做了进一步的延伸，膜原证候广泛存在于外感热病的湿热病证及内伤杂病的湿热、痰湿、痰热等病证中。膜原病证总属中焦，但吴又可的膜原位于"经胃交关之所"和薛生白的"膜原为阳明之半表半里"的论述，又使膜原证与中焦之胃及阳明浊邪壅滞、气机失降有了近一层的关系。阳明外主肌肉，多气多血，故膜原证又多见肌肉困痛、汗出不畅或皮下结节、红斑等湿邪浸渍肌肉及阳郁化热、灼伤血络之表现。膜原证候由于湿浊盛，阳气受郁重，其发热常有寒热起伏似疟的特点，其中不论寒与热的孰多孰少，定时或不定时，大多缠绵不解，有的甚至数月或更长时间不退。综上所述，膜原证以寒热往来似疟，伴汗出、肢体沉痛，并有呕逆胀满，大便不通，苔腻或如积粉为辨证要点。急性感染性疾病、急性传染性疾病的高热和一些不明原因的高热等急性热证见有上述症状，都可辨为膜原证候，用达原饮或其类方治疗。而对一些较难治愈的内伤杂证，则不必拘于以上辨证要点，只要有脾胃失和、痰湿壅阻或痰热内阻之一症或数症者，即可以在膜原对待之，此又是膜原证候辨析和达原饮类方应用的灵活之处。

治疫三方

温疫学派是温病学中的重要学术流派，吴又可、杨栗山、余师愚是温疫学派的重要代表人物，达原饮、升降散、清瘟败毒饮是他们在治疫过程中分别制定的著名代表方剂，从多个角度分析、比较这些方剂，旨在进一步研究温疫学派的学术思想，以期用于当今突发性传染病的防治。

1. 制方的疾病背景不同

达原饮出自《温疫论》。吴又可在《温疫论·自序》中说："崇祯辛巳，疫气流行，山东、浙省、南北两直，感者尤多，至五六月益甚，或至阖门传染……枉死不可胜记……何生民不幸如此。余虽孤陋，静心穷理，格其所感之气、所入之门、所抵之处，与夫传变之体，并平日所用历应验方法，详述于下。"按照吴又可的观察，此时的疫情，"或时众人发颐，或时众人头面浮肿，俗名为大头瘟是也；或时众人咽痛，或时声哑，俗名为蛤蟆瘟是也……或时众人呕血暴亡，俗名为瓜瓤瘟、探头瘟是也；或时众人瘿疽，俗名为疙瘩瘟是也……至于瓜瓤瘟、疙瘩瘟，缓者朝发夕死，急者顷刻而亡。此在诸疫之最重者，幸而几百年来罕有之证，不可以常疫并论也。"已有人肯定"瓜瓤瘟"为肺鼠疫，"疙瘩瘟"为腺鼠疫。从《温疫论》所载发病症状、流行的恶劣情况、极高的死亡率也可证明这一论断，说明达原饮原为吴又可治鼠疫所定。

升降散出自《伤寒瘟疫条辨》，杨栗山在《伤寒瘟疫条辨·医方辨》中说:"乙亥、丙子、丁丑,吾邑连歉,温气盛行,死者枕藉。余用此散,救大证、怪证、坏证、危证,得愈者十数人,余无算。更将此方传施亲友,贴示集市,全活甚众。"有人考证此次瘟疫最早始于乾隆二十年(乙亥)冬零星散发,至乾隆二十一年四五月达高峰期,"八月始安",主要盛行于春夏,并进一步考证出此灾年流行的温疫主要为伤寒。升降散来源于赔赈散,杨栗山说:"是方不知始自何氏,《二分析义》改分两、变服法,名为赔赈散,用治温病,服者皆愈,以为当随赈济而赔之也,予更其名曰升降散。"在《二分析义》中,赔赈散是治疗"三十六般症状""热疫"的效验方,说明升降散是为治疗以伤寒为代表的诸多热性传染病而设。

清瘟败毒饮出自《疫疹一得》,余师愚在《疫疹一得·论疫疹因乎气运》说:"乾隆戊子年,吾邑疫疹流行,一人得病,传染一家,轻者十生八九,重者十存一二,合境之内,大率如斯。……予因运气而悟疫症,乃胃受外来之淫热,非石膏不足以取效耳!且医者意也,石膏乃寒水也,以寒胜热,以水克火,每每投之,百发百中。……癸丑京师多疫……亦以予方传送,服他药不效者,俱皆霍然。"已经有人考证公元1768年(乾隆戊子年)在桐城所发的疫疹为猩红热。余氏在《疫疹一得·疫疹之症》中对疫疹的五十二症的描述以寒战壮热、头痛如劈、腰如被杖、肌肤斑疹及各种出血症为主要特点,与现代疾病症状对照,同流行性出血热接近。说明清瘟败毒饮原是为治疗出血性传染病而设。

由治疫三名方产生的时代疾病背景可知,达原饮原本是用于治鼠疫的,升降散原本是治疗以伤寒为代表的诸多热性传染病的,清瘟败毒饮则是治疗猩红热或流行性出血热的,治疫三名方虽同为治疗温疫的著名方剂,但其适应病证和使用方法确有很大差别。

2. 药物组成和功效不同

《温疫论》中达原饮由槟榔二钱、厚朴一钱、草果仁五分、知母一钱、芍药一钱、黄芩一钱、甘草五分组成，用水二盅，煎八分，午后温服。吴又可在"论气所伤不同"中点明了此方的制方思路，即"夫物者，气之化也；气者，物之变也。气即是物，物即是气。知气可以制物，则知物之可以制气矣。夫物之可以制气者，药物也。如蜈蚣解蜈蚣之毒，猫肉治鼠瘘之溃……能知以物制气，一病只有一药，药到病已，不烦君臣佐使、品味加减之劳矣"。就是只要找到了病原体，只要针对病原体治疗就一切问题都解决了。达原饮用槟榔、厚朴、草果的用意正在于此。所谓"时疫初起，以疏利为主"，方中"槟榔能消能磨，为疏利之药，又除岭南瘴气；厚朴破戾气所结；草果辛烈气雄，除伏邪盘踞。三味协力，使邪气溃散，速离膜原，是以为达原也"。

《伤寒瘟疫条辨》中升降散由白僵蚕二钱、全蝉蜕一钱、广姜黄三分、川大黄四钱组成，细末研匀，根据病情轻重分别分四、三、二次以黄酒、蜂蜜调匀冷服，中病即止。杨栗山在升降散方解中说："是方以僵蚕为君，蝉蜕为臣，姜黄为佐，大黄为使，米酒为引，蜂蜜为导，六法俱备，而方乃成。……盖蚕食而不饮，有大便无小便，以清化而升阳；蝉饮而不食，有小便无大便，以清虚而散火。君明臣良，治化出焉。姜黄辟邪而靖疫，大黄定乱以致治，佐使同心，功绩建焉。酒引之使上行，蜜润之使下导，引导协力，远近通焉。补泻兼行，无偏胜之弊，寒热并用，得时中之宜。……名曰升降散，盖取僵蚕、蝉蜕，升阳中之清阳；姜黄、大黄，降阴中之浊阴，一升一降，内外通和，而杂气之流毒顿消矣。"现在的理解就是升降散功在升清降浊、调畅气机、寒温并用、表里双解，颇有以不变应万变之功，即通过调整人体自身的抗病力去对抗疫病，所以它能治疗"热疫""三十六般症状"就自然是可以理解的了。难能可贵的是杨栗山在升降散中还悟出了现代免疫学思想，他曰："夫蚕必三眠三起，眠者，病也，合簿皆病而皆不食也；起者，愈也，合簿皆愈而皆能食也。用此而治合家之温病，所谓因其气相感，而以意使之也，故为君。……蜕者，退也，盖欲使人退去其病，亦如蝉之脱然无恙也。亦所谓因其气相感，而以意使之者也，故为臣。"就是升降散中的僵蚕相当于使用疫病疫苗，蝉蜕相当于使用激素（蝉蜕中确实含有蜕皮激素），姜黄相当于使用抗生素（辟邪而靖疫），大黄相当于使用消炎解毒药（定乱以致治），我们真不得不佩服古人的高明。

清瘟败毒饮由生石膏、生地、犀角、黄连、山栀、桔梗、黄芩、知母、赤芍、玄参、丹皮、连翘、竹叶、甘草组成，药量依据病情重、中、轻分为大、中、小三个剂量，以重用石膏为最大特点。余师愚在方解中说："此十二经泄火之药也。斑疹虽出于胃，亦诸经之火有以助之。重用石膏直入胃经，使其敷布于十二经，退其淫热；佐以黄连、犀角、黄芩泄心、肺火于上焦；丹皮、栀子、赤芍泄肝经之火；连翘、玄参解散浮游之火；生地、知母抑阳扶阴，泄其亢甚之火而救欲绝之水；桔梗、竹叶载药上行；使以甘草和胃也。此皆大寒解毒之剂，故重用石膏，先平甚者，而诸经之火自无不平矣。"所有的药都是泻火、解毒的，许慎在《说文解字》中解释"毒，厚也"，即聚集起来的害人之物为"毒"。清瘟败毒饮就是余氏用来清除外来疫毒或疫病患者内生毒物的，故方名为"清瘟败毒饮"。

由以上不同药物组成和功效可知，治疫三名方虽然都有很好的临床疗效，但治病思路和作用"靶点"是不同的。达原饮是专门针对病原体（疫气）而设，起杀灭或抑制病原体的作用；升降散则是通过调整病人的自身抵抗力而对抗疫病，虽然针对性差些，但能治疗各种疫病；清瘟败毒饮则是专门用于清除疫病发生发展过程中的各种内外毒素。

3. 针对病程阶段不同

吴又可在《温疫论·温疫初起》中说："温疫初起，先憎寒而后发热，日后但热而无憎寒也。初得之二三日，其脉不浮不沉而数，昼夜发热，日晡益甚，头疼身痛。……宜达原饮。"这就说明，达原饮不是用于疫病的全过程，而是用于起始阶段。疫病起始阶段的主要矛盾是病原体（疫气），用达原饮的目的就是为了祛邪灭毒。

杨栗山在《伤寒瘟疫条辨·医方辨》中谈到升降散时说："凡未曾服过他药者，无论十日、半月、一月，但服此散，无不辄效。"就是说只要没有服用过其他的药，没有改变瘟疫的自然发展过程，升降散不需加减就可奏效。杨栗山又说："按温病总计十五方。轻则清之……八方；重则泻之……六方。而升降散，其总方也，轻重皆可酌用。"可见，升降散是治瘟疫的基础方，单用升降散宜先用、早用，病势已经有了很大改变，就不能单用升降散了。这也是升降散的前身——赔赈散之所以能用于饥馑之年赈灾时，与放粮同时发放的道理，说明升降散通过调整人体的正气，不但可以治疗疫病，还有预防疫病作用。

余师愚在《疫疹一得·疫疹诸方》中谈到清瘟败毒饮时说："治一切火热……不论始终，以此为主。"说明在疫病的自始至终过程中，只要有热毒的存在，就可使用清瘟败毒饮。甚至在发生误治以后，只要火毒未去，仍可以清瘟败毒饮治愈。在《疫疹一得·附验案》中的 11 个验案中，就有延他医不效而加重危及生命的病例，仍以清瘟败毒饮治愈。

由上可知，治疫三名方虽同为疫病所设，但由于其药物组成与功效不同，故针对病程阶段也有区别，达原饮适用于疫病起始阶段，升降散用于疫病的基础治疗及预防，清瘟败毒饮则可用于疫病全过程，甚至在发生误治以后亦可应用。

4. 现代临床应用的侧重不同

笔者分别以"达原饮""升降散""清瘟败毒饮"为题目关键词，在CNKI 检索最近 20 年的文献，共计 370 篇，其中达原饮 80 篇，升降散 220篇，清瘟败毒饮 70 篇，经分析发现，治疫三名方在现代临床应用上有明显的侧重。达原饮最常用于辨证为湿热秽浊郁伏膜原引发的各类发热，只要舌、脉相符即可使用，既治疗传染性疾病的发热，也治疗持续性发热、低热自汗、顽固失眠等。升降散在现代临床应用中非常广泛，是三方中研究文献最多的。除了治疗发热外，它还被用于心血管系统疾病、皮科疾病、妇科疾病、血液病、五官科疾病、精神疾病、代谢性疾病的治疗。升降散不仅可以治疗因风、火、痰、气、食、瘀等邪所致实证之气机失常，同时对于脾胃虚弱、肝肾亏虚、气血阴阳虚损等所致的气机失常亦可以治疗。而在传染性疾病的治疗上，明显少于达原饮及清瘟败毒饮。清瘟败毒饮大清气血之热，现代临床多用于治疗传染病的危重期或重型传染病，如危重性病毒性肝炎、重型麻疹、危重期流行性出血热、重症流感等，治疗的传染病种类也是三方中最多的。还可治疗其他非传染病，如毒热炽盛的多种皮肤病、脓毒血症、败血症等。

5. 小结

通过对达原饮、升降散、清瘟败毒饮多角度的比较，不但深化了对治疗疫病的三个著名方剂的认识，而且对于挖掘、整理古代医家的学术思想、临床经验有不少帮助，说明在西方医学传入我国之前，温疫学派的认知和发展已达到了相当的高度。另外，这种研究，对当前指导我们应对突发性传染病也有诸多裨益。它告诉我们，在治疗现代疫病的过程中，不但要辨证施治，也要辨病施治；不但要针对病原体治疗，也要善于调动患者自身的抗病力；不但要重视病后治疗，更要重视病前的预防；不但要有普遍性的治疗方案，更允许有个体化治疗对策，根据不同情况，灵活采取多种办法，不断提高临床疗效。

三仁汤

三仁汤首见于《温病条辨》，主治湿温初起，邪在气分，湿重于热之证。

本方广泛运用于感染性疾病的治疗，疗效确切。笔者总结近十年国内公开发表的有关三仁汤治疗感染性疾病的临床应用文献，为临床使用提供有益借鉴，现简述于下。

1. 三仁汤来源、功用和主治

三仁汤首见于吴鞠通的《温病条辨·上焦·湿温》，但是此方的创立源于叶天士的《临证指南医案》。本方与《临证指南医案·湿·冯案》和《临证指南医案·湿·某案》之药物类似，其药物组成较叶氏冯案多薏苡仁、厚朴，比某案多杏仁、厚朴，少茯苓，且三者的病机和症状描述一致，可以说，吴氏之三仁汤来源于叶天上。本方由杏仁五钱、飞滑石六钱、白通草二钱、白蔻仁二钱、竹叶二钱、厚朴二钱、生薏仁六钱、半夏五钱组成，其组方特点为：①开上、畅中、渗下，分利三焦，具有三焦同治之功；②化湿为主，清热为辅；③开肺气为先，肺气开则一身气机开。本方所治病证表现为头痛恶寒，身重疼痛，舌白不渴，脉弦细而濡，面色淡黄，胸闷不饥，午后身热。值得注意的是，三仁汤证容易和伤寒、食滞、阴虚发热证相混淆，临床须当鉴别。

2. 现代文献的纳入界定

本人查阅 CNKI、万方及维普数据库中收录的三仁汤临床应用文献发现，1984 年之前只有 8 篇，都是个案报道。自 1984 ～ 2006 年有 265 篇，而1995 ～ 2006 年，三仁汤临床应用文献达到 153 篇，且这些文献与 1995 年之前的内容大量交叉重复，基本能覆盖 1995 年以前的文献。其中 1995 ～ 2006年的文献中，三仁汤治疗感染性疾病的文章有 106 篇，治疗感染性疾病的论文占所有临床运用文献的近 69%。可见，三仁汤是治疗感染性疾病的有效方剂，对三仁汤治疗感染性疾病的规律和特点进行系统研究，有一定的学术价值和现实意义。因为内容上 1995 年之后的论文基本能够涵盖在这之前的文献，加之时间和精力的限制，笔者只对 1995 ～ 2006 年间三仁汤治疗感染性疾病的 106 篇资料进行整理研究。

3.三仁汤主治的感染性疾病

三仁汤治疗的感染性疾病主要包括：①呼吸系统感染：感冒、急性咽炎、急性喉炎、急性喉－气管－支气管炎、急性会厌炎、中耳炎和乳突炎、急性支气管炎、慢性支气管炎、细支气管炎、急性肺炎、肺脓肿、结核以及非典型性肺炎等病。报道病案数总计 689 例，其中，支气管炎、流感、肺炎三者是最常见的疾病，占了此类病案的 99%。②消化系统感染：胃炎、胃溃疡、病毒性肝炎、感染性腹泻。报道病案数总计 1136 例，其中，肝炎、胃炎、胃溃疡及胃肠炎是最常见的疾病，占了此类案例的 99%。③泌尿系统感染：主要是尿路感染，总计 86 例。④眼部感染：结膜炎、角膜炎、眼内炎及眼周感染。报道病案数总计 285 例，其中，病毒性角膜炎、急性卡他性结膜炎和真菌性角膜溃疡三者最常见，占了此类案例的 98%。⑤伤寒与副伤寒，总计 354 例。⑥不明原因发热，总计 454 例，其中属湿温发热 341 案，属其他外感发热 113 案。⑦其他：如流行性出血热、带状疱疹、盆腔炎、急性脊髓炎、流行性乙型脑炎等。

4.三仁汤使用规律

（1）呼吸系统感染：三仁汤所主之支气管炎以咳嗽、不欲饮食为主症，湿热内蕴、气机不畅为主要病机，病变部位涉及肺与三焦，主要伴见症是苔腻、苔白、脉滑、乏力等。三仁汤所治的流行性感冒大部分属湿温初起，湿重于热，病变部位主要在肺，也可涉及中焦脾胃，主要表现为发热，高热或低热均可出现，其主要伴见症状有无汗恶寒、头身疼痛、脉滑等。三仁汤所治肺炎大部分属湿热壅盛，湿重于热之证，病变部位主要在肺与中焦脾胃，主要伴见症是苔白、脉滑、痰白、发热以及大便不调等。

（2）消化系统感染：三仁汤所治之胃肠炎以湿热阻滞肠道为主要病机，其中湿重而热轻，病变部位以中焦脾胃为主，主要症状为腹泻、腹痛、苔白、大便溏泻或黏腻、恶心呕吐。治疗上本方药味一般全部使用。本方所治胃炎属湿遏热伏于表里，气机不畅，湿重而热轻之证，病变部位在中焦脾胃，也可涉及肝胆，以胃脘疼痛不适为主症，以苔腻、不欲饮食、脉弦、四肢困重为常见伴见症。本方常减滑石、通草，加焦三仙、茯苓、陈皮、砂仁、枳实、黄连、黄芩等药物。三仁汤所治之肝炎病机为湿热合邪，湿重而热轻，其主要病变部位在中焦脾胃，但亦涉及三焦，常见症状为不欲饮食，四肢困重，神倦，苔腻，发热，恶心呕吐，小便黄，便溏或黏腻，原方常减滑石、通草、淡竹叶、薏苡仁，加郁金、藿香、佩兰、苍术、石菖蒲、陈皮、砂仁等药物。

（3）尿路感染：三仁汤所治之尿路感染主要病机为湿热毒邪乘虚而入，结于下焦，蕴蓄成毒，病变部位主要涉及下焦小肠和膀胱，亦涉及中焦脾胃，主症是小便频急、尿道热痛等，主要伴随症状有苔腻、胸闷不饥、腰痛、脉濡、口干不欲饮。临床常原方使用。

（4）眼科感染：三仁汤所治之病毒性角膜炎、急性卡他性结膜炎和真菌性角膜溃疡这三类疾病都属湿温邪气侵犯所致，属于湿重于热，少数病例有湿邪化热表现，病变部位在眼，还涉及肺、中焦脾胃。治疗常减少竹叶和通草两味药物的药量。

（5）伤寒、副伤寒：三仁汤所治的伤寒病之病机为湿热邪气内阻，湿重而热轻，病位主要涉及中焦脾胃，主要伴见症为发热、午后热甚、头痛、大便异常、苔腻、脉缓、汗出等。全方8味药物中，滑石、厚朴、竹叶都有使用，而薏苡仁、杏仁、通草、半夏、白豆蔻等也基本有使用。三仁汤所治之副伤寒，病机为湿热合邪，湿重热轻，病变部位在中焦脾胃，其主要伴见症为发热、食欲不振、午后热甚、全身困重、苔腻等。

（6）发热：三仁汤所治之发热包括湿温发热341案和其他外感发热113案，病位有三焦、肺、脾胃、膀胱、肠等，按卫气营血辨证主要是卫气分证，较少涉及营血分，其病机为湿热蕴结，三焦气机不利，主症为发热，高热和低热都可出现，主要伴随症状是面色淡黄、胸闷、脉濡以及不欲饮食等，舌脉象以苔白腻、脉濡缓为主。全方 8 味药物中，薏苡仁、半夏、杏仁、滑石、白豆蔻、厚朴基本都有使用，通草和竹叶的使用也都多于 80%。

5. 小结

本方的临床运用体现了"异病同治"的治疗原则。本方本来治疗湿温初起，湿重热轻的病证，但是现代临床上应用范围有所扩大，特别是在感染性疾病中被广泛应用。常用于治疗呼吸系统感染、消化系统感染、尿路感染、眼科感染、伤寒和副伤寒以及以发热为主症的疾病等。所治疗疾病的病机基本上都是湿热郁于气分，湿重而热轻，少数疾病有化热之变化；常见病位是脾胃、肺、膀胱、三焦，也可涉及眼、肠道、卫表等，按照卫气营血辨证，病位大多在卫分和气分，很少涉及营分和血分。临床以低热、饮食不振、四肢困重、苔白腻、脉濡为诊断要点，治疗上化湿清热、从三焦分泄贯穿始终。临床上很少使用原方治疗，如化裁为藿朴三仁汤治疗胃炎、感染性发热等，需要根据湿热之孰轻孰重，病位在上中下焦之差别而随症加减。

辛夷清肺饮

鼻炎是以长期鼻塞、流涕为特征的慢性鼻病。产生的原因多为感受风寒湿邪，未能及时诊治或治疗不彻底，邪毒未清，进而化热，或因脏腑虚损，正气不足导致反复感邪，邪毒滞留鼻腔或上呼吸道黏膜，引起气血瘀阻所致。

临证应用辛夷清肺饮加减，取得了较好的疗效。250 例患者服 1 个疗程后，痊愈 55 例，占 22%；好转 174 例，占 69.6%；无效 21 例，占 8.4%。总有效率为 91.6%。

1. 方药组成

辛夷 6g，百合 6g，知母 10g，黄芩 10g，石膏 20g，枇杷叶 6g，升麻 3g，栀子 10g，麦冬 10g，甘草 10g，板蓝根 15g，金银花 15g，连翘 10g。

2. 加减应用

打喷嚏、鼻流清涕、鼻痒、目痒明显时，合用荆防败毒散加海蛤粉、龙胆草。鼻塞、鼻甲肿胀、鼻黏膜充血肿胀明显时，合用荆芥连翘汤加路路通。鼻涕黏稠，不易擤出，嗅觉迟钝明显时，合用清燥救肺汤。伴头痛、头昏明显时，合用柴葛解肌汤加川芎、白芷。耳鸣明显时，合用龙胆泻肝汤加泽泻、白芥子。记忆力减退明显时，合用通窍活血汤加银杏叶。咽干痛明显时，合用麦门冬汤。咽痒咳嗽明显时，合用银翘散加、白前。眼睛酸、胀、干涩明显时，合用通窍活血汤加决明子、白芷。EB 病毒感染时，加刺五加、金银花、半枝莲。异位性皮炎瘙痒明显，合用荆防败毒散加地肤子、白鲜皮。

3. 病案举例

患者，女，30 岁。

晨起因温差打喷嚏，鼻流清涕，鼻痒，目痒，鼻塞，鼻甲肿大，病程 10 年，每年季节转换时即发病，尤以严冬及初春为甚，严重时每遇变天、起风、温差大时即鼻涕如水，滴漏不止，鼻塞严重时只能张口呼吸，导致咽干痛，咽痒欲咳，咽中异物感。伴头重，头晕，乏力体倦，脘腹胀满，稍食即胃胀不适，鼻塞严重又导致睡眠障碍，眠浅易醒。口干舌燥，饮不止渴，舌红，苔薄燥，脉浮滑弦数。专科检查：鼻甲肿大，鼻黏膜鲜红湿润，目下睑肿，目下胞色晦暗，咽红，咽干，咽壁有血丝，两侧扁桃体肿大。

西医诊断：过敏性鼻炎。

中医诊断：鼻鼽。

治法：清肺通窍，疏风，清热解毒。

方药：辛夷清肺饮合用荆防败毒散加海蛤粉、龙胆草。

服药1周后，症状改善80%，续服1周，基本痊愈，加用三伏贴巩固疗效，追踪3年未再发病。

4. 按语

中医认为鼻炎、鼻塞属"鼻窒"范畴，多由于肺虚邪滞，邪留鼻窍，邪热久郁，痰火凝聚，气滞血瘀而成。发病虽不尽相同，但不论外因感受风、寒、湿、热之毒，还是内因七情致病，都与肺、胃、肝等密切相关，最终都表现为肺失清肃，鼻窍不利之证。辛夷清肺饮出自明代医家陈实功的《外科正宗》，用于治疗肺经风湿热郁凝滞而成之鼻窒。因肺经风湿热郁凝滞，使肺之气机升降失调，肺失清肃。方中辛夷、枇杷叶、生石膏、知母疏风清热治疗肺经风热，栀子、黄芩、生石膏清胃经之热，升麻引药直达病所，依炎症之轻重加板蓝根、金银花、连翘等清热解毒之品。诸药合用，共奏疏风清热解毒之功。

传承

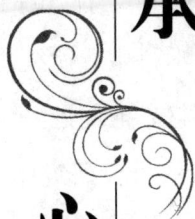

心法

赵绍琴教授学术思想述要

1979年9月，我考取北京中医学院（现北京中医药大学）温病专业研究生，导师是赵绍琴教授，那时距离我从母校北京中医学院本科（六年制）毕业已整9年了。这时赵绍琴教授已从附属医院内科调入校本部从事教学工作，任温病教研室主任。他是北京中医药大学终身教授，除教学、科研、临床带教外，还有繁重的写作任务。当时"文革"刚结束，国家恢复高考，中医教育也开始招收研究生，新招收的本科生、研究生及往届毕业的回炉生等学习热情高涨，学校学术气氛浓厚。赵老他们老一辈的中医学家肩负着党和国家的希望，师生的重托。我此时考取母校研究生，得以跟随赵老左右，跟诊、听讲座和聆听老师答疑解惑，这种近距离、直接地跟师学习，虽仅有3年的时间，收获却是极大的，这是我一生难以忘怀的。

值此赵老100周年诞辰之际，我们追忆赵老对中医事业做出的贡献，学术上的建树，教书育人的成就，就是为了使中医代有传人，更好造福人类。

1. 家学深厚，精研脉诊

赵老是三代御医之后，受家庭影响深远，13岁时拜师御医韩一斋、瞿文楼，经历了艰苦的学徒生活，终于在16岁时在京独立执业。1956年国家设立中医高等教育，赵老第一批进入北京中医学院执教，从此临床、教学兼顾，是新中国中医教育的第一批师资力量，元老级教师。中医内科涵盖多种疾病，故有大内科之称，而内科病中有许多是感染性疾病，感染性疾病中又有很多是传染性疾病，包括一些急症，它们都属于温病的范围。赵老在长期的临床实践中，摸索和总结感染性热病的辨证治疗规律，临床疗效卓著，深得患者信任，被公认为是善治发热性疾病的大夫，并在早期的中医杂志上有多篇论文发表，引起中医界的关注。从附属医院转任温病教学工作后，更是专注研究温病学的理论，针对温病古代名著学习中出现的偏差或疑惑，赵老常结合临床引出自己独特的见解，对条文进行解读，其中有的观点超出当时普遍的认识，引发同行异议和学术争鸣。随着学习的深入，临床实践的验证，其中一些学术观点得到学术界的认可，如卫分证治疗的"解表"提法，营分证治疗的"透热转气"解释等，在师生中产生了较大影响，引起热议，激发了大家的学习热情，有些提法被20世纪90年代之后的温病学教材引用，充实了教学内容。

赵老一生勤奋工作和学习，有多部著述。《赵绍琴临证400法》《温病纵横》等影响了数代中医人。我第一次进他办公室与导师见面，就给我留下了深刻的印象，写字台上摆的书籍和稿纸，占了桌面一半多的面积，他是在写父亲赵文魁的脉学，字体工整，一字一格，他向我们讲解文魁脉学的特点，记得最特别之处是脉象的浮、中、按、沉四位。通常切脉分浮、中、沉三位，文魁公则分为四位，分别对应卫气营血四种证候，可见主要用于温病切诊。"按"处于"中"和"沉"之间，按文魁公所述即在将至沉脉之际瞬间所得的脉象，因为捕捉困难，所以不被注意。此脉的实际操作性和实用性虽至今难以广为应用，但却是中医脉学研究中出现的新问题，说明要特别重视温病由气分转营血分进程中脉象的转化。赵老跟师汪逢春时间最长，学术上受其影响也最深，热病治疗中的宣郁达邪、透热转气、通腑以开心窍等为邪寻找出路的治疗思想，既有汪师思想的继承，也有本人的发展，许多已成为《赵绍琴临证400法》中的治法。

赵老本人也精研脉诊，临证切脉三指在寸口部时而平放，时而倾斜与手臂成各种角度，往往仅凭脉就能得出确切的结论。如一中年男性求诊（这是第二次），乙肝多年，小三阳，喜肉食，饭后常上腹饱满，大便不调，苔厚腻。赵老开方后嘱戒酒肉。服药后觉脘腹舒畅许多，大便亦爽利了。此次复诊赵老诊脉毕，断定患者在一二天内有酒肉摄入史，可能还不少。起初患者不承认，望其舌苔确实较前次减少了不少，在场的人也相信患者会遵医嘱的。经不住赵老再问，患者终于道出前天与回国的亲戚有一次聚餐。过后问赵老缘故，先生说他是根据脉型辨认的。中医脉诊的内容非常丰富，脉学书籍也很多，有数十种脉象可辨，但辨脉型却少有论述，即总的可分为线脉和片脉两型。线脉按之有边际，或粗或细，或有力或无力，或浮或沉，但总能找到边际，弦脉是最典型的线脉，温热病热盛伤阴多见；片脉按之边际不清，不论切脉的角度如何转换，总觉摸不到脉搏的边缘，濡脉是最典型的片脉，主湿热病湿热交蒸，气机不畅。此患者是湿热体质，加之酒肉之食，肝胆湿热壅滞不可避免，脉象呈典型的片脉，由此断定。这种脉法有很强的实用性，可起到执简驭繁的作用，至今我记忆深刻，并常验诸临床。

2. 邪在卫表当治以宣其郁、畅其气

宣郁畅气，使邪外出，是治疗取效的关键。卫表的状态决定邪气是否能顺利外出，所以不论邪气的深浅，都要保持卫气的畅通无阻。叶天士说："在卫汗之可也。"卫分证是肺经的郁热证，"汗之"非发汗，而是得汗。"发汗"与"得汗"仅一字之差，含义却大不相同，发汗是先汗而后解，所以要用温散药，得汗是先解后汗，"解"就是开其郁，只宜"微苦以清降，微辛以宣通"，既不是辛温发汗，又不是苦寒清解，而是疏风泄热，如戴天章所说："不求汗而汗自解"。因为温病卫分证的病理特点是里热外发，即使有表证，也是里热郁于表所致，发汗则必用辛温，只能助热伤阴。这一点不仅针对卫分证，也针对因里热郁表而出现的卫表证。卫分证也不能早用苦寒、过用苦寒，寒凉药使气机闭塞，邪不外达，甚至伤脾阳。如一老年女性，春令外感，恶寒发热，咳嗽痰多，住某医院，诊为老年性肺炎，用抗生素数日症不减，又加中药，皆是银翘、大青叶、板蓝根类寒凉药，不日不但热不退，反而泄泻不止，神志模糊，面目浮肿，此为寒凉过度致邪不外达，反致内扰心

神，脾阳下陷。赵老治以疏表散寒，宣阳止泻，予荆芥炭、防风、苏叶、葛根、茯苓、灶心土、炮姜，寒散阳升，神清泻止，得微汗而热退。

3. "透热转气"广其义用

"透热转气"见于《温热论》"入营犹可透热转气"，普遍的认识是使入于营分之热透出气分而解，是温病营分证治法，治疗的主方是清营汤，在凉营养阴药中配以银花、连翘、竹叶即显现此意。"透热转气"也体现了温病治疗中重视给邪以出路的思想，赵老在此基础上做了更深层次的阐释。营分之热，凡兼夹有形或无形之物如湿阻、食滞、痰浊、瘀血、气郁等，阻碍营热外达之路，需用的祛湿、消滞、化痰、活瘀、理气等法，都能起到"透热转气"的作用，因此透热转气不仅指用银、翘、竹叶助营气无形之热的外出，也不仅针对营分证，广其义心包证痰热蒙窍、肝经热盛动风、血分证瘀热蒙窍等的治疗中加入银翘、薄荷、桑叶、元参、菊花、杏仁、前胡、郁金、佩兰等辛凉轻透药舒畅气机，亦是透热转气。赵老这一思想扩展了透热转气法的应用，《赵绍琴临证400法》中体现了多种透热转气法，可见其实用价值。

4. 湿邪为病分四个阶段

赵老善治湿热病。湿热病难治，主要因为湿为阴邪，其性腻滞，且易与风、热、暑、寒等相合。赵老把湿邪为病概括为四个阶段，即湿阻、凉遏、寒凝、冰伏。湿阻指气机阻滞，一般在上焦肺卫，见恶寒身重，少汗胸闷，治当轻扬辛散，宣郁化湿，药用豆卷、山栀、前胡、杏仁、藿香、厚朴；凉遏就有中焦阳气受损情况，既感外湿，又恣食生冷，应当辛苦微温，上中焦同治，上焦药用芳化开郁之品，如白芷、藿梗、防风、杏仁等，中焦药用燥湿和中之品，如半夏、陈皮、蔻仁、木香、厚朴等。寒凝则因中阳素不足，治用寒凉误之更深，一身气机窒塞，而致腹痛腹泻，应当温阳散寒，用桂枝、干姜、砂仁、草蔻等。冰伏则一误再误而成，或强力退热，逼邪入里，重伤脾肾之阳，当用辛热祛寒药，如四逆、附子、理中类。湿热病如到了寒凝、冰伏阶段，是为逆证。赵老曾治一59岁男性患者，头痛，恶寒无汗，发热，体温在38℃上下，脉浮略数，苔白腻根厚，口干心烦，夜不能眠，要求速效。前医给生石膏30g，连翘9g，银花9g，大青叶30g，黄芩9g，知母9g，紫雪0.9g。一剂后症未减，身酸楚，苔满白滑腻，面色晦暗。赵老改用下方：薄荷3g，荆芥6g，豆豉12g，炒山栀9g，桑叶9g，藿香6g，前胡6g，杏仁9g。一剂周身小汗，继服两剂热退。此即误治，由湿阻发展为凉遏，幸赵老及时纠偏，才使未发展更深。

赵老从医一生，学术造诣深厚，临床经验丰富，视患者为亲人，本文所述仅是其学术成就之一斑，谨以此文表达怀念和敬意。

孔光一教授用肺－少阳－肾相关体系辨治热病的经验

孔光一是北京中医药大学教授、研究生导师，享受国务院政府特殊津贴专家，在中医学教学与临床一线工作了近60年，医德、医术皆为人称颂，深得同道、学生、患者爱戴。医疗上精熟热性病及内、妇、儿等各科疾病的辨证治疗，解除了无数患者的病痛。

肺、少阳、肾相关，源自《灵枢·本输》"少阳属肾，肾上连肺，故将两脏"之语。孔光一教授多年来细研热性病辨证论治规律，逐渐体悟到，一些热病的发生、传变及外解，在一定程度上反映了肺、少阳、肾之间关系的协调或紊乱。故治疗中若能从维护三者间的固有关系着手，即可得到事半功倍的效果。

1. 肺 – 少阳 – 肾相关体系解读

人体是一个有机的整体，脏腑间特有的生理病理关系（如心和肺、肝和胃、脾和肾等）、脏腑间特定的表里关系（如肺与大肠相表里、心与小肠相表里等）以及五行生克乘侮关系（如木克土、土生金等）等，构成了一个网状系统。这些关系保持正常，人即处于无病状态，反之就会生病。无病状态千人一样，得病状态则各式各样。为医者不仅要见病治病，而且要对各种疾病的发生、传变、转归、外解深入研究，治疗才能不陷入盲目性。

温病是由温邪引起的外感热病，叶天士、吴鞠通等温病学家以自己的智慧和灵感，创立了卫气营血和三焦辨证体系，使温病的辨证论治有章可循，中医外感热病学得以完善并进一步发展。卫气营血、三焦理论不是无本之木、无源之水，而是扎根于深厚的中医学土壤中发展起来的，它需要六经辨证、八纲辨证、脏腑辨证、气血辨证等理论的支持和充实，也需要用古今医家在热病临床治疗中凝练升华的成功经验予以证实并使之发扬，以保持其旺盛的生命力，适应现代临床的需求。事实也说明，自清代温病学术体系形成以来，对于卫气营血、三焦证候的阐释和发挥就没有停止过。近50年来，学者们对卫气营血、三焦的理论进行了深层次的挖掘，其中既有对叶天士、吴鞠通原条文中问题的研究，也有对原文基础上派生出来的问题的研究，如20世纪70～80年代对扭转截断法的讨论，就是在叶天士"循缓急之法"基础上引发的。

孔光一教授经多年悉心研究和体悟，认为温病的证候传变，"卫之后方言气，营之后方言血"，"上焦病不治传中焦，中焦病不治传下焦"，仅是一个粗线条的描述，或属于基本规律，对有些热病，则需要细化，才能说得明白，运用自如。孔光一教授多年辨治热性病，体会到温病中邪正的出入与肺、少阳、肾间形成的生理病理通道很有关系，他称之为肺 – 少阳 – 肾相关体系，其本质就是中医脏腑学说在温病辨证系统中的具体运用。肺是机体的一个开放性脏器，大凡邪从皮毛、口鼻而入，首先要侵犯肺系，即"温邪上受，首先犯肺"，形成上焦病变。少阳包括手少阳三焦和足少阳胆，在此当指六腑之一的手少阳三焦，因为三焦在脏腑中最大，功能涵盖最广。《难经·六十六难》说："三焦者，原气之别使也，主通行三气，经历于五脏六腑。"即三焦总司全身的气机和气化，又能联络五脏六腑，可以把在上之肺与在下之肾联系起来。三焦又是人体气机升降的道路，《中藏经·论三焦虚实寒热生死顺逆脉证之法》说："三焦者，总领五脏、六腑、荣卫、经络、内外、左右、上下之气也，三焦通，则内外、左右、上下皆通也。"故又有"三焦主枢"之说。三焦既通行于全身内外上下，则外来邪气可以之为入侵和深入人体之路，也可以之为外出人体之路，所以说三焦与属于身体第一道防线的肺系有着天然的联系。肾是人体的重要脏器，温病涉及肾的病变主要是：温热病主要伤及肾阴肾精，出现下焦证，严重者导致亡阴失水的病变；湿热病主要影响肾主水液的功能，即肾主司气化的功能。而后者与三焦总司气化、气机功能又是相互为用，密不可分的。肾还主司前后二窍，称为肾司二便。二窍不仅排泄废物，也是祛邪外出的门路，所以应当保持通畅。二窍的通畅与否决定着肾藏精、主气化，少阳主枢机，肺气主宣肃等功能的正常进行，反过来讲，肺、少阳、肾的功能，只有在二窍通畅的情况下才能正常行使。《灵枢·本输》"少阳属肾，肾上连肺，故将两脏"中，容易产生歧义的是"故将两脏"句，从字面上讲，可以是少阳将两脏，也可以是肾将两脏。从医理上讲，少阳通行全身上下内外，为一身之枢，故以少阳将两脏为妥。再从张志聪《黄帝内经灵枢集注》"少阳，三焦也，故其本在肾，其脉在肺"来看，也支持少阳将两脏之说。如此可把《灵枢·本输》这句话解释为：少阳贯通全身上下，在下络属于肾，其总司气化的功能与肾主司气化、主司二便不可分割；在上络属于肺，肺气宣肃与肾主司气化功能的配合有赖于少阳水道、气道的畅通。所以说，少阳在肺与肾的交通中扮演着重要角色，故曰"将两脏"。温病是外感病，邪犯人体必进一步深入。肺在上、主表，是温邪的易犯或首犯之地；

肾在下、主里，是温邪的深入或隐蔽之地，邪或从表到里、从上到下进犯，或从表之皮毛、从下之二窍外解，在一定程度上都要依靠肺－少阳－肾的通道。肺－少阳－肾相关体系即是孔光一教授将肺－少阳－肾通道用于温病辨治的一个创见。

2. 热病少阳证及其表现

肺－少阳－肾相关体系的关键是少阳，因为不论肺之邪入里或下移，还是肾之邪外出或上行，都要通过少阳，少阳受邪自有其特有的表现。

《温热论》首条言："温邪上受，首先犯肺，逆传心包。"王孟英说："邪从气分下行为顺，邪入营分内陷为逆也。苟无其顺，何以为逆？"一般认为，邪从气分下行为顺，胃肠在肺之下，则顺传就是指肺经之邪入于中焦阳明胃肠了。孔教授对此有异议，认为上焦肺经之邪不解传中焦，并非一定要传入阳明。如《温病条辨》上焦篇、中焦篇都有白虎汤证，吴鞠通都没有说此阳明之热一定是由肺经传来的，可见学习古人书不能靠臆测。顺传主要指气分间的传变，而对温病的传变，向来论卫气营血各证候间传变的多，如卫传气、气传营类，对同类证候之内的传变论述得并不多，特别是气分证涉及脏腑多，病变范围广，邪气入于气分后，既不外出，又不入于营血，处于"流连气分"的状态，但流连气分并不等于病情没有发展变化。那么邪热在气分范围内是如何传变的呢？《温热论》第 7 条讲："再论气病有不传血分，而邪留三焦，亦如伤寒中少阳病也。彼则和解表里之半，此则分消上下之势。……如近时杏、朴、苓等类。"是气分之邪传入少阳明显的例证。从用"分消上下"法、"杏、朴、苓等类"药来看，应当指的是三焦湿热证，此属于气分传气分。孔教授也认为，肺经气分之邪的顺传，亦主要传入少阳三焦，可以夹湿，也可以不夹湿。

热病少阳三焦证候古今有述，如《伤寒论》黄芩汤证，《温病条辨》三石汤证、杏仁滑石汤证，《通俗伤寒论》蒿芩清胆汤证等，只是缺乏专论而已。

可以看出，温病少阳三焦病变，属于湿热证的多；但只要是少阳病变，都有郁热的共同点。郁热不同于肺胃之蒸热，没有大热、大汗等四大症，而有口苦、咽干、尿黄、呕恶等木郁化火之象，所以邪在少阳要注意疏通，即"木郁达之"意。

肺经之热传入少阳，临床可出现少阳脉分布部位和脏腑的病变，如邪热滞于少阳之脉，可见颈项及颌下淋巴结肿大，胁部不适，口苦，咽干，目赤，耳聋等；少阳属木，木气伐土，可见呕逆便溏；木气化风，可见眩晕震颤；少阳之热沿经下注于肾，则可见尿热、尿涩等。此外，若肺热未去，还可见寒热、咳嗽、咽痛等症。以上症状的出现难以用逆传、顺传解释，也不属卫气营血证候间的转化，孔光一教授用肺–少阳–肾相关体系解释，既在理论上说得通，又与临床实际不悖，是温病卫气营血辨证和三焦辨证细化到下一个层面上的论治。

3. 肺–少阳–肾相关体系在温病临床的应用

肺–少阳–肾相关体系用于温病临床，对识别病证、预测传化、选方用药都有指导意义。现举孔光一教授较为完整的 3 则案例以分析之。

案例 1

韩某，男，13 岁，初一学生。1994 年 6 月初诊。

自小学三年级始，尿中经常发现红、白细胞，中西医治疗近 2 年，白细胞基本消失，红细胞时常出现。平素易感冒，饮食不多，感冒则多有发热，伴尿浑浊、红细胞增多，为此学校免上体育课，亦不参加其他体力活动。诊见身体瘦小，疲乏无力，咽红咽痛，目赤，下睑暗斑，颈颌部淋巴结累累，有触痛，尿黄不清量少，舌红苔白。已经过退热消炎治疗，体温 37℃，胸透无异常，血常规检查基本正常，尿中红细胞 3～4 个 / 高倍镜。家长慕名前来就诊，要求"除根"。

本病起于上焦肺很明确，虽多次发病，始终未入营血，是为"流连气分"。肺热日久化毒内伏，侵入少阳，故见咽红痛、目赤、颌下淋巴结累累；少阳之热下移，伤及肾络，故尿中出现红细胞；邪热久留，必耗气液，则难以痊愈。治宜清咽导热，解毒养阴，以银翘散加减。

处方：金银花 15g，连翘 10g，薄荷 8g，牛蒡子 10g，玄参 10g，麦冬 20g，茅根 15g，芦根 15g，僵蚕 10g，桔梗 10g，白术 10g，黄柏 6g，神曲 20g，炒山栀 8g，瞿麦 10g，仙鹤草 20g。

服 6 剂后效果明显，尿清，咽红、咽痛减，精神亦大有好转，尿中红细胞消失。因考试停药。2 周后再次感冒发热，流清涕，咽痛，声音嘶哑，颈颌部淋巴结疼痛，尿中红细胞复现。

处方：荆芥穗 6g，防风 6g，前胡 10g，桔梗 10g，连翘 10g，薄荷 8g，牛蒡子 10g，玄参 10g，茅根 15g，芦根 15g，僵蚕 10g，黄柏 6g，神曲 15g，炒山栀 6g，瞿麦 10g，石韦 10g。

又服 6 剂，除颈颌部淋巴结仍在外，一切恢复正常，特别是尿量增加且通利，颜色变浅，红细胞消失，家长感到欣慰。肺经郁热，沿经下移，肾络受邪，治宜逆其势、固其下。

处方：金银花 15g，连翘 10g，玄参 10g，麦冬 10g，射干 5g，茅根 15g，芦根 15g，僵蚕 10g，萹蓄 15g，仙鹤草 15g，女贞子 10g，旱莲草 10g，山药 15g，桔梗 10g，白术 10g，黄柏 8g，神曲 10g。嘱服药半个月停半个月，再服半个月。

1 个多月后复诊，未感冒，亦未出现尿中红细胞。上药继服，半年后追访，虽有一次感冒，但尿液正常。

按：这是一例邪热郁伏，沿肺 - 少阳 - 肾路传变的典型案例，治疗始终以清泄肺热、疏利三焦、畅通下窍为主线。但不同的是，第二次用药加强了疏风泄热的力量，如荆芥穗、防风、前胡及黄柏之用，从上、下两端把握。第三次用药在病情稳定、邪气败退的大好形势下，增加了扶正的力量，如女贞子、旱莲草、山药、白术之用，肾精肾气充实，则邪不能留。

案例 2

朱某，男，45 岁。1992 年 12 月中旬初诊。

低热近 2 个月，寒热交作无定时，体温波动于 37.0℃～37.7℃之间。口苦，口干，不欲食，身重脘闷，精神不振，额部少量汗出，胸腹部有灼热感，大便不爽，小便黄热量少。两脉弦滑，舌苔黄腻。多次查验肝功、乙肝病毒无异常，血、尿常规检查亦无异常。孔教授根据病人临床表现，结合发病季节，诊为伏暑少阳证，治以蒿芩清胆汤为主。

处方：青蒿 10g，黄芩 10g，连翘 15g，半夏 10g，焦山栀 10g，淡豆豉 10g，茯苓 10g，白蔻仁 8g，滑石 20g，苏梗 10g，竹茹 10g，生薏苡仁 30g，晚蚕砂 15g。

上方 3 天服完 5 剂，体温降至 37℃以下，胸腹之热亦减，仍便不爽、尿热，第二、三诊在上方基础上加入厚朴、大腹皮、虎杖、瓜蒌等苦降药，木通、车前子等苦通药，使少阳之热归下，热从二窍出，则二便利、邪热除，饮食恢复正常。

按：对于不同部位、不同性质的邪气，孔教授采用不同的祛邪法，使之各归其道而去。对上焦及胸膈之热毒、火毒，推崇杨栗山的清化汤。本方升清降浊，宣畅气机，有祛邪之能，而无克伐正气之弊。对中下焦之热毒、火毒，在祛湿清热、活血通络的同时，亦不忘宣畅上焦气机，即三焦同治。解毒清热、通利三焦常用白花蛇舌草、败酱草、半枝莲、虎杖、鱼腥草、蒲公英、蚤休、薏苡仁等。

案例 3

王某，女，32 岁。2002 年 5 月初诊。

每于月经将至，必有鼻塞、恶寒、头痛、咽痛之表证，或伴有口苦、心烦易怒等肝胆之气不舒症状。自月经来前 1 周开始白带增多，尿有热感，若不及时服一些"去火"药，在以后的月经周期中会全身不适，似有重病缠身。现月经将至，诸不适已出现。治宜调补气血，疏利少阳。

处方：赤芍 10g，白芍 10g，当归 10g，丹参 15g，白术 10g，枳壳 10g，柴胡 10g，黄芩 10g，萹蓄 15g，苦参 10g，艾叶 6g，桃仁 10g，薄荷 10g，豆豉 10g，忍冬藤 30g。

本方既调补气血，又安抚正气，较好地运用了肺、少阳、肾之间特有的关系。如此治疗 3 个月经周期（每于月经前症状始出现时服药 1 周），终获痊愈。

按：本案是肺 – 少阳 – 肾相关体系用于妇女月经病的例子。妇女有经、带、胎、产的生理，很多疾病也往往随经、带、胎、产而出入。病可由经、带、胎、产而来，亦可随经、带、胎、产而去，所以孔教授对女性患者必了解经、带、胎、产情况。而肺 – 少阳 肾相关体系对妇女此类疾病的辨证治疗有很大帮助。

对于其他各科疾病，孔光一教授亦有运用肺 – 少阳 – 肾相关体系进行辨治的，如脑血管病变的痰热闭窍型、冠心病的瘀热痹阻型、胃肠病的湿热中阻型等，都有许多成功的案例值得学习。

孔光一宣肺解毒汤治疗肺系相关疾病验案

孔光一教授从事温病学教学和临床工作 60 年，在内、儿、妇各科疾病的诊治积累了丰富经验，尤擅长热性病的辨证治疗。外感热病中，热毒留滞是导致发热不退、伤阴内传的主要原因。孔教授祛邪首重调畅气机，调气又以宣肺为先。他以自拟的宣肺解毒汤为基础，治疗肺经热盛喘咳，多获邪退热透之效；治疗肺经热毒旁及他经的各种病证，又能使缠绵之疾通过三焦气机之升降而消除。前一类病证，笔者已有专文论述；后一类病证，孔老师又称之为肺系相关疾病，实指肺经之热未能及时清除，侵扰他经之络，并由此而导致所连属的脏腑功能失常产生的病证。这类病证，由肺经郁热而致，但由于他经病变表现明显，医者往往容易忽略其肺经郁热、卫表失疏的本质，导致卫分证误治失治。

宣肺解毒汤由前胡、桔梗、牛蒡子、连翘、杏仁、僵蚕、薄荷、芦根等药组成。这些药物气轻味薄，且多质地轻扬，有外宣内清、利肺解毒之效，并能兼走他经，分化毒邪，对于肺系相关疾病，能起到源流俱治的作用。现将跟师过程中有代表性的验案整理如下。

1. 肺热引动肝风案

董某，男，3岁。1991年7月12日初诊。

发热1周，伴有咳嗽，曾服麻杏石甘汤2剂，肌注青霉素3日，身热不退。昨夜体温39.5℃，2时许突发抽搐，目吊，面色发青。送某医院急诊处理，予退热、镇静治疗。今晨热减，衄血少量。诊时见口周微青，指纹青，身热少汗，咽红肿，咳嗽时作，喉中有痰，鼻窍不通，脉数滑，舌尖红赤，苔薄白少津。

证属暑风外袭，郁于肺胃，失于宣畅，使毒热走络，引动肝风，故发抽搐。治以宣肺解毒，畅气机而调升降。方用宣肺解毒汤加味。

处方：前胡8g，桔梗8g，牛蒡子6g，连翘10g，杏仁8g，僵蚕8g，薄荷4g（后下），芦根15g，蝉衣5g，荆芥穗4g，忍冬藤15g，苏子梗各4g，神曲15g。

1周后复诊，家长诉上方服3剂，热退咳减，未抽搐；服5剂痰减，精神转佳。

近日贪食，发热又起，大便稀溏，时有惊惕。此为积食生热，致肺胃不和，仍以宣肺解毒汤为主，加莱菔子6g，黄芩5g，鱼腥草15g。4剂后脉静身凉，大便实，嘱家长要注意饮食调护。

按：风证属肝，但本例动风乃由初治失于宣畅，气机为寒凉所遏，热毒逼走肝络而起。宣肺解毒汤宣肺清热解毒，开祛邪之门户，且方中之僵蚕、薄荷、牛蒡子又能入肝经，散风止痉；再加入利气化痰、清散风热药，使邪出毒解而肝平。

2. 肺热引发心悸案

李某，男，9 岁。1990 年 8 月 15 日初诊。

2 月份无明显诱因而发热，当地按感冒论治，半个月后出现倦怠，心悸，喜出长气，时诉胸闷憋气。到附近医院检查，心电图示窦性心动过速及心律不齐，有早搏，验血查得谷丙转氨酶、肌酸磷酸激酶同工酶均高于正常值，诊为心肌炎，中西医治疗没有显著疗效。

近 1 个月来反复上呼吸道感染，头汗出，乏力，胸闷不畅，饭后腹胀。诊时见精神差，面色少华，咽红痰阻，时咳，鼻窍不利，脉细时结，苔薄腻。心电图检查显示 I°房室传导阻滞。

证属肺热滞络，日久化毒，旁走心络。治当利肺泄热，清咽解毒，以宣肺解毒汤加味。

处方：前胡 8g，桔梗 8g，牛蒡子 8g，连翘 10g，杏仁 8g，僵蚕 8g，薄荷 5g（后下），芦根 15g，芥穗 6g，甘草 5g，神曲 15g，麦冬 15g，菊花 10g，元参 10g。

8 月 22 日二诊：上方服 5 剂，自觉症状大减，精神转佳。仍咽红，两颌下淋巴结肿大触痛。继以利咽解毒，兼养心调中。宣肺解毒汤加忍冬藤 30g，麦冬 20g，半夏 8g，浙贝 8g，元参 10g，神曲 15g，黄柏 4g。

9 月 5 日三诊：上方服 10 剂后，善太息消失，咽红亦减，心电图正常。

以后依证加减用药，调治月余，诸症均平复。

按：病毒性心肌炎，多有外感病史，每由失治误治而成缠绵之势。心肺同居胸中，温邪自口鼻而入，踞于咽喉，犯于肺经，扰于胸膈。心肺之络受邪毒所阻，故见胸闷不畅，脉见结象。治疗当以宣肺清咽利隔为主，宣肺解毒汤透解心膈之热，佐以化痰散结养阴药，再用大剂之忍冬藤清热解毒，以防热毒内陷，故在较短时间内控制了病情的发展。本病治疗，若早用养阴，过用寒凉，皆可使邪气阻遏，内陷致变，当从脉舌症上辨识。

3. 痰气交阻引发喉痹案

王某，女，54岁。1992年5月15日初诊。

半年前因感冒而致音哑，以后感冒愈而音哑未复，常咽部堵闷，有痰咳出不爽。两个月后求治于中西医，中医给生石膏、瓜蒌、黄芩、黄连、板蓝根等药，西医给青霉素、红霉素肌注或口服，皆未见效，终至失音。诊时见咽部稍有充血，苔白，脉细弦。患者诉饮食、睡眠均正常，体表亦无寒热，咽部堵闷，口干欲饮，大便时溏。

证属风热邪毒，从口鼻直袭咽喉，搏结不去，闭塞气机，使言语不出。治以宣肺利气，化痰利咽，宣肺解毒汤加味。

处方：前胡10g，桔梗10g，牛蒡子10g，连翘10g，杏仁10g，僵蚕10g，薄荷6g（后下），芦茅根各15g，麻黄3g，蝉衣6g，苏子梗各6g，冬瓜仁20g，萹蓄草15g，甘草4g。

5月25日二诊：上方服6剂后声音已出，但嘶哑不亮，咽有痰不爽，患者欣喜非常。继畅肺利咽化痰，宣展上焦气机，上方去麻黄，加菊花、半夏各10g。

6月9日三诊：又服6剂，语音已复大半，痰亦大减，但咽堵时有出现。宣肺解毒汤去薄荷、连翘，加郁金10g，茯苓20g，苏子梗各8g，菊花15g，龙胆草6g，神曲20g。

按：咽喉外通口鼻，内达肺胃。外感之邪从口鼻而入，搏结于咽喉，使咽关气机闭塞，肺胃津液失布，凝而为痰。本例失音日久，无明显肿痛，为病在气而不在血。肺气通宣，胃津上布，才能音清嗓开，初治清凉有余，宣开不及，所以失音迁延不愈。宣肺解毒汤疏风清热，利肺化痰，治上不犯中下，加之麻黄、蝉衣、苏子梗、冬瓜仁皆为开肺利气化痰之品，萹蓄草导热下行，终使音清痹开。

4.肺失宣通、风痰滞络引发臂痛案

王某，女，58岁。1992年3月28日初诊。

右上臂连肩肘痛1周余，夜间尤甚，不能入眠，自服止痛西药及大活络丹不效。近日咽部不畅，心烦头晕，胸脘满闷，头汗出，时有恶寒发热，大便不调，小便稍黄。有冠心病、慢性胆囊炎病史。诊时见其精神不振，抱肘而坐，苔白薄腻，脉弦细。

证属风邪入侵，肺失宣畅，津液失布成痰，阻于经络、肌腠而成痹痛。治以宣气开肺化痰，通络除痹，宜宣肺解毒汤加减。

处方：前胡10g，桔梗10g，牛蒡子10g，连翘10g，杏仁10g，僵蚕10g，瓜蒌20g，半夏10g，郁金10g，防己10g，羌活10g，黄芩10g，苏子梗各8g，神曲15g。

4月6日二诊：上方6剂，右臂痛大减，他症亦皆见轻，精神随之振作。病人诉说原来胆囊炎之胁痛也减轻。现右臂活动仍有不便，胸闷入夜明显。继宣展上焦肺气，兼以通络。上方化裁，并加入桂枝10g，茯苓20g。

调治旬日，右臂活动恢复自如，心中悸闷也明显减轻。

按：患者有胸阳不振、痰湿留滞之宿疾，复受外邪，上焦气机不得宣展，阴湿化热流走肌腠筋脉而成痹痛。病虽来急，但病期尚短，宣肺化痰，清热透络，仍为治本之举。若一见痹痛，不究病机所在，就急于用活血通络之品，势必凝涩气机，阻碍邪气外出之路。其年过五旬，气血俱虚，加之胸痹、胁痛之宿疾，自当随后治疗。

5.体会

肺为胸中之脏，居于高位，外合皮毛，开窍于鼻，其气清肃，通行于营

卫气血之中。因此，任何外来之邪所致的肺气不宣不畅往往影响其他脏腑功能活动，临床出现肺系相关病证之表现。外感热病中，肺经热毒郁滞，旁及他经，可出现动风抽搐、心痛悸闷、喉痛失音、胁痛呕恶、发疹神昏、腹泻便溏等症状，它们共同的病理特点是肺失宣疏，毒热侵扰。邪热引动肝风则抽搐，旁走心脉则悸闷，搏结咽喉则失音，干犯肝系则胁痛，窜于营络则发疹，闭于心包则神迷，下涉胃肠则便泻。以上病证又多夹痰湿，若只治局部，不识全证，往往酿成缠绵之疾。孔光一教授积多年之经验，以宣肺利气、疏表透热入手，用宣肺解毒汤为基本方加减化裁，轻以去实，宣以去壅，往往使难愈之证应手而效，充实了温病辨证论治的内容。

孔光一教授疑难病案三则

孔光一教授是全国老中医专家中首批被确认的 500 名导师之一，有丰富的中医教学和临证经验，在内、儿、妇科疾病和热性病的辨证治疗方面有很深的造诣，曾治愈过许多疑难病证，今仅摘 3 例分析之。

1. 继发性不孕

胡某，女，30 岁。1998 年 7 月 24 日初诊。

4 年前结婚，婚后即孕，当时因工作忙，妊娠至 8 周做人工流产，以后月经量逐渐减少，现在每次月经用卫生纸不到半包。"人流"一年后夫妻二人商量要孩子，即不避孕，但至今 2 年不孕，曾经中西医多方治疗未效，子宫及附件检查均未见异常。

月经 2/26 天，血色淡，有少量血块，行经时腰腹疼痛，平素亦腰酸，且伴精神烦躁，饮食、睡眠尚可。舌质暗红，苔薄微腻，右脉滑。

诊为冲任受戕,肝脾失和。

处方:柴胡 10g,赤白芍各 10g,当归 10g,茯苓 15g,苍白术各 10g,炒干姜 3g,黄柏 3g,小茴香 3g,肉桂 3g,益母草 15g,丹皮 6g,香附 10g,炒灵脂 10g。

服 15 剂,患者精神好转,少有烦躁,仍腰腹疼痛,大便溏薄。舌红苔少,左脉沉。转以温经活血,调补冲任。

处方:当归 10g,赤白芍各 10g,肉桂 3g,炮姜 3g,炒白术 10g,茯苓 20g,桑寄生 15g,炒杜仲 10g,忍冬藤 20g,金狗脊 15g,泽兰 10g,三七粉 3g(分冲)。

另服乌鸡白凤丸,每早 1 丸;艾附暖宫丸,每晚 1 丸。

服上方 25 剂后,患者诉月经色显红活,量亦增,仍腰酸,苔薄腻,脉细滑。继进温肾养血,调冲任方药。

处方:当归 10g,赤白芍各 10g,白术 10g,杜仲 10g,制首乌 15g,沙白蒺藜各 10g,柴胡 10g,肉桂 3g,炮姜 3g,炒灵脂 10g,黄芩 10g,香附 10g,益母草 15g,茯苓 15g。

10 月 1 日经至,量增多,色红活,患者自觉精神愉快,大便仍软,上方去灵脂、香附,加巴戟天 10g,枳壳 10g。

10 月 29 日经至,量增多近于正常,诸症均减,此为血海渐充,上方内加紫河车 10g。

服上方数剂,于 11 月 21 日经至,已无任何不适,惟舌质红不减,为阴亏不能配阳,治以益阴扶阳,以助冲任。

处方:当归 10g,赤白芍各 10g,肉桂 4g,白术 10g,茯苓 15g,炮姜 3g,生熟地各 10g,砂仁 10g,紫河车 10g,何首乌 15g,杜仲 10g,旱莲草 10g。

另服乌鸡白凤丸,早晚各 1 丸。

12 月份月经未至,1999 年 1 月 8 日患者特来告知,尿妊娠试验为阳性,证实已怀孕。

按：本案连续治疗五个月经周期，治疗过程分为三个阶段：第一阶段以调肝脾为主，这是一切妇科病的治疗前提；第二阶段主要是温经养血，补益冲任，为胎孕准备物质条件；第三阶段也就是最后一个月经周期，是血海充实后的协调治疗，为着胎清扫障碍。全部治疗环环相扣，逐步过渡，达到了预期的目的，这是孔教授对慢性病的治疗特点。

2. 慢性肾炎

李某，男，26岁。1990年8月31日初诊。

1988年因急性肾炎住某医院治疗，出院不久又发作，两年内又住院治疗3次，用激素维持。来诊时见全身浮肿，两下肢尤甚，腹胀难忍，腰酸恶寒，四末不温，大便不畅，小便短黄，尿蛋白（+++），有管型。右脉沉细，苔薄微腻。

诊为脾肾阳虚，三焦气滞。

处方：苍白术各10g，茯苓20g，半夏10g，砂仁10g（后下），黄柏6g，干姜5g，桑寄生15g，莱菔子10g，厚朴6g，大腹皮15g，槟榔15g，萆薢15g。

服6剂后复诊，腹胀大减，肢肿及大便不爽无改变，去半夏、莱菔子、槟榔，加附片5g，生薏仁30g，桂枝10g，防己10g。

服上药1个月，诸症皆减，患者自己撤去激素，病情无反复，尿蛋白（＋），未见管型。治当益气壮阳，疏通表里三焦。

处方：生黄芪30g，苍白术各10g，桂枝10g，防己10g，茯苓20g，天花粉10g，杜仲10g，巴戟天10g，砂仁10g，半夏10g，干姜3g，黄柏6g。

服此方病情一直平稳，二便道畅，仅下肢微肿。

10月23日来诊，检验尿常规已正常，患者精神很好。望其舌红，考虑久病入络，瘀滞有化热之趋势，治当气血双调，使阴阳互长。

处方：生黄芪 30g，苍白术各 10g，黄柏 10g，肉桂 4g，小蓟 15g，茅芦根各 15g，赤芍 10g，炒蒲黄 10g，葛根 15g，焦神曲 15g，制首乌 15g，生牡蛎 30g，三七粉 3g（分冲）。

服药月余，其间两次检验尿常规均无异常，患者亦无不适之处，与初诊时判若两人。

按：慢性肾炎以脾肾阳虚多见。阳虚则不能制水，三焦气机不通，水湿泛溢而致肿。本例病人初诊时水肿明显，且有二便不畅、腹胀等三焦气机阻滞表现，在治疗上当衡量标本之缓急先后。孔教授以疏通三焦为急，治以健脾利湿，下气行水，仅一个月即诸症大减，撤去激素。第二个月以温阳益气为主，是谓治本，巩固前一阶段的疗效。应当注意的是，肾本身是水脏，又藏真火，所以肾病归根到底是阴阳两虚。前两个月的治疗中，温阳利水没用辛热药，也没用峻猛破气药，而是在平和之中达到了阳长阴益、邪去正安之目的，仅两个月时间就使持续了两年多的尿蛋白转阴。后期调理又从调阴阳、和气血入手，症状完全消失，一切均好。整个治疗过程，看似平淡无奇，药物亦无特殊，却有理想疗效，此为孔教授的独特风格。

3. 脑震荡后遗症头摇

赵某，男，10 岁。1990 年 7 月 10 日初诊。

一个多月前被年龄较大的孩子用拳头打中头部，当时倒地，但意识未完全丧失，休息数日后，活动如常，但头摇摆不定，目视物不正，右耳欠聪，时惊悸，躁动不安，某医院诊为脑震荡后遗症。不能坚持正常学习，服脑复康和其他健脑安神药未见效果。来诊时头摇动不能控制，视物时头歪向一侧，目光不正，烦躁，不易配合，精神不集中，面色灰暗无华，脉弦滑，舌尖微红，咽红。

诊为惊恐失神，脉络不通。治以宣通络脉，安神定志。

处方：白蒺藜 10g，白僵蚕 10g，蝉衣 6g，石菖蒲 6g，远志 5g，元参

10g，半夏 10g，竹茹 10g，茯苓 15g，茅芦根各 10g，生龙牡各 15g（先煎），三七粉 1g（分冲）。

服 10 剂后复诊，头摇势减，惊悸亦减少，心情平静，能配合诊查。恰逢暑假，可以连续治疗，逐渐转为化痰利气，平肝通络。

9 月 4 日处方：桔梗 8g，半夏 8g，枳壳 8g，柴胡 8g，竹茹 8g，远志 4g，焦神曲 15g，黄柏 4g，天麻 3g，苏子梗各 4g，瓜蒌 15g，连翘 10g，生龙牡各 15g（先煎），茯苓 20g。

开学后恢复上学，未发惊悸，听力亦恢复正常，斜视也基本纠正，惟不耐用脑，稍一紧张，头摇又发，休息后平静，平时大便干。治以健肾益脑，养肝息风。

处方：制首乌 10g，赤白芍各 8g，半夏 10g，竹茹 10g，沙白蒺藜各 10g，元参 10g，瓜蒌 15g，远志 5g，僵蚕 8g，天麻 4g，莱菔子 8g，生龙牡各 15g（先煎）。

另服六味地黄丸，每早 1 丸；柏子养心丸，每晚 1 丸。

服药月余，头摇止，自 10 月中旬以后未发病，能集中精力学习，偶尔烦躁。

1 月 23 日处方：半夏 10g，僵蚕 10g，远志 6g，旋覆花 10g，桔梗 10g，柴胡 10g，黄芩 10g，赤芍 10g，郁金 10g，制首乌 15g，焦神曲 10g，当归 10g，生龙牡各 15g（先煎）。

一个月后，家长前来告知一切均好，注意力集中，学习成绩良好。

按：此例头摇起于受外伤而惊恐。病机为络脉瘀滞，肝阳化风，清窍不利。孔教授先治以宣通经络，使气血通畅而心志安定，仅 10 剂则症状大减。继以开降苦泄之品平其上逆之痰浊，使机窍通而智慧益。待风定痰壅渐开之后，逐渐加培本药，汤剂、丸剂齐用，因而巩固了疗效，头摇未发。本例治疗顺利，关键在于病机分析清晰，治疗中标本次序有当，加之用药及时，故在稳中获效。

赵炳南中医皮肤科整体观的渊源及特点

　　已故著名中医皮肤科泰斗赵炳南教授是现代中医皮肤科的奠基人和开拓者，为中医皮肤科的发展做出了卓越贡献。赵老行医六十余载，不但继承了历代皮肤科治疗经验的精华，且有颇多创新。赵老临床诊治皮肤科疾病，非常重视整体观念，可以说在赵炳南之学术思想体系中，整体观是居于第一位的。本文试对赵炳南整体观学术思想的渊源及特点进行探讨。

1. 赵炳南中医皮肤科整体观学术渊源

　　赵炳南教授通晓中医经典著作及历代外科专著，在学术思想上近承明清皮外科名家，远宗《内经》等。整体观是中医学理论体系的主要特色之一。中医学认为，人体是一个有机整体，其各部分之间是相互依存、相互联系、相互影响、相互制约的。中医的辨证，就是以整体观为指导思想，对四诊得来的临床资料，根据它们的内在联系，加以分析、归纳，以探求疾病的根源和病变的本质所在的过程。中医皮肤科学在中医学理论指导下，经过历代医家的努力实践与探索，逐渐形成了从整体出发、重视局部、内治与外治相结合的辨治观，疗效独特而且自成体系。

　　《内经》的理论具有突出的整体性和思辨性。根据脏属于内、形见于外的藏象学说，按照辨证求因、审因论治的思维过程，形成了一套较为系统的病因、病机、诊断、治疗理论，提出了辨证治疗的思想，为皮肤病学的发展确定了方向。如《素问·皮部论》提出了十二皮部是十二经功能活动在体表皮肤的反应区。《素问·至真要大论》指出："诸痛痒疮，皆属于心。"《内经》所论述的整体观思想无疑是赵炳南皮肤科整体观的渊源所在。

《伤寒杂病论》对肌肤的生理、病理及治疗意义做了深刻论述，指出各种病因作用于机体所引起的一系列病理变化可通过肌肤反映出来。若血分热盛，可见"面赤斑斑如锦纹"；若风热过盛，可见肌肤"自痒"等。其丰富的整体观及辨证论治思想对赵炳南的临床辨治具有指导意义。

明清两代是中医皮外科全盛和争鸣时期，此时期皮外科学所取得的成就是赵炳南皮肤科学术思想最重要的源泉。《外科正宗》从整体观出发，倡导内外治并重，"使毒外泄为第一要务"，为纠正当时医界时弊起了积极作用。陈实功内治外症，主张辨证寒热虚实，确定提纲挈领的消、托、补三法，尤善托、补，并重视脾胃之调理；外治外症，融会历代医家外治法且多有创新，形成了中医外科史上第一大学派——正宗派。其特点有：重视脾胃，补益气血；审证求因，内外合治；内治按八纲，外治遵三法。陈氏运用整体观治疗皮外科病达到了新的高度。

《医宗金鉴·外科心法要诀》审视辨别疾病的致病因素（内外因），判明疾病的发展与转归，探明疾病的发病机理，是《医宗金鉴》诊治皮肤病的一大特色。《医宗金鉴》认为，有些皮肤病是由外邪入侵所致，而有些皮肤病与脏腑气血失调密切相关，充分强调局部外治与整体内治相结合。其整体观治疗思路深受后世医家推崇。

《疡科心得集》创疡科三部病机论，指出病在上部者，俱属风温、风热，风性上行故也；在中部者，多属气郁、火郁，以气火俱发于中也；在下部者，俱属湿火、湿热，水湿下趋故也。又创三陷变局，谓火陷、干陷、虚陷也。高氏将温病学说吸收进他的学术思想中，进一步促进了中医皮外科学的发展，其中处处贯穿着整体观思想。

2. 赵炳南中医皮肤科整体观思想特点

中医整体观这一指导思想贯穿赵炳南诊疗的全过程。赵老在论述皮肤病病因六淫致病时即明确指出，风、寒、暑、湿、燥、火六淫为病，多与季节气候、居住环境有关，如春季多风病，冬季多寒病，夏季多暑（火）病，居住潮湿之地易感受湿邪等，这体现了"天人相应"，人体与自然环境关系密切的整体观念。赵老还指出，因为思想情绪的过激或过度抑郁而引起的七情变化，这个因素在皮肤病的病因学上也应给予重视。在四诊当中赵炳南最重视的是望诊。他认为皮肤病可用"一目了然"来概括，应当做到看到一种皮肤病后很快就知道如何诊断和处理。赵老重视舌诊，指出舌象能够比较客观地反映病情，并且能在疾病的发展过程中，随病情的变化，而及时地显现出来。对于辨别疾病的性质，推断病情的深浅轻重，以及判断疾病转归与预后等，都有重要的临床意义。赵老临证中常常是望一望、问一问、把把脉，基本上就把处方思路定下来了，正所谓"望而知之谓之神"，赵老就是采取望而知之。

赵老指出："皮肤暗疮虽形于外，而实发于内，没有内乱，不得外患。"他将皮肤病内治法归纳为十法，即疏风解表止痒法，养血润肤止痒法，清热凉血泻火法，活血破瘀、软坚内消法，温经散寒、养血通络法，健脾除湿利水法，清热解毒杀虫法，补益肝肾、强筋壮骨法，调和阴阳、补益气血扶正法，和解疏肝理气法。赵老认为，应从整体观出发研究皮肤病的发病规律，从整体角度分析皮肤科病证及其变化。对任何一个皮肤局部的病变，不但要考虑到局部与相应内脏的直接联系，还要注意到它与其他脏腑的关系，从而明确皮肤局部病变的实质。

如赵老治疗急性炎症性皮肤病时，十分重视对心与肝胆的辨证，喜用龙胆泻肝汤加减化裁。他认为心肝火盛是导致急性炎症性皮肤病的重要原因，而龙胆泻肝汤正是清泻肝胆实火、清利肝胆湿热的代表方剂。

赵老临床擅治湿疹，认为本病可分为急性期、亚急性期及慢性期。前两期在临床上均有较明显的湿象，其发病机理为湿热内蕴，或湿重于热，或热重于湿。在治疗上赵老惯用除湿胃苓汤，并根据热与湿的轻重不同进行加减。而在湿疹的慢性期，皮肤出现干燥、粗糙、肥厚、角化等一系列燥象而无水疱、渗出、糜烂等情况下，赵老仍运用治湿之法。对此赵老曾言："正是因为湿邪有重浊、黏腻的特点，因此，病理过程迁延日久，湿邪停滞，日久化燥，肌肤失养，是导致慢性肥厚性皮肤病的关键，故仍以治湿为本。"常用薏苡仁、茯苓皮、扁豆、苍术、白术等健脾祛湿，以及车前子、猪苓、防己、泽泻、萆薢等利湿祛湿。

赵老重视标本兼治、内外兼治的整体与局部相结合的治则。既重视湿热的表现，又重视脾失健运的根本原因。指出理脾化湿可以说是治疗湿疹的根本，使机体内部的运化机能发生变化，才能从根本上治疗湿疹。

总之，赵炳南在治疗皮肤病中，强调对脏腑的辨证，强调内外结合，充分体现了对中医学整体观的高度重视。

赵炳南皮肤科学术渊源

赵炳南，著名中医学家，现代中医皮外科学的奠基者和开拓者。13岁跟师学习，熟读《医宗金鉴·外科心法要诀》《外科准绳》《疡医大全》《外科启玄》《本草纲目》《濒湖脉学》等医学著作，有的还能背诵。读书同时，还苦练制作丸、散、膏、丹的技能，奠定了皮外科的基本功。21岁（1920年）悬壶于北京西交民巷，以自己的智慧和才华服务于民众，更以仁慈之心，为贫病交加的劳苦大众解除疾苦，救治急难重症患者。新中国成立后，赵老被聘为北京医院、中国医学科学院、北京和平医院等单位中医顾问。1956年进入北京中医医院工作，1973年在北京中医医院建立了第一个中医皮肤科，在中医皮肤科理论和临床上做出了创造性的贡献。

赵炳南一生勤于实践，1975年，人民卫生出版社出版了由赵炳南亲自审定，其徒弟和助手整理而成的《赵炳南临床经验集》。本书1978年荣获全国科学大会奖，是迄今为止反映赵炳南中医皮肤科学术思想和诊疗经验最深刻、最全面的资料，是中医皮肤科的里程碑，也是探寻赵炳南中医皮肤科学术渊源最具参考意义的资料，在缅怀赵炳南功绩及研究他中医皮肤科学术思想和临床经验的今日，更是弥足珍贵。本文通过学习，并以之为依据，探寻赵炳南中医皮肤科学术渊源，用以表达对先辈的崇敬之心。

1. 扎根于中医学深厚的土壤之中

赵炳南自幼学习皮外科，在中医学知识的宝库中汲取营养，成为一代宗师，晚年则专攻皮肤病，博大精深的中医学知识宝库，是赵炳南皮肤科学的知识源泉和得以发展的巨大推动力。《赵炳南临床经验集》记载了31种常见的皮肤病，其反映出的皮肤科学术思想，远宗《内经》，近承明清，既继承了历代皮外科的精华，又有颇多的创新，形成了自己的风格。

（1）突出中医辨证论治特色，规范皮肤病证类：中医皮肤科有着久远的发展历史。隋唐时期即出现了皮外科病的专篇，如《诸病源候论》《千金要方》《外台秘要》等，宋元时期出现了皮外科病的专著，如陈自明的《外科精要》、齐德之的《外科精义》等，后者虽言"外科"，实则包括皮科。中医学自古分科欠详，尤其皮肤科病变长期归于外科病中，不利于其自身的发展。辨证论治是中医学的特色，皮肤科学作为一个独立的学科，亦应纳入到中医辨证论治体系中。

《赵炳南临床经验集》记载了11类共31种皮肤病，对每一种疾病都进行了证型分类。

如病毒类皮肤病带状疱疹，《医宗金鉴》称"缠腰火丹"，分干、湿两类，干者属肝心二经风火，用龙胆泻肝汤；湿者属脾肺二经湿热，用除湿胃苓汤。赵老认为，二者皆当属湿热，又可分为两型，基底鲜红者为热盛型，基底淡红者为湿盛型，前者多伴见口苦、咽干，后者多伴见腹胀、纳呆。

又如细菌性皮肤病丹毒，古代依病位不同而有多个病名（发于下肢者为流火，发于面部者为抱头火丹，发于眼部者为眼丹，发于胁部者为内丹等），证候和治疗缺乏统一。赵老认为，尽管丹毒多种，但血分伏火为内因，感受湿热火毒之邪为外因，却具有共同性。赵老在此基础上又分急、慢两类：急性者毒热型多，慢性者湿热兼夹型多。毒热重可见高热、神昏谵语，湿热重可见水疱、渗液。又根据部位不同而有不同的兼邪，如发于头面者多兼风热，发于胁下者多兼肝火，发于下肢者多兼湿热等，这样既规范了证候，又不乏灵活性，更便于学习和运用。

荨麻疹是一种常见的过敏性皮肤病，因有起落迅速或此起彼伏的特点，多将发病之因归于风邪所致。赵炳南在此基础上细分为风热型、风寒型、血虚受风型三类，分别治以疏风泄热、辛温散风透表、养血散风，基本抓住了荨麻疹的特征，明晰了荨麻疹的证候。

系统性红斑狼疮属于结缔组织病，一般认为《金匮要略·百合狐惑阴阳毒病脉证并治》中提到的阳毒、阴毒与本病有相似之处，但长期以来古医籍略于对其病因病机的分析和病证的描述，病证分类亦不详。赵老认为，对疑难性疾病的辨证一定要依其内在规律而进行，系统性红斑狼疮患者脏腑毒热证表现，在不同病程阶段有不同的病变重心，依此来确定证候类型，则更符合临床实际。突然发生高热或高热持续不退，面部或其他部位出现红斑，病情紧急者，为毒热炽盛证；高热之后长期低热不退，出现全身消耗性症状者，为阴血虚亏证；病中出现心悸气短、心神不安、四肢厥冷、汗泄脉结者，为毒邪攻心证；后期毒热侵及肾脏，出现肾阴亏损表现者，为肾阴亏损证；后期患者，肝脾肿大或肝功不正常，或妇女月经失调者，为毒热伤肝证等。

《赵炳南临床经验集》对于其他皮肤病也多有明确的证候分型，体现了中医学辨证论治的特色，有很高的实用价值。本书与《简明中医皮肤病学》（赵炳南、张志礼主编，北京中医医院皮肤科医生参编，展望出版社 1983 年出版），对常见皮肤病的辨证分型，起到了规范皮肤病证候的作用，也具有一定的权威性。

（2）运用阴阳辨证辨皮肤病：阴阳辨证包含在八纲辨证之中，又是八纲辨证的总纲，即在辨清疾病的表里寒热虚实之后，判定证之属阴属阳。明清外科学家重视阴阳辨证的应用，如《外科正宗》中有"痈疽阳症歌""痈疽阴症歌"，《疡医大全》也说："凡诊视痈疽，施治，必须先审阴阳……医道虽繁，而可以一言蔽之者，曰阴阳而已。"外科"全生派"代表作《外科证治全生集》更是将众多的外科病，以皮肉颜色的红白辨阴阳，为阴阳辨证在外科的应用做出了突出的贡献。这一派医家还对痈疽形状的突陷、根盘的散收、病损的浅深、脓液的稠稀等进行阴阳的辨别，创阴疽名方阳和汤。外科阴阳辨证的道理同样可用于皮肤科，赵老常以皮损基底的红白、病情的急缓辨阴阳。如荨麻疹，基底鲜红者属阳，基底淡白者属阴。对于紫癜类的疾病，根据赵老的体会，可以归纳在《医宗金鉴·外科心法要诀》"血风疮"和"葡萄疫"中。从临床表现看，又可分为阴斑、阳斑两类：过敏性紫癜，偏于血热妄行，属阳斑；血小板减少性紫癜，脾虚不统血者多，属阴斑。二者治疗也有较大区别。此外，对于红斑类皮肤病，如银屑病、红斑性结节等，赵老也引入阴阳辨证，阳斑者治以凉血清热，阴斑者治以养血健脾。

2.明清皮外科学成就是赵炳南皮肤科知识的源泉

明清时代，是中医皮外科学发展的鼎盛时期，名家辈出，专著大量涌现，最具有代表性的外科三大学术流派"正宗派""全生派""心得派"形成，各派的代表作《外科正宗》《外科证治全生集》《疡科心得集》虽曰外科，实则皮外科共论。陈实功《外科正宗》注重中医学基本理论和辨证方法在皮外科病中的应用，在辨寒热虚实的前提下运用消、托、补法。王洪绪《外科证治全生集》创外科阴阳辨证体系，完善了外科阴证的辨治。高锦庭《疡科心得集》创疡科三部病机论（上部风温、风热多，中部属气、火多，下部属湿火、湿热多），又创三陷变局论（火陷、干陷、虚陷），与"走黄"共列为毒入营血之危证。还有如清代祁坤的《外科大成》、吴谦的《医宗金鉴》、马培之的

《医略存真》等也皆宗"正宗"派，共同促进了皮外科的繁荣。

明清中医皮外科学的成熟理论和成功经验，给予赵炳南皮肤科丰富的营养和巨大的推动力。《赵炳南临床经验集》第三部分"经验方和常用方"，仅统计标有明确出处的 30 首赵老常用成方，来源就有《医宗金鉴·外科心法要诀》《外科证治》《外科证治全生集》《疡科选粹》《证治准绳》《疡科经验全书》《丹溪心法》《金匮要略》等十余部医著，其中出自《医宗金鉴·外科心法要诀》的赵老常用成方最多，包括加减龙胆泻肝汤、化斑解毒汤、三妙散、白降丹等 20 首，占总数的 2/3，可见《医宗金鉴》对赵老影响之深。

湿疹是常见皮肤病，种类多，古医书上没有此病名，但有奶癣、旋耳疮、四弯风、绣球风等，分别相当于现代的婴儿湿疹、耳周湿疹、肘窝湿疹、腘窝湿疹、阴囊湿疹等病。赵老继承了《医宗金鉴·外科心法要诀》《疡科心得集》将湿疹病因归于湿、热、风的观点，进一步阐述其临床特点：夹风者瘙痒明显，化火者皮肤焮赤灼热，夹湿者皮肤流渍缠绵。对证候的分型参照古代医家分干敛、湿敛的方法，总体上将其分为热盛型和湿盛型两类，思路清晰而且实用。《赵炳南临床经验集》选入了 9 个湿疹病案，热盛型治以龙胆泻肝汤为主，湿盛型治以加减胃苓汤为主。两方皆来自《医宗金鉴·外科心法要诀》，再一次说明《医宗金鉴》对赵炳南皮肤科学术思想影响之深。

3. 清代温病学说的渗透提升了赵炳南皮肤科的学术性

温病学说形成于清代，以叶天士卫气营血辨证和吴鞠通三焦辨证的创立为显著标志。温病分为温热、湿热两大类别，温热病热象显著，湿热病缠绵难愈，这些特点在某些皮肤科中常有显现。赵炳南率先将温病学的成就用于皮肤科中，是他的高人一筹之处，也使中医皮肤科得到了快速发展和提高。

（1）卫气营血辨证在丘斑疹类皮肤病中的应用：叶天士说："卫之后方言气，营之后方言血。"卫分证的皮损多以红色丘疹、风团、斑疹为主，或伴发热、头痛、脉浮数等。以荨麻疹为例，赵炳南治风热型有二方，第一张是荆防方（见《赵炳南临床经验集》），第二张是桑菊饮加减方（桑、菊、杏、薄、银、翘、草、防、丹）。荆防方是赵炳南治疗急性荨麻疹的常用经验方，其中荆芥、防风、薄荷、蝉衣是一线用药，因为它符合卫分证疏散、清透的治则，即使是治疗风团偏白属风寒型的荨麻疹，也在配伍之列。

皮损见大片弥漫性红斑、灼热，或伴有高热、口渴、脉数大、舌红赤，如急性发作的药疹、皮炎、漆疮、丹毒等，则属于气分热盛或气营（血）两燔证。赵老用《医宗金鉴》化斑解毒汤，本方由生石膏、知母、生地、元参、黄连、连翘等组成，可用于温病气血两燔证，而急性感染性皮肤病以及其他皮肤病见丘斑疹鲜红、热象明显、伤阴较重的，也都可化裁使用。

（2）感染性皮肤病"走黄"为温病急危症：感染性皮肤病病情发展快，阳热证表现明显，严重者可出现内在脏腑的毒热证，此即"走黄"，相当于败血症全身感染期。若出现高热、动风、神昏、皮肤斑疹红紫或黄疸，则为邪毒内陷，闭窍动风之证，病在阳明（胃）、厥阴（心包、肝），顷刻有内闭外脱、肝风内动之虞，治疗刻不容缓。《赵炳南临床经验集》中的解毒清营汤、解毒凉血汤、凉血五根汤、凉血五花汤、化斑解毒汤，或用于治疗感染性皮肤病的毒热炽盛证，属于温病的气营或气血两燔证，相当于现代毒血症或败血症期，或治疗一些红斑性皮肤病，如盘状红斑狼疮、多形性红斑、结节性红斑等属于血热发斑，热毒滞络证的。它们皆属于温病营血证或气血两燔证，而"走黄"则是温病的急重证，用药以大清气血的石膏、知母、银花、连翘、板蓝根、公英、生地、黄连等为主，或合用安宫牛黄丸、至宝丹等开窍息风，充分体现出温病学与皮肤病学在学术上的联系和相互渗透。

（3）湿热病证治理论在皮炎、湿疹类皮肤病中的应用：皮肤病中湿与热形影相随，热能化火伤营凝血，湿能浸渍化风炼痰，久则入络成顽症而不治。与湿有关的皮损如水疱、溃疡、糜烂、渗液等，往往反复不愈，奇痒无比，并易发于身体下部、隐蔽部位。疾病如慢性湿疹、神经性皮炎、接触性皮炎、结节性痒疹以及阴囊、女阴部、下肢、足等处的湿疹、溃疡、癣或合并感等病变。

赵老以治疗湿热病的清热祛湿解毒法治疗皮炎、湿疹类皮肤病。《赵炳南临床经验集》常用方、经验方中带有"除湿""祛湿"字样的方剂有除湿解毒汤、健脾除湿汤、疏风除湿汤、搜风除湿汤、祛湿健发汤、加减除湿胃苓汤、清脾除湿饮加减、除湿丸、除湿药粉等，用于各种皮炎（过敏性皮炎、接触性皮炎、神经性皮炎）、感染性皮肤病（下肢溃疡合并感染、足癣感染）、湿疹（慢性湿疹、盘状湿疹）、血管性水肿（唇、颜面）、阴囊水肿、女阴溃疡、皮肤瘙痒症、结节性痒疹及脂溢性脱发等，皆湿热并治，治湿为先，三焦分而走之，取得满意的疗效。

赵老还把温病学对湿热病按湿与热的多少分别而治的方法用于皮肤病治疗中。以湿疹为例，发病急，病程短，口渴，心烦，初起皮损潮红，焮热肿胀，继而粟疹起片或水疱密集，瘙痒无度，为热盛型，治以清热利湿，佐以凉血，用药以龙胆草、黄芩、黄柏、茵陈、栀子、车前、泽泻、生地黄、地肤子、白鲜皮为主；病程日久，缠绵难愈，皮损增厚变粗，抓痕重，顽固瘙痒，全身无明显症状，或见苔白腻，为湿盛型，治以健脾利湿，佐清热，用药以厚朴、陈皮、茯苓、黄柏、苍术、车前、泽泻为主；湿邪久蕴化热，由急性变为亚急性，皮疹泛发，呈米粒大红色丘疹或水疱，糜烂渗液，为湿热并重型，治以清热利湿并重，用药有龙胆草、黄芩、黄柏、茵陈、栀子、大青叶、地丁、车前、泽泻、生地等。

4. 结语

赵炳南皮肤科学是现代中医皮肤科学术水平的标志，它扎根于中医学肥沃的土壤之中，汲取明清中医外科学的成就，借鉴清代温病学的辨证体系，在理念、思想、方法各方面，形成了自己的风格，为当今中医皮肤学界推崇和学习。探寻其学术渊源，理清中医皮肤科学发展的历史脉络及对赵氏学术思想的影响，对于更好地继承赵炳南学术思想及经验，促进中医皮肤科沿着可持续发展的道路前进有重要意义。

赵炳南中医外科阴阳辨证思想及其学术渊源

赵炳南先生是中医界著名的皮外科专家，在他数十年的临床生涯中救治患者无数，他高尚的医德和精湛的医术至今仍为后人所称道。赵老临床有独到的经验，创立了很多内服、外用的皮外科效验方，善用阴阳辨证治疗临床疑难杂症，并提倡调和阴阳的治法是外科治疗的根本。因此，我们对阴阳学说及辨证做一简要整理，以期借此能更好地理解和继承赵老的辨证思想。

1. 赵炳南的阴阳辨证思想及临床应用

赵老临床善用阴阳辨证。北京中医医院邓丙戌主任谈到赵炳南的治学思想时，指出其最推崇的是《外科证治全生集》中对区别痈疽之阴阳的比喻："痈与疽之治，截然两途。世人以痈疽连呼并治，夫痈疽二字之连呼，即夫妻二字之连呼也。若以痈药治疽，犹以安胎之药服其夫矣。"赵老进一步提出："辨阴阳必须放在首先思考的位置。"相应地，调和阴阳也是重要治法。赵老曾于 1979 年在《中医杂志》发表题为"调和阴阳在皮肤科的临床应用"一文，其中明确提到："调和阴阳在皮肤科疾病中，也占有重要位置。"并以天仙藤、鸡血藤、首乌藤、钩藤为基本方加减。赵老认为：天仙藤、鸡血藤性温通，活血养血，舒筋通经，可治在下的腰膝酸软、麻木瘫痪、月经不调；首乌藤性平，养血通络，引阳入阴；钩藤性凉，透发邪热，能在上清热平肝、定惊除眩。可见，四药为凉温同用，承上启下，养血活血，温经清热，共奏调和阴阳之功。

今人无缘聆听赵老临证教诲，但从其著作和发表的临证医案中仍能体会赵老对阴阳辨证的重视，主要体现在以下几方面：

（1）表现类似的疾病要辨明证候的阴阳：赵老曾治疗两位膝关节不利的患者：例一傅某，右侧膝关节因摔伤肿胀疼痛二十多天，局部扪之灼热，有压痛，被动活动疼痛，有明显波动感，X 线提示关节腔积液。舌苔薄白，脉弦滑数。西医诊断为急性创伤性关节炎，中医辨证为外伤导致气血凝滞、郁而化热之阳热证。治以清热消肿，活血通络：金银花一两，连翘三钱，赤小豆一两，当归三钱，防己五钱，鸡血藤一两，赤芍三钱，牛膝三钱，车前子一两，活血止痛散 1/4 瓶，云南白药 1 瓶，服五剂后肿胀明显消退。例二孙某，右侧膝部因摔伤肿痛 8 个月，局部扪之有波动，压痛明显，活动后酸痛较重，夜间明显，两腿无力，天气寒冷后症状亦加重。舌苔薄白，脉沉弦。西医诊断为膝关节创伤性滑囊炎，中医辨证为气血瘀滞、复感寒湿之阴寒证。治以温经通络，除湿散寒：熟地五钱，鹿角胶三钱，白芥子五钱，肉桂一钱，炮姜三钱，麻黄二钱，附片二钱，炙甘草二钱，黄芪一两，泽泻三钱，牛膝三钱，服七剂后肿见消退。以上二案虽同为膝关节不利，但根据病程、整体表现和局部特征辨明以上二证有阴阳之分，前者偏于热毒壅滞，后者偏于寒湿阻滞，因此前者重在清热解毒，后者重在温经除湿。

（2）整体表现和局部体征要分别区分阴阳本质：如史某，小腿红肿疼痛反复发作 6 年，西医诊断为游走性脉管炎，小腿肿痛，坐久及天冷阴雨时加重，左小腿溃疡未愈，右足背动脉弱，舌苔薄白，舌质如常，脉沉弦。虽局部红斑、疼痛类似阳热证，但从整体表现及舌脉判断为寒湿凝滞、气血阻隔的阴寒证，治以温经通络，活血破瘀：藏红花一钱，苏木三钱，酒当归五钱，赤芍五钱，木通三钱，伸筋草五钱，透骨草四钱，土鳖虫二钱，蜈蚣三条，鸡血藤五钱，白僵蚕三钱，京三棱四钱，加黄酒五钱，服 12 剂后小腿消肿。全方重在温通二字，若误用清热，则会加重寒凝血滞，使病情加剧。

（3）同一证候中再辨阴阳：如李某，口腔溃疡反复发作 7 年。头晕头痛，溃疡反复发作，脉寸关弦，说明邪热炎上，阴液不足以制虚热；肢凉，腰酸，便溏，尺沉，说明下焦有寒。阴阳证并存，治以调和阴阳，滋阴降火：天仙藤五钱，鸡血藤五钱，首乌藤五钱，钩藤三钱，沙参一两，石斛五钱，菟丝子四钱，女贞子五钱，枸杞子三钱，车前子五钱，马蔺子三钱，金莲花五钱。方中四藤为赵老常用调和阴阳的基础方，合用沙参、石斛、女贞子养阴扶正；枸杞子、菟丝子温肾助阳；金莲花、车前子清热利湿祛邪。

从以上案例可以看出，赵老不但推崇阴阳辨证，在临床上应用更是得心应手。那么阴阳辨证为何对中医外科的诊治有如此重要的意义？究阴阳学说之理，溯阴阳辨证之源就不难发现其中缘由。

2. 阴阳辨证在中医外科中的重要性

明代张景岳指出："凡诊病施治，必须先审阴阳，乃为医道之纲领，阴阳无谬，治焉有差，医道虽繁，而可以一言蔽之者曰阴阳而已，故证有阴阳，脉有阴阳，药有阴阳。"可见阴阳辨证在中医诊疗中占有重要地位。齐德之《外科精义》中说："夫疮肿之生，皆由阴阳不和，气血凝滞。"《景岳全书·外科钤》云："凡疮疡之患，所因虽多，其要惟内外二字，证候虽多，其要惟阴阳二字。知此四者，则尽之矣。然内有由脏者，有由腑者，外有在皮肤者，有在筋骨者，此又有深浅之辨也。……知此阴阳内外，则痈疡之概可类见矣。"陈士铎《洞天奥旨》说："疮疡最要分别阴阳，阴阳不明，动手即错。"

3. 外科"全生派"与阴阳辨证

当今普遍认为以清代王洪绪为代表的外科"全生派"继承与发展了明代张景岳外证阴阳辨证，创立外科阴阳辨证体系。清代名医马培之非常推崇《外科证治全生集》，他认为："国朝王氏洪绪撰《全生集》，说尤完美，是书务审病因，而辨章阴阳强弱不失累黍，故世推为善本。"该书以阴阳为辨证之纲，将众多外科病，以皮色红白分辨阴阳痈疽，立阳痈阴疽之说，创阴阳辨证法则。王洪绪说:"凭经治症,天下皆然,分别阴阳,惟余一家。"黄铉亦谓:"以阴阳辨痈疽之别,以赤白明阴阳之著,实能补古方书所未逮。"其阴阳之分,又重在望诊。凡患处红肿疼痛为阳为痈,其毒浅,多为火毒之滞,凡色白根盘平塌为阴为疽,其毒深,多为寒痰之凝,阴毒深伏。故王氏主张痈疽分治。受其影响,其后许克昌、毕法同辑的《外科证治全书》强调望诊和阴阳辨证。如:阳痈高肿色红,焮热疼痛;阴疽漫肿色白,坚硬木痛。另有邹五峰的《外科真诠》谓:"医者能分阴阳调理,大症化小,小症化无,以图消散,斯为上工之技。""大抵疮毒,纯阳固多,纯阴原少,惟半阴半阳之毒居多。"说明要重视阴阳辨证,不仅有纯阴纯阳之分,更有半阴半阳之分。张山雷说:"疡科辨证,首重阴阳。"以上医家及赵炳南先生的辨证思想皆深受《外科证治全生集》的影响。实际上阴阳辨证在中医外科诊治中的作用确实是功不可没。

4. 阴阳辨证在中医外科的运用

刘再朋在《略论阴阳学说在外科临床上的运用》一文指出:"阴阳学说如何在外科临床上运用,在宋代以前外科著作阐述得还不多。到了明代外科学术有进一步的发展,并多医家如汪机、薛新甫、王肯堂、张景岳等,把阴阳学能具体地运用到外科上来,又经清代名家的补充,对痈疽疮疡的阴阳辨证更为明确。"1963年李文杰在《论外科中"阴证"与"阳证"的辨别》一文中指出:"虽然在疾病发展过程中所反映出来的症状,往往是错综复杂的,但概括起来,总不外乎阴证和阳证两大类。对于外科病的诊治,首先是区别病证的属阴证抑或阳证,从而制定不同的处理方法。由于辨阴证、阳证在外科临床治疗上具有十分重要意义。"

《外科全生集》和《外科证治全书》是根据相对存在的局部症状,将外科疾病概括地分为阴阳两类进行辨证施治。如瘰疬、乳岩、失荣、附骨疽、瘿瘤、鹤膝风等归纳在阴证,痈、疽(有头)、疔疮、疖肿等归纳在阳证。局部表现为阴证的，初起顶平根散，皮色不变，不热不痛或微痛；已成肿硬色暗，不作脓，不溃腐；已溃皮烂肉坚，肿仍不消，酸胀不减，或脓水清稀，腐肉虽脱，新肌不生，色败臭秽，难消、难溃、难敛。局部表现为阳证的，初起顶高根活，色赤发热，焮肿疼痛，逐渐加剧；已成焮痛，皮薄光亮；已溃脓水稠厚，色鲜不臭，焮肿易消，疼痛易止，腐肉自脱，新肌即生，易消、易溃、易敛。全身症状若是阳证而范围较大的，可能出现恶寒发热，头痛骨楚，胸闷胃呆，口干喜冷饮，二便不利，舌质红，苔黄腻，脉象洪数或滑数等；严重的还可造成内陷危候，多见于发证。阳证而范围较小的，一般全身症状不甚显著。若全身症状是阴证，形体消瘦，面色无华，精神倦怠，食欲减退，口淡乏味，畏寒，腰酸或发低热，舌质淡，苔薄白，脉象沉细或虚弱等，严重的还可能发生气血两竭的疮劳危候。

综合历代医家应用阴阳辨证的经验，有以下几点应明确：

（1）分别阴阳的方法是多方面的：除局部表现外，病因、病位、疾病的变化过程、病程长短、治疗难易等皆可作为分别阴阳的依据。而结合全身表现，综合评价病证的阴阳属性更有临床意义。如张山雷《疡科纲要》云："要之，见证论证，分别阴阳，务必审查其人之气血虚实及病源深浅，而始有定论。望色辨脉，兼验舌苔，能从大处着想，为阴为阳，属虚属实，辨之甚易。若仅从所患之部位为据，已非通人之论。而顾拘于方寸间之形色，亦只见其目光之短浅，究竟于病情病理，两无当也。"指出了外科疾病的辨别阴阳，不能孤立地以局部症状为依据，需从整体出发，对所有症状进行全面观察，将局部与全身症状联系起来分析、判断，这样才能得出完整的结论。如《外科证治全生集·重订凡例》说："不知阴中有阳，阳中有阴，有真热，有假热，有真寒，有假寒，若　概以色之红白为分，何能无误。"因为局部症状多复杂，局部与整体结合辨阴阳方能避免失误。《疡科纲要》中亦云："有可以病之寒热虚实分阴阳者，如热病皆阳证，寒病皆阴证，实病多阳证，虚病多阴证。"说明应进一步结合八纲内容从病机的角度阐明病证阴阳属性，仅从局部症状探讨阴阳未免显得肤浅。

（2）在辨阴阳的方法上要分清主次，辨别真伪，抓住重点：如《疡科心得集·流注》云："……此为实邪阳证，其色虽白，不可认作虚证阴证。"流注早期皮色不变，化脓期皮色才发红，易被误作阴证处理，而此病发病急，早期虽皮色不变，但触之有热感，化脓快，溃后脓液稠厚，收口不难，同时伴有急性热证的全身表现。

（3）必要时结合辨病论治：刘再朋指出：辨别阴阳"不能从一时的、表面的现象着眼，而要做深入的分析，了解病的全过程、病的性质，就不会为一时的假象所掩盖，而做出错误的判断。"《兰台轨范·序》云："欲治病者，必先识病之名，能识病名而后知其病之由生，知其所由生又当辨其生之因各不同，而病状所由异，然后考其治之之法，一病必有主方，一方必有主病。"

（4）阴阳可相互转化：《洞天奥旨》指出："或以痈为阳、疽为阴，未为通论，盖痈疽各有阴阳也。"又说："有先阳变阴，有先阴变阳，各个不同也。"《医宗金鉴·附骨疽》云："……初觉寒热往来，如感冒风邪，随着筋骨疼痛，不红不热，甚则疼如锥刺，筋骨不能屈伸转动，经久阴极生阳，寒郁为热，热甚则肉腐为脓，外形肿胖无头，皮色如常，渐透红亮一点，内脓已成。"说明阴证可逐渐转为阳证。

5. 结语

通过对以上历代医家认识阴阳辨证和在中医外科中应用阴阳辨证相关文献的梳理，不但明确了阴阳辨证在中医外科应用中具有重要价值，也因此对赵炳南先生临床善用阴阳辨证有了更深刻的理解，有利于更好地继承赵老的临床经验，并将其有效地应用于皮外科临床中。

临证

心法

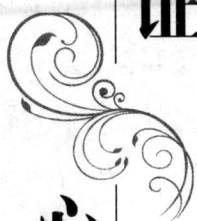

卫分证及其治疗

卫气营血辨证，是温病学理论体系的核心，其与三焦辨证的创立，是温病学术成熟的标志。

卫气营血辨证理论由叶天士创立。叶天士的代表作《温热论》关于卫气营血的论述，是温病学术的核心内容，本书被称为温病学的奠基之作。

卫气营血辨证对于阐明温病发生发展过程中的病理变化、证候特点、病情传变并进而确立治法方药都有重要意义。

《温热论》明确提出卫气营血概念。第1条："温邪上受，首先犯肺，逆传心包。肺主气属卫，心主血属营。辨营卫气血虽与伤寒同，若论治法则与伤寒大异也。"第8条："大凡看法，卫之后方言气，营之后方言血。在卫汗之可也，到气才可清气，入营犹可透热转气，如犀角、玄参、羚羊角等物，入血就恐耗血动血，直须凉血散血，如生地、丹皮、阿胶、赤芍等物。"这两条原文被称为温病大纲。

卫气营血证候的表现在《温热论》和叶天士其他著作中叙述得都较零散，清代章虚谷《医门棒喝》对卫气营血证候的表现有简洁的概括："凡温病初起，发热而微恶寒者，邪在卫分；不恶寒而恶热，小便色黄，已入气分矣；若脉数舌绛，邪入营分；若舌深绛，烦扰不寐，或夜有谵语，已入血分矣。"

卫分证为温病初起的证候，临床表现为恶寒发热，头痛，口微渴，无汗或少汗，咳嗽，苔白，脉浮。此为卫分证之代表证候，具有温病卫分证基本的临床特点，而以风热病邪、燥热病邪所致呼吸系统感染性疾病的初期最典型。

卫分证既有单纯、轻浅的一面，又有缺乏特异性的一面。

关于其治法，叶天士云："在卫汗之可也。"

如何理解"汗之"？温病忌用辛温，当如何发汗？叶天士说："辛胜便是汗药。"吴鞠通说："妙在导邪外出……不必强责其汗也。"于是就有了发汗和得汗的区别。

得汗而解是解表法的发展。戴天章论汗曰："在于通其郁闭"，"不求汗而自汗解"，"必察其表里无一毫阻滞，乃汗法之万全"。并列举四种得汗情况，皆为经典之论。

温病表证有风热、湿热、暑热、燥热之不同，汗之之法亦不同，各有代表方，如银翘散、桑菊饮、藿朴夏苓汤、香薷饮、卫分宣湿饮、桑杏汤等。

风热在卫，多有火热上干；暑邪伤卫，多夹湿兼寒，或暑湿闭阻，清阳不利；湿热在卫，多感冒雾露，湿困肌表，内阻脾胃；燥热犯卫，燥火上干清窍。

卫分证用辛药宣郁同时，要加宣肺止咳（杏、桔）、清利头目（薄、翘）、解毒消肿（元参、射干）、护胃和中（神曲、扁豆）之品。

卫分证发热不宜过用寒凉。

临床上的卫分证或兼有卫分证表现的病证是很多见的。呼吸系统、消化系统、泌尿生殖系统等感染性疾病的初期，此时治疗可达事半功倍之效。一些皮肤、肌肉、关节病变，内分泌疾病，变态反应性疾病，肾病，肿瘤，血液病等，有皮肤充血、红斑、丘疹、瘙痒表现者，另如红斑狼疮、风湿热、白塞病等有肌肉、关节侵犯者，都会出现寒热身痛表现，提示要兼顾卫表。

气分证及其治疗

气分证表示温病处于发展期、极期。

关于气分证的临床表现，章虚谷说："不恶寒而恶热，小便色黄，已入气分矣。"

气分证要四辨，即辨热势（蒸热或郁热）、病位（所在脏腑，有肺、胸膈、少阳、阳明、脾等）、病性（温热、湿热）、兼夹〔痰（涉及肺、脾、脑）、食（涉及手足阳明）、气（涉及肝、胆、胃）、瘀（热入营分血络、血室）〕。

关于其治法，叶天士云："到气才可清气。"

1. 肺气分证

肺位于上焦，主表，主一身之气，为邪气首犯之地。有肺热证、肺痰热证、肺燥热证、肺热腑实证、肺湿热证及肺热发疹证等。

（1）肺热证（肺热壅盛证）：临床主要表现为身热汗出，口渴，咳嗽气喘，或有痰不爽，或胸痛，舌红苔黄，脉数。特点为邪热盛，热象显，是一种肺胃同热证。呼吸系急性感染如急性支气管炎、支气管哮喘、支气管扩张、各种肺炎等可见。

（2）肺经痰热证：肺热壅盛，炼液成痰，痰热相结，则成痰热证，可见痰涎壅盛，苔厚黏腻，或白或黄。本证多由肺热证发展而来，多出现在呼吸系急性感染性疾病中。

（3）肺燥热证（肺热阴伤证）：临床主要表现为身热咳嗽，气逆而喘，痰少或多泡沫痰，或痰中带血，咽鼻干燥，乏力，舌红，苔薄而干燥，脉数。特点为肺热在而气阴两伤。

燥证不等于无痰，但痰有特点，可呈白沫而不爽，轻如飞絮，或痰中带血，还有的反而痰量大。

（4）肺热腑实证：肺之痰热与大肠之燥热同在，不仅因为肺与大肠有表里关系，胃肠素热之人亦易见，提示呼吸系统感染性疾病要重视大便情况。

（5）肺湿热（痰湿）证：肺湿热（痰湿）证即湿热阻肺证，临床少有重视者。必须与肺痰热证区别，二者病变重心，肺湿热（痰湿）证在肺与脾，肺痰热证在肺与胃。辨证要点是恶寒，身热不扬，胸闷咳嗽，苔白腻。吴鞠通说："肺病湿则气不得化。"点出肺湿热证病机。

（6）肺热发疹证：陆子贤说："疹为太阴风热。"风热之邪郁伏于手太阴肺，内窜营分，达于肌肤血络，而成肺热发疹证。《温病条辨·上焦篇》第16条用银翘散去豆豉，加细生地、丹皮、大青叶，倍玄参方，指出了针对皮肤病卫营同病证的治法。

2.胸膈气分证

胸膈位于上焦和中焦之间，胸膈病变涉及上中焦，但有偏上、偏中之别。偏上者扰心证重，偏中者胃肠证显。

（1）胸膈郁热证：即胸膈火热之邪扰心引起的神扰证。临床表现为心烦不寐，舌红尿赤，或有咽干咽痛，口渴，苔薄黄少津。张仲景栀子豉汤、王孟英清心凉膈散（翘、芩、栀、薄、桔、草、竹）皆属治上不犯中下之剂。

栀子豉汤为苦辛合用方，为温病轻清宣气法的代表方，王孟英用做治霍乱主药，燃照汤、连朴饮、昌阳泻心汤等治霍乱方中都用。

叶天士以栀子豉汤加郁金、瓜蒌皮、杏仁组成苦辛轻剂，治疗范围由虚烦不眠扩大到脘闷不饥、咳逆头胀、大小便难、神蒙等。加通草、赤小豆、连翘等，治疗湿温溺赤，郁结发黄；加枳实、半夏、广皮，仿枳实栀豉法，清热兼通降胃气。

（2）胸膈实热证：上中焦同热而以胃肠实热化火灼津扰心为病机重心。临床表现为身热，烦躁不寐，胸、脘、胁、背灼热，面赤，唇红生疮，苔燥，口渴，便秘，舌红苔燥，脉实。

灼津以耗伤手足阳明之津液为主，故见身热，面赤，唇舌焦燥生疮，苔燥，口渴便秘。扰神则见心神不宁，烦躁不寐，舌红赤。这是胸膈证的特点。

用凉膈散主治。

心肌炎、胆石症、胸膜炎、冠心病、胃肠炎、急性咽喉炎、急性荨麻疹、银屑病、经前紧张综合征等，都可出现心肺胆胃的痰热、火热证，可按本证辨证治疗。

（3）胸膈痰热证：病变部位在胸膈，实际上是痰热搏结于胸脘，气机失于通畅。临床表现为胸脘部自痛或按痛，或痞胀，呕恶，苔黄滑或黄腻。此即心下痞证，出自《伤寒论》。

心下痞证以心下胀闷痞满为主，病证具有寒与热、虚与实、痰湿与痰热等同在的特点，是一个矛盾体，治疗既要各自针对，又要双方兼顾。《伤寒论》附子泻心汤、半夏泻心汤、生姜泻心汤、甘草泻心汤、小陷胸汤皆属此类方。

叶天士说："必验之于舌，或黄或浊，可与小陷胸汤或泻心汤。"说出了胸膈痰热证的辨证要点。

《温病条辨》朱彬评曰："此条别于温热，全在舌滑、胸痛、呕水。"

3. 阳明气分证

阳明之热是气分热证之基础，以热盛阴伤为基本病理，有夹实和不夹实之别，可单独存在，也可与他脏之热并存，也可夹湿。

（1）胃热炽盛证：以身热、面赤、口渴、脉数为特征。胃热可散漫全身，热盛易伤阴，阴伤易耗气，气热盛可入于营血，热邪易夹湿，故白虎汤有多种加味使用法，如加人参、生地黄、玄参、犀角、桂枝、苍术、柴胡、厚朴等。

白虎汤方证临床的表现，《温病条辨》在"四大"（大汗、大渴、大热、脉洪大）之外加了舌黄、面赤、恶热，强化了证候的温热性。

发热而面赤是白虎汤证的特点。发热而面色淡黄往往见于湿热病湿重于热阶段，是三仁汤证发热的特点。

白虎汤证，不必拘泥于有无汗出。

汗出基本条件是津液充足、腠理开合正常。气分热盛证不汗出的主要原因当属后者，且气分之热因不汗出会更盛。

著名温病学家孟澍江认为，使用白虎汤不必"四大"俱备，无汗是由于表气郁闭所致，仍可投白虎汤。孟老指出，无汗时加入一些轻清透表药则退热效果更好，如薄荷、连翘、淡豆豉等。俞根初《通俗伤寒论》新加白虎汤，即在白虎汤中加薄荷，"既有分解热郁之功，又无凉遏冰伏之弊"。

（2）肠腑热结证：以潮热、便秘、腹痛、谵语、苔焦为主要临床特点。此证伤阴速，变证多，可由上焦之热传入阳明而来，也可与他病并发，如脑腑同病、肺肠同病、二肠同病等，或腑实阴伤引发他病，"温邪久羁中焦，阳明阳土未有不克少阴癸水者。"

《温病条辨·中焦篇》涉及腑实证和承气证的条文有第1、3、4、5、6、9、10、11、15、17、40条，包括方剂11首（大、小、调胃三承气汤，护胃承气汤，新加黄龙汤，宣白承气汤，导赤承气汤，牛黄承气汤，增液承气汤，承气合小陷胸汤，小承气等分方），功效可概括为泄热通腑（大、小、调胃，小承气等分）、扶正通腑（新加黄龙、增液承气、护胃承气）、化痰通腑（宣白承气、承气合小陷胸）、开窍通腑（牛黄承气）、导赤通腑（导赤承气）等，可见吴鞠通的重视程度。

肠腑热结证在多种疾病中可见，传染性和感染性疾病如乙型脑炎、急性菌痢、伤寒、副伤寒、急性阑尾炎、急性胆道感染、肺炎、麻疹等，消化系统疾病如急性肠梗阻、急性胰腺炎、胆石症、肝硬化腹水，泌尿系统疾病如泌尿系统结石、尿毒症，其他尚有产后腹痛、风火牙痛、中风、癫狂等。

4. 半表半里气分证

温病半表半里气分证不同于伤寒半表半里证。温病半表半里证非独少阳证、非纯热证。温病学把手足少阳的痰热证、湿热证、膜原湿浊证等归于半表半里证。温病半表半里气分证涉及脏腑多，病变范围广，邪气入于气分后，既不外出，又不入于营血，处于"流连气分"的状态。

流连气分并不等于病情没有发展变化，而是"气传气"。这种传变就出现了半表半里证，即欲表（卫）不得表，欲里（营血）不得里，或上中下兼病，或热夹湿、痰、食同病等。

柴胡白虎汤证、柴胡达原饮证、蒿芩清胆汤证都可以是"气传气"而致。

《广瘟疫论》说："寒热并用之谓和，补泻合剂之谓和，表里双解之谓和。"并指出寒热并用之药，如黄芩与半夏、石膏与苍术、知母与草果等。

《温热论》第7条即"流连气分"形成的半表半里证。原文说："再论气病有不传血分，而邪留三焦，亦如伤寒中少阳病也。彼则和解表里之半，此则分消上下之势。……如近时杏、朴、苓等类，或如温胆汤之走泄。"从用"分消上下"法的杏、朴、苓及温胆汤来看，应当指的是三焦湿热证、痰热证。

热病少阳证候古今都有述及，如《伤寒论》柴胡汤证、黄芩汤证，《温病条辨》三石汤证、杏仁滑石汤证，《通俗伤寒论》蒿芩清胆汤证等。除柴胡汤证外，其他都缺乏专论。

（1）少阳胆系气分证：温病少阳胆系病变，多夹湿夹痰，或手足少阳同病，见寒热往来，午后热重，脘胁满闷，口苦喜呕，尿短口渴，舌红苔腻，脉数。临床见于胃肠型感冒、肝胆病变、泌尿系统疾病、多发性骨髓瘤、肿瘤并发感染等。

少阳胆系之热多为郁热。郁热不同于肺胃之蒸热，不是大热、大汗，而有口苦咽干、尿黄、呕恶等木郁化火之象。病毒、立克次体、支原体感染等多有寒热往来、胸胁苦满、口干喜呕等少阳证表现。所以邪在少阳要注意疏通，即"木郁达之"意。

热传入少阳，临床还可出现少阳经分布之部位和脏腑的病变，可见颈项及颔下淋巴结肿大、胁部不适、口苦、咽干、目赤、耳聋等；少阳属木，木气伐土，可见呕逆、便溏；木气化风，可见眩晕、震颤；少阳之热沿经下注于肾，则可见尿热、尿涩等。

（2）少阳三焦气分证：又称三焦湿热证。三焦是六腑之一，既是气道也是水道，三焦病变特点是上中下皆有不适。临床表现为寒热起伏，汗出，口渴，呕吐，眩晕，耳聋，胸闷脘痞，大便溏泄，小便不利，苔腻等。

"三焦"在温病学中有两个概念。三焦辨证之三焦，如"上焦病不治，则传中焦胃与脾也；中焦病不治，则传下焦肝与肾也。"温病气分证候之三焦，如"再论气病不传血分，而邪留三焦。"即《内经》手少阳三焦理论。

邪留三焦，气机郁滞，水道不利，必生痰饮水湿。

少阳三焦气分证病机可概括为营卫失和，少阳失疏，痰湿内阻。临床表现主要为寒热往来（起伏），午后热重，倦怠，胸腹满闷，溲短苔腻，显现出湿热之性。

临床一些病毒感染性疾病多有邪留三焦的表现。呼吸系统感染性疾病，如流感、支气管炎、肺炎，除见呼吸道表现外，还有全身酸痛，骨节痛，头昏重，脘痞，或二便不调。消化系统感染性疾病，如肠炎、流行性腹泻、病毒性肝炎，见恶寒发热，食减，脘闷苔腻，尿热。泌尿生殖系统感染性疾病，如肾炎、尿路感染、前列腺炎、前列腺肥大继发感染，见尿、热、频、急、痛、浑等，伴腰腹酸痛，或低热，恶寒呕恶，小便不利等。内分泌系统疾病、妇科病、免疫性疾病以及一些疑难性疾病都可出现少阳三焦气分证。

三焦气分证的治疗应"分消上下之势"，采取开上、畅中、渗下之治，总称宣气化湿法，《温病条辨》三仁汤（杏、蔻、薏、夏、朴、滑、竹、草）、杏仁滑石汤（杏、滑、通、芩、连、橘、郁、朴、夏）、三石汤（滑、膏、寒、杏、茹、银、通、草、人中黄）、加减木防己汤（防、桂、膏、薏、杏、滑、通）、宣痹汤（防、杏、滑、翘、栀、薏、夏、蚕砂、赤小豆皮）皆属此类方。其组方特点为三焦同治，畅一身气机，以畅肺气为先。"肺主一身之气，肺气化则暑湿俱化。"

（3）膜原证：膜原病证为吴又可所创，又称膜原湿浊证，既有独立性，又离不开中焦脾胃。临床表现为寒热往来，寒甚热微，脘痞腹胀，呕恶，舌白厚浊腻如积粉。

除吴又可外，叶天士、吴鞠通、雷少逸、薛生白等都从各自的角度论述膜原证。如吴又可认为膜原是经胃交关之所，薛生白认为膜原是阳明之半表半里。此都说明膜原与脾胃有密切关系。《时病论》所载方、《湿热病篇》所载方都是在《温疫论》达原饮方基础上化裁，皆保留了厚朴、槟榔、草果。

认识膜原证，一要明确膜原证是湿热证；二要定位在中焦，可纳入三焦辨证体系中；三要区别于一般的中焦湿热证，即邪气是盘踞的，不用峻药邪不松解，且偏于阳明为主，表现为手足沉重，呕逆胀满，苔白厚浊腻或如积粉。

膜原证辨识有难度，我的经验是在寒热、关节、睡眠、皮疹、二便、神志方面下功夫，湿热证有以上 2 ～ 3 个症状，且一般清热祛湿法不效，或成为疑难证者即是膜原证。

5. 太阴湿热证

太阴包括肺、脾，肺主一身之气，脾主运化一身之水湿，故太阴湿热证包括了上中下全身的湿热证。湿热证共同的特点是流连气分，病势缠绵，难以速愈。

（1）上焦湿热证：主要指手太阴肺湿热证。见于现代临床的流感、支气管炎、肺炎及其他肺的疾病合并感染者。

肺湿热证其标在肺，其本在脾，此为与肺痰热证不同之处。肺的湿热证除具有一般呼吸道的表现外，还有明显的全身酸痛、骨节痛、头昏痛、胸膈痞满、食差恶心、便溏等湿困症状。

对上焦湿热证，当脾肺合治。治疗用三仁汤或藿朴夏苓汤；咳嗽，痰多清稀，用荆防败毒饮（或人参败毒饮）；热象显露，有低热，呕恶，口干不欲饮，苔腻，用甘露消毒丹、三仁汤。

（2）中焦湿热证：包括范围很广，消化系统疾病涉及急慢性胃炎、消化性溃疡、肠道感染、胃肠功能紊乱、慢性非特异性结肠炎等，内分泌及新陈代谢疾病涉及高脂血症、糖尿病、肥胖病等，循环系统疾病涉及冠心病、高血压病等，尚可涉及呼吸系统、泌尿系统、血液系统疾病等。

临床表现为发热或伴恶寒，或午后潮热，胸闷，腹胀，胁痛，身体沉重，纳差或善饥，饮不解渴，时有呕恶，便不爽，多眠睡，肢节酸困。

连朴饮、甘露消毒丹、三仁汤、雷氏芳香化浊法、吴氏五加减正气散及薛生白湿伏中焦方（10条）、湿滞阳明方（12条）、湿渐化热余湿犹滞方（13条）等皆可选用。

治疗时，要视湿与热的孰轻孰重、湿热部位偏上偏下用药，总之要湿与热兼顾，根据脏腑部位有所偏重。

需要提一下肠道湿热证，本证可包含在中焦湿热证中。湿热之邪与肠中糟粕相结，虽无燥屎，亦需用下法。如《温病条辨》宣清导浊汤（猪苓、寒水石、晚蚕砂、皂荚子）证、《通俗伤寒论》枳实导滞汤（枳、大黄、榔、朴、连翘、楂、曲、紫草、通草、黄连）证。

温病下法运用对《伤寒论》既有继承又有发展，重要的发展是不坐等燥屎形成。吴又可云："溏粪失下，但作极臭如败酱，或如藕泥，临死不结者。"孟澍江教授认为，燥屎存在不是用下法的指征，而应以体内有无实热内结为标准，如肺热证、小肠证、心包证、皮肤病等都可用下法。

尚有通瘀破结之治，用于下焦瘀热互结证，即桃核承气汤证、桃仁承气汤（大黄、芒硝、桃仁、赤芍、当归）证。

辨识重点主要为腹征、便结、精神症状、舌象等。

桃核（仁）承气汤应用广泛，精神病、脑外伤、胸腰椎骨折并发肠麻痹、妇产科疾病、传染病、糖尿病、皮肤病（急性湿疹、面部痤疮、脂溢性皮炎、酒糟鼻、毛囊炎）等属于瘀热互结者，皆可应用。

（3）下焦湿热证：下焦湿热证虽在下焦，亦归太阴。病变部位当在小肠、膀胱。见于泌尿生殖系统感染性疾病，如肾、输尿管、膀胱的急慢性感染，前列腺病变，肿瘤等；其他疾病涉及下焦者，如内分泌疾病及新陈代谢疾病的高脂血症、糖尿病、肥胖病等。

其辨证要点是，除见湿热证湿热缠绵的基本表现外，还有小便异常（热、痛、涩、闭、浑）。

八正散、龙胆泻肝汤、猪苓汤、茵陈蒿汤等都是治疗下焦湿热证良方。

小便不利要辨是湿阻还是阴伤，或其他原因，不可误用利湿药。

湿热病治疗在针对病变中心的基础上还要做到三焦兼顾。《临证指南医案》云："湿阻上焦者，用开肺气，佐淡渗……湿滞中焦者，用白术、厚朴、生姜、半夏之属温运之，以茯苓、泽泻、腹皮、滑石等淡渗之。"此皆为经验之谈。

营分证及其治疗

营分证属于卫气营血证候之较重者，温邪入营，意味着病变由以功能损害为主的阶段转向以实质损害为主的阶段。营分证处于这种变化的转折点，其诊断、辨证、治疗都受到了重视。

卫气营血的实质是气血，卫气同类，营血同类。《灵枢·邪客》说："营气者，泌其津液，注之于脉，化以为血。"指出营和血的生理关系为它们都行脉内，且营有化生血的功能。叶天士说："营之后方言血。"指出在病理上营分证较血分证轻浅。一般认为，营分证是血分证的前期病变，举营可赅血，故治疗上清营之中多含凉血。但同时也有学者认为，营分又是气分的深层，治营分证清气透热也不可少，于是就有了对于营分证治疗重点方面的不同意见，营分之邪从何而去，营分之热从何而散，是不是必须通过气分，或都治以清心开窍，凉血解毒？笔者试对不同表现形式下的营分证及其治法作如下分析。

1. 属于血分证初期的营分证

中医院校统编教材（五版）《温病学》对营分证证候表现的描述是"身热夜甚，心烦躁扰，甚或时有谵语，斑疹隐隐，咽燥口干而反不甚渴饮，舌质红绛，苔薄或无苔，脉细数"，对血分证证候表现的描述是"身体灼热，躁扰不安，甚或昏狂谵妄，斑色紫黑，成片成块，或吐衄便血，舌质深绛，脉数"。分析二证，它们在热型、扰神、动血、伤阴方面是共同存在的，这四方面也是营分证和血分证的共同病理基础，它们的不同之处是营分证的病理损伤不及血分证，如营分证的"心烦躁扰，甚或时有谵语"与血分证的"躁扰不安，甚或昏狂谵妄"相比，前者轻后者重；营分证的"斑疹隐隐"与血分证的"斑色紫黑，成片成块"相比，亦前者轻后者重，且后者尚有"吐衄便血"体窍出血的表现。此外，由于邪热内扰，营分证和血分证中还有血瘀的病变。现在证实，营血分的高热、阴伤、发斑、窍闭、动风、厥脱等变化都与血瘀形成及其演变有关。《温热论》中对营分证血瘀的病理没有明言，教材概括营分证病机为"热灼营阴，心神被扰"，亦没有论及血瘀，但营分证血瘀的病理却是客观存在的事实，现已有大量有关营分证治疗投以活血化瘀药取得显效的临床资料，包括流脑、乙脑、流行性出血热、钩端螺旋体病、中毒性痢疾等急性传染性疾病的热陷心营证、热闭心包证等，证明血瘀是营分证的重要病理变化。《温热论》对血分证的病理有"入血就恐耗血动血"句，治疗为"直须凉血散血"，有血瘀才需要散血，说明叶氏已把血瘀的病变概括进血分证中。近年对血分证研究有较大进展，已证实血分证高热、昏谵、惊厥、出血发斑等属实的病变，和阴虚、气虚、阳虚甚至气阴两脱、阳脱等属虚的病变都与"热瘀交结"或"毒瘀交结"的病理有密切的关系。《温热论》说："营分受热，则血液受劫，心神不安，夜甚无寐，或斑点隐隐。"这是说热邪一旦进入营分，血分的病变也就开始了。营热波及血分，见斑疹隐隐、舌红绛、脉数等血溢肌肤、血行加快表现，包含有热伤阴成瘀或热迫血成瘀的病理过程。一般把血热耗血动血之轻证归于营分，而把斑疹显露或紫黑甚或有体窍出血等血热耗血动血之重证归于血分，此即营分证中含有血分证初期病变之义。

营分证和血分证在治疗上也是相近的。清营汤是营分证治疗的代表方，是吴鞠通总结叶天士《临证指南医案》对于邪热入营的用药经验，并结合《温热论》"入营犹可透热转气，如犀角、玄参、羚羊角等"制成的，其中犀角、黄连清心凉营，生地、麦冬、元参养阴生津，丹参活血化瘀，银花、连翘、竹叶既可清心解热，又可透热外出，全方在祛除营分热邪、养护营阴、活血化瘀方面能基本满足营分证治疗的需要，但对于营分证窍闭、动风，还需配合相应的药物。犀角地黄汤是血分证治疗的代表方，组成与叶天士《温热论》列举治血分药生地、丹皮、阿胶、赤芍相仿，其中犀角清心凉血，地黄养阴生津凉血，芍药、丹皮凉血活血。《备急千金要方》说犀角地黄汤"治伤寒及温病应发汗而不汗之内蓄血者，及鼻衄吐血不尽……消瘀血方"，可见在消除血热导致的血瘀变化上有专功，但凉血解毒力量不及。统编教材指出，在热毒盛、出血严重时加大青叶、知母、丹参、紫草凉血解毒化瘀药，近来一些学者通过文献、临床、实验研究，提出营血分证治疗应重视对芩、连等苦寒清热解毒药的使用，并审热毒之多少、阴伤之轻重、体质之阴阳等，或主用，或辅用，实属对叶、吴学说的补充和发展。

2. 以严重情志异常为主要表现的营分证

温病中一类以神昏谵语或昏愦不语为主症的证候，称为热闭心包证，除有昏谵、昏愦外，还有舌质红绛、舌謇肢厥，当属营血分证范围。热闭心包的形式或由肺卫证逆传而来，或由气分证内传心营而来，或热邪直中心营而来；营分证心烦躁扰，时有谵语发展为昏谵或昏愦、舌謇肢厥，亦变成了热闭心包证。邵仙根《伤寒指掌》说："包络有邪，必神昏谵语。"此邪除外来之邪热外，痰瘀阻窍亦是形成热闭的重要因素。《温热论》说："平素心虚有痰，外邪一陷，里络就闭……须用牛黄丸、至宝丹之类以开其闭。"何秀山《重订通俗伤寒论》说："邪热内陷心络，郁蒸津液而为痰，迷漫心孔。"二人分别从体质、病理方面论述了痰的来源。邪热入于心络，必伤津耗血，故在炼液成痰的同时也炼血成瘀，如何秀山说："热闭包神昏，非痰迷心窍，即瘀塞心孔。"心包证亦常兼夹肝风而形成两厥阴同病证，薛生白在《湿热病篇》中说："外窜经络则为痉，内侵膻中则为厥。"热陷心包证以体质的阴虚内热为形成前提，而一旦热邪入于心营，营阴又伤，阴伤重者气亦伤，最终导致内闭外脱证，即厥脱。

热闭心包的病理变化可以归纳为热入心包，闭塞心窍，痰瘀阻络，气阴耗损，严重者厥脱。本病位名曰心包，实属心的病变。"心主血属营"，提示应归属于营分和血分的病证中，考虑到临床上一些急性外感热病的热闭心包证、内闭外脱证不一定有明显的斑疹、出血表现，如流行性乙型脑炎、中毒性痢疾等就较少出现血分证而出现气营两燔证，以高热、谵语、神昏、舌绛为主，因此一般把热闭心包证归于营分证中，显然这类营分证神志症状并不比血分证轻。热闭心包证归于营分证但有异于一般的营分证，它是有严重神志异常的营分证；热闭心包证热、瘀、痰互结闭窍的程度超过了血分证，所以历版教科书都把它独立于营分证、血分证之外而另成一类证候。

热闭心包证的治疗，在总体上应与营血证治疗相同，但其心窍闭塞为重，故应加强清心开窍的力量。针对热闭心包证的病理特点，应采用祛除热邪、清心开窍、化痰活瘀、益气养阴并施的方法，通常以"三宝"作为热闭心包证的主方。"三宝"主治略同，又各有所长，吴鞠通说："大抵安宫牛黄丸最凉。"指安宫牛黄丸中有苦寒清热解毒的芩、连、栀等药，故其在临床上治疗心包证比紫雪丹、至宝丹力作用强。化痰活瘀也是治疗热闭心包证不可缺少的环节，如戴麟郊说："沉昏，热之至深者，非犀角、黄连、羚羊角、牛黄莫能解也……夹痰气，当加川贝、瓜蒌、半夏、莱菔子于犀、连诸药中。"另有《通俗伤寒论》的犀地清络饮、《重订广温热论》的犀珀至宝丹等，都在清心开窍解毒之中，加入清化痰热、活血化瘀药。"三宝"若能与它们合用，治疗热闭心包证的作用就会有所加强。

内闭心包证而有心阴、心气虚者，恐成内闭外脱证，应及早加入益气养阴药。

3. 病理重心不在营，而在卫、气的营分证

营分证不论是从卫分、气分而来，还是直中而来，其证候都较卫、气分重，都应当以清营热、养营阴为主。但有一种营分热证，它的存在以卫分、气分之郁热不能外达为前提，一旦卫分、气分热达于外，营分证的表现亦随之而去。这类营分证的病理重心不在营，而在卫分或气分，治疗当以清透卫分、气分郁热为主，故依治病必求于本的理论来讲，其本质上还属于卫分或气分证。又由于此类证候有营分证特征性的症状，如舌绛、神昏或伴动风，故也把它放在营分证中讲解。

关于营分证的特征性症状，舌象的变化最重要，叶天士说："其热传营，舌色必绛……纯绛鲜泽者，包络受病也。"著名中医学家秦伯未把舌质红绛作为邪热入营的标志。北京张菊人先生指出，肺卫证初见舌尖或舌边呈现绛色，就是邪欲侵营的表现，就应当加入护营、护擅中的药。

神志异常也是邪气侵犯营分心包的重要依据，有的中医学者考虑降温、输液疗法或其他原因对舌质的影响，指出即使舌无红绛，而只要神志异常由轻转重，严重者至神昏谵语，或伴有身热夜重就可判定邪热已入营分或初入营。

营分证的治疗效果应主要由营分证特征性症状是否消除为标准，即舌绛是否消退，神昏是否转清，而不应以使用了什么治疗方法和药物为标准。

病理重心不在营，而在卫、气分的营分证不同于一般意义上的卫营同病

证、气营同病证。一般意义的卫营同病证、气营同病证属于卫营合邪、气营合邪为病，当卫营同治、气营同治，而病理重心不在营的营分证是因卫分、气分郁热不解所产生的，其尚有明显的卫分、气分郁热不解的临床表现。卫分、气分之热不能外透，则营分之邪不能外达，故当治以透表泄卫、清气达邪为主，苦寒重剂、滋阴凉营皆当慎用，即所谓治以轻清，否则营分之热反不能解除。

《蒲辅周医案》中有一则小儿风温犯肺（腺病毒肺炎）案，三日出现神昏嗜睡，舌红，蒲老不以心包证论治，而是根据高热无汗，咳嗽，脉浮数，治以宣肺透卫的桑菊饮而愈。本案例被选入《温病学》统编教材中，是以轻清之剂治愈重病的典范。高辉远在按中说："以桑菊饮轻清辛凉之剂，宣肺以散上受之风，透卫以清在表之热……慎勿见其为腺病毒肺炎，初起即投以苦寒重剂，药过病所，失去轻清透达之机。"我师孔光一教授以桑菊饮、银翘散为主治疗小儿高热伴神昏、抽搐亦多有效验，这些病证的共同特点是发病急，神昏、动风多见于急性上呼吸道感染高热后数小时内，治愈后没有后遗症。赵绍琴教授亦常告诫，对于小儿因表闭热郁逼营而致之神昏，不可动辄用安宫牛黄丸、紫雪丹，否则热邪必内陷心营。现在看来，这样的神昏、动风，当属于非中枢神经系统的急性感染性疾病所引起，小儿多见，与其稚阴稚阳、痰热内盛的体质有关。

气分郁热不解，多因气分有形之邪阻滞，气机不畅而致，气热既不能外解，则内逼营分出现舌绛、神扰营分证表现。赵绍琴教授指出气分有形之邪主要为痰浊、湿阻、食滞、腑中燥结等，必有相应的症状表现出来，治疗当以化痰、祛湿、消食、通腑为主，气分邪去，气机得通，则营热有外出之路，此即是"透热转气"。清代戴麟郊对谵语一症的成因和治疗有明确分析，他说："谵语者，热蒸心也。""经热蒸心而谵语者邪在三阳，表证多有之……吴氏三消饮最当。""膈热蒸心而谵语者，脉洪身热，汗出不恶寒反恶热……白虎汤、黄芩汤选用。""胃热蒸心而谵语者，脉滑实大，舌黄及黑及燥及芒刺……三承气汤选用。""血热蒸心而谵语者，脉沉结而涩……犀角地黄汤、桃仁承气汤选用。"戴氏对经热、膈热、胃热蒸心之谵语不从营血分治，只对血热蒸心的谵语从营血分治，道理很明显，前者之热来自经、膈、胃，临床表现有明征，后者之热来自营血，临床表现亦可鉴。

此外，《温病条辨》也举出了不宜用清营汤治疗的营分证，如中焦篇第20条说："阳明温病，舌黄燥，肉色绛，不渴者，邪在血分，清营汤主之。若滑者，不可与也。"汪廷珍注曰："绛而有滑苔者，则为湿热熏蒸，误用血药滋腻，邪必难解。"《温热论》在谈到温病舌象变化时也说："白苔绛底，湿遏热伏也，当先泄湿透热。"此条五版教材《温病学》补充说："热毒入营而湿邪未化者也可以见此舌苔。"同样是一个绛舌，有白滑苔的不可用清营汤；同样是白苔绛底的一种舌象，既可以是气分的湿遏热伏，也可以是热毒入营而气分湿邪未化。白苔绛底又可看成是清营汤使用的一个禁忌证，因为营分之热由气分有形之邪阻滞而逼入者，还当使其热从气分外透才是。

湿热病及其治疗

宋乃光教授为全国名老中医药专家，是著名温病学专家，善用古方治疗湿热病，尤重视对清代温病学家有关医论、医案、方药的研究和应用，临床效果显著。现将宋乃光教授治疗湿热病的有关论述和治疗经验整理如下。

1. 对湿热病的认识

湿热病是指由湿热病邪引起的一类病证。宋乃光教授认为，湿热之邪致病广泛。从病位言，内则脏腑、脑髓、骨骼，外则肌肤、筋脉等，无不涉及。从病种言，临床内、外、妇、儿等科都有诸多相应病证，如糖尿病、血脂异常、肥胖、高血压、冠心病、风湿病、癌症以及热证、疑难病证等都与湿热病证有密切关系。中医温病学说、湿热病学说也已不限于急性外感热病，而是延伸到了内伤各科疾病领域。从地域和时节言，湿热之邪致病并不局限。如清代叶天士提出"吾吴湿邪害人最广"，而20世纪80年代国医大师路志正提出"北方亦多湿邪"，提醒当今湿热为患北方亦多。现代社会人们衣食丰足，但饮食不节，恣食生冷肥甘厚味，又以车代步，运动不足，加之气候变暖，自然灾害频发，共同造就了诸多痰湿和湿热体质者，使湿热为患高发的状况已成为事实。同样由于现代防寒设施齐备，与外界空气流通不畅，人为造成湿热环境，使得在梅雨季节发生的疾病，冬季也可以发生。环境之湿热与内生之湿热相合，使得现代湿热病的发生率及覆盖人群大为提高。

2.湿热病论治经验

（1）湿热（暑湿）在卫：这是外感湿热病邪在卫分体表的阶段，常见于夏暑季病毒性感冒、上呼吸道感染、急慢性扁桃体炎等疾病，病位偏上焦，湿重于热。临床表现为发热，身微恶寒，少汗或无汗，头胀或痛，脘痞，不欲饮食，或少量热饮，或咳嗽，苔白腻或厚滑腻，脉浮滑数。

1）卫分宣湿饮：由香薷、青蒿、滑石、茯苓、通草、杏仁、竹叶、冬瓜皮、荷叶组成。本方的使用有很强的季节性。立夏之后，自然界湿热之气渐升，若摄生不慎，湿热之邪郁遏腠理，阻滞经络，则会出现卫表证，如身热恶寒，头身胀重，肢体酸楚；湿热之邪若内犯肠胃，则脘闷呕恶。宋老师对于立夏之后的外感证，有以上见症者，首选方即是卫分宣湿饮。如治疗一例19岁男青年，外感后数小时内体温升至39℃，自服解热止痛药，一时汗大出体温降，但移时又上升至39℃以上。来诊时见其面淡黄，唇红，头汗出不止，口渴并不多饮，尿少而黄，又自感阵阵恶风，纳呆，全身酸软无力，舌苔满白滑腻。时值6月，诊为暑湿困于肌腠，郁遏脾胃气机。虽体温高但热象并不明显，用峻汗药已犯大忌，幸未造成严重后果，与患者年轻、病程短有关。治疗当以化气祛湿为主，兼以清暑，以卫分宣湿饮原方加生薏苡仁、白蔻仁、连翘，每日 2 剂，分 4 次服。当晚服下 1 剂已觉较为舒服，至第二日傍晚时分，体温降至 37℃，安睡至晨，诸症消失。

如腹胀腹泻明显，为暑湿所致脾胃升降失常，又称暑泻，则在卫分宣湿饮中加扁豆、茯苓以健胃和中。扁豆、茯苓这两味药也是暑季最常用的顾护中焦药。

2）香薷散：由香薷、厚朴、扁豆花组成，治夏月因暑感寒致寒邪束表，暑湿内蕴者。临床应用以恶寒、发热、无汗、头身重痛、脘闷、苔白腻为辨证要点。本方有祛暑解表、化湿和中之效，暑季常用，医家多将其以药组的形式与其他方药合用，如《局方》六和汤、《时病论》清暑开痰法中就有香薷散方。香薷散又称香薷饮，类方很多，主治略有不同，包括四味香薷饮（加黄连，治热渴甚）、五味香薷饮（加茯苓、甘草，治湿盛于里，腹膨泄泻）、十味香薷饮（加人参、黄芪、白术、橘皮、木瓜、茯苓、甘草，治中虚气怯汗多）、新加香薷饮（加金银花、连翘，治有口渴、面赤、脉数的热象）等。

因为香薷有"夏月麻黄"的称谓，致使一些人不敢大胆使用。宋乃光老师指出，其实香薷饮主要作用是祛暑和中，夏季普遍脾胃不健，弃用实在可惜。如表证不明显，可易香薷为藿香，相当于夏季使用平胃散，其中藿香芳香化湿，厚朴、扁豆和中养胃而无苦燥之弊，所以只要有脘闷乏力，或大便不实，或舌苔白滑或白腻者，不论何种病变皆可用之，可起到协助主方治疗主症的作用。

3）三仁汤：由杏仁、薏苡仁、蔻仁、半夏、厚朴、滑石、通草、竹叶组成，通过芳香辛散、宣气化湿，使湿去热孤，是治湿热病湿重热轻的基础方。临床症见表证重，恶寒无汗，加葛根、防风；湿困肌腠，身体沉重，加苍术、佩兰；咳嗽气急，加桔梗、苏子、葶苈子、枇杷叶等。宋乃光老师曾治疗一例 50 岁男性患者，发热 1 周，体温 39℃，倦怠，头痛，脘闷不欲食，咳嗽有痰，当地以感冒论治，输液无效。白细胞总数 4×10^9/L，胸片示肺纹理增粗，前来就诊。刻下症：午后发热，体温 38.4℃，面容淡黄，双肘抱于胸前，呈恶寒状，精神不振，时作咳嗽，苔白腻，脉濡缓。宋老师重视对发热病人面色的观察，面色红者提示热重，面色不红反而淡黄是脾湿阻络所致，据此可防过用寒药清热而郁遏气机，亦如《温病条辨·上焦篇》第 43 条说："头痛恶寒，身重疼痛，舌白不渴，脉弦细而濡，面色淡黄，胸闷不饥，午后身热……三仁汤主之。"处以三仁汤加淡豆豉、羌活、葛根、杏仁、桔梗、葶苈子、枇杷叶治疗。当晚微汗出，体温降至 37.7℃，3 剂后体温降至正常。

三仁汤证除可见于呼吸系统、消化系统疾病外，尚见于泌尿生殖系统、肝胆系统、内分泌系统以及妇产科、五官科、皮肤科等疾病，凡符合卫气同病，湿热蕴结缠绵不去者，不论什么季节，皆可用之作为基础治疗。

（2）湿热在气：湿热病以脾胃为病变中心，脾胃气机阻滞、升降失常的病理贯穿始终。湿热病气分证涉及上中下三焦所属的脏腑和器官，宋老师于肺、脾胃、三焦等病位的湿热病证都有较为固定的基础方药。

1）湿热犯肺：湿热犯肺是指湿热之邪阻肺、肺失清肃所导致的以喘咳为主要表现的证候，临床除见发热、头身重痛、苔白腻等湿热在气分的一般见症外，肺失宣降、上逆喘咳的症状突出。与湿邪有关的呼吸系统病变有很多，包括上呼吸道感染、急慢性支气管炎、肺炎、肺气肿、支气管哮喘、慢性肺源性心脏病等，只要有上述见症的都可归于湿热犯肺中。治疗喘咳病古有仲景的麻黄汤系列方，但多针对风寒夹湿、夹痰者。温病学派则进一步明确了湿热犯肺喘咳的证候与治则，开创了三仁汤、千金苇茎汤加味方、银翘马勃散（吴鞠通）、暑邪入于肺络方（薛生白）、清宣金脏法（雷少逸）、杏蔻橘桔药组（叶天士）等，这些方药也都是宋老师治疗湿热喘咳基本用药，现扼要述之。

①千金苇茎汤：主治太阴湿温喘促。苇茎汤本为治肺痈良方，备受历代医家推崇，被视为治疗肺脓疡、大叶性肺炎、支气管炎等肺热痰瘀互结证之要方。宋老师用治癌性胸水、肺癌和肺心病合并感染致使胸闷憋气、喘嗽欲

死，加杏仁、滑石、苏子、葶苈子、枇杷叶、桑白皮等，常能力挽狂澜。其中杏仁、滑石之配很关键，可以起到"启上闸，开支河，导湿下行以为出路"（《医原》）的作用。而加入的葶苈子、枇杷叶与六一散相配又是薛生白"暑邪入于肺络"方，治疗"湿热犯肺，咳嗽昼夜不安，甚则喘不得眠者"，与千金苇茎汤加味方合用相得益彰，临床值得重视。

②银翘马勃散：由金银花、连翘、牛蒡子、射干、马勃组成。咽喉是肺与外界交流的通道，湿热阻肺，出现咽喉肿痛，声音不出，临床常见于急慢性咽炎及腺样体肥大者，可用本方加滑石、芦根、桔梗、瓜蒌皮等治疗。若又有呼吸不利，喘促不安，则可与千金苇茎汤合用。咽喉病变常见，一定要审证用药，不可一听咽痛或一望咽红即以大剂量苦寒清热药治之。本方的使用提示开肺气、化湿邪对咽喉病变同等重要。

2）湿热在中焦：中焦是湿热病主要病变部位，虽言中焦，实则包含有上中下三焦的诸多部位的湿热病证，涉及现代临床的消化系统疾病（急慢性胃炎、肠道感染、胃肠功能紊乱等）、循环系统疾病（冠心病、高血压病等）、泌尿生殖系统疾病、血液系统疾病、内分泌及新陈代谢疾病（高脂血症、糖尿病、肥胖病）等。以下仅述具有代表性的二方的应用。

①吴氏加减正气散五方：为藿香正气散保留藿香、厚朴、陈皮、茯苓以泻湿除满，去掉甘草、桔梗上焦药，再去紫苏、白芷发表药，分别加入健脾化湿除满、疏通肌腠、利湿清热、温脾化湿、燥湿止泻之品，组成五张加减正气散方，皆治湿重于热证。较为常用的为一加减正气散及二加减正气散。一加减正气散由藿香、厚朴、陈皮、茯苓、杏仁、茵陈、大腹皮、神曲、麦芽组成，是暑湿季节调理脾胃、促进食欲的方剂。一些脾胃不健的人，每到夏季即不欲饮食或食后胀满，大便稀软或黏而不爽，精神疲软，此为湿邪阻遏，脾胃升降失司，本方用之多效。一些应酬多的人，每天酒肉不离，躯脂满溢，患脂肪肝、"三高"，常诉腹胀肠鸣，特别是每次酒食之后，腹胀加重，频频作呕，舌胖大，苔满白腻，宋老师不论是否暑季，每以本方与五苓散合

用治之。二加减正气散由藿香、厚朴、陈皮、茯苓、木防己、大豆卷、薏苡仁、通草组成。在保留藿香正气散四味药的基础上，加木防己、薏苡仁祛经络中湿邪，大豆卷化蕴郁之湿热，通草利小便，适用于气分湿热之邪流溢于经络所致头痛、肢节疼痛。本方加秦艽、片姜黄、丝瓜络、地龙等祛湿通络止痛药，治湿热性质的关节痹痛效果亦好。

②甘露消毒丹：由黄芩、连翘、薄荷、藿香、菖蒲、蔻仁、滑石、木通、茵陈、射干、贝母组成，本方集清热解毒、芳香醒脾、渗湿化浊于一体，为夏季外感证之要方，王孟英誉为治"湿温时疫之主方"。用于身热汗出不解，脘痞腹胀、呕恶、便溏、心烦口渴、尿黄短、或身目发黄，苔黄腻，脉数。湿热病既见热邪扰心伤阴症状（心烦、口渴、尿短黄），又有湿邪阻气、脾胃升降失常症状（脘痞腹胀、呕恶、便溏），此为湿热并重，治疗应湿与热并治。暑湿外感，身热心烦，头目不清，肌肉酸困，而又时感形拘恶风，尤不能忍受电扇空调，脘闷不欲饮食，口渴尿黄，苔腻脉数，本方加栀子、淡豆豉最为适合。甘露消毒丹还可用于急性胃肠炎、急性咽喉炎、黄疸型肝炎等。宋老师治一例黄疸型肝炎恢复期，诸症皆已消失，惟巩膜黄染数月不退，用本方1周黄染即退；治两例慢性胰腺炎因饮食不慎腹胀痛持续数日不解，用此方治疗，先后数诊，亦获得满意效果。

3）湿热在少阳（胆、三焦）：少阳湿热证的表现应当是在气分湿热证共有症状的基础上（如身热汗出不畅、胸闷脘痞、二便异常、苔腻等），出现少阳经循行部位及其络属的某些脏器特有的症状（如口苦咽干、咽颌肿痛、胁肋部不适、尿热等），加上寒热往来（或寒热模糊、寒热起伏）、午后热重的热型。少阳湿热证属于气分湿热证范围，治疗仍以宣气化湿、疏通三焦气机为原则，但又有自身特点。宋老师认为，当一些发热性疾病按常理治疗不效，或一些疑难性的热病不能明确病因治疗无方向时，可能是对少阳湿热证自身特点未加以重视，或这种自身特点本身就不明显，以少阳湿热证论治也许是一条正确的道路，可望取得成功。

宋老师常用蒿芩清胆汤，蒿芩清胆汤来自《重订通俗伤寒论》，由青蒿、黄芩、竹茹、半夏、枳壳、陈皮、茯苓、碧玉散组成。以寒热如疟、胸胁胀满、呕恶或呕吐痰涎、舌红苔腻为辨证要点。青蒿、黄芩、竹茹清泄胆火，枳壳、二陈和胃化痰，碧玉散泄湿热外出。本方对于临床各科感染性热证以及一些急慢性发热性疾病都有广泛应用。宋老师曾治一例女性患者，低热2个月，寒热往来，体温37.2℃～37.8℃，午后热稍高，有时可达38℃以上，血、尿常规检查无异常。他医以感冒论治，低热不退。来诊时诉两胁及腹部胀满，不欲饮食，口苦咽干，精神疲倦，小便黄赤，大便不成形，量少不畅，舌上黄厚腻苔满布。询问得知病前有饱食后大量吃香蕉、葡萄史。诊为伏暑冬发，饮食积滞，属少阳湿热夹滞证，用蒿芩清胆汤与保和丸合方治之，药用青蒿、黄芩、连翘、焦山栀、莱菔子、茯苓、焦山楂、黄连、半夏、枳实、陈皮、佩兰、碧玉散。3剂后复诊，体温正常，两胁满闷亦减轻，食欲有所恢复，大便不畅，惟苔仍厚腻。上方稍加化裁，药用青蒿、黄芩、连翘、淡豆豉、焦山栀、薏苡仁、竹叶、半夏、枳壳、陈皮、芦根。又服3剂，体温正常，可吃稀软饮食，大便亦畅。予五叶芦根汤7剂善后。

热病少阳证候《伤寒论》有柴胡汤证、黄芩汤证等，叶天士关于少阳湿热证的理论和三焦分消的用药原则，《通俗伤寒论》的蒿芩清胆汤等，是温病学对热病少阳证治的重要补充。有报道指出，病毒、立克次体、支原体感染以及胃肠型感冒、肝胆病变、肾炎尿血、多发性骨髓瘤、肿瘤并发感染等，多有寒热往来、胸胁苦满、口干喜呕少阳证表现，本方可作为临床之参考。

3. 小结

外感湿热证在临床非常普遍，不仅包括伤寒、副伤寒、钩端螺旋体病、夏季流感、登革热等传染性疾病，还包括一些具有湿热见症的疾病，如胃肠病、肝胆病、大叶性肺炎、泌尿系统感染、中枢神经系统感染性疾病等。宋老师临证时强调，不仅要辨别热与湿，还要从暑邪与湿邪的致病特点上认识，即暑具火热之性，易伤气阴，可见烦渴、尿黄、气短、舌红脉数等火热扰心、伤津、耗气表现，而湿易阻气，以脾胃为病变中心，可见胸脘痞满、呕恶便溏、苔腻等湿阻中焦征象。抓住这些要点，不仅容易辨别温热与湿热，还容易辨别湿热类温病湿与热的偏重，有利于临床用药。

时病发热的治疗

时病是指发生在四时的外感病，正如雷少逸《时病论》所说："时病者，乃感四时六气为病之证也。"时病发热多处在四时外感热病的早中期阶段，此时如能及时把握时机，正确辨证用药，则能在较短时间内达到祛邪退热、保全正气的作用。

时病发热为感受风热病邪引起者，在冬春季多见，初期除发热外，还可出现咽痛、口干口渴、脉数舌红等，是银翘散证。但风热病邪多有夹寒、夹湿，如同时恶寒、头痛、无汗，则为夹寒，银翘散中荆芥、豆豉散寒解表力不足，要选加苏叶、防风、白芷、羌活等，至身有微汗才能退热。湿邪侵犯有隐蔽性，如属兼夹，表现更不典型，如有食欲减退，懒于动作或胸闷，即使无白厚苔，也是夹湿征象，可加藿香、郁金，这是吴鞠通《温病条辨》中的用法，另外还可加炒麦芽，使之共同起到疏畅气机、和胃化湿的作用。

治风热时病发热还有两个常见的问题：一是风热化毒或夹毒上犯咽喉，主要表现为咽喉红肿疼痛，甚至扁桃体化脓引起高热，银翘散清热解毒力量不够，一定要与普济消毒饮合用，高热最好再加生石膏。二是病邪很容易入里成为气分里热证，如里热闭肺，见高热、咳嗽或兼喘，毫无疑问是麻杏石甘汤证，但此时最好是银翘散与麻杏石甘汤合用，取清、透结合之义，因麻杏石甘汤中已有麻黄，银翘散中的荆、豉就可减去。

时病里证高热，并不都像教科书所说的"四大"俱备，特别是高热与大汗常不同时出现，因为大汗可以散热，所以高热病人一旦汗出，体温也随之下降，更何况是大汗。高热病人表现为无汗或少汗者，要想快速退热，白虎汤中要加辛开透表药，如清代名医俞根初《通俗伤寒论》中的新加白虎汤，在张仲景白虎汤中加薄荷，"既有分解热郁之功，又无凉遏冰伏之弊"，是对仲景白虎汤的重要补充。民国时期名医张锡纯所著《医学衷中参西录》中的寒解汤，治周身壮热，无汗或少汗，在生石膏、知母中加连翘、蝉衣，秉承了俞氏之意。

春夏之交，到夏至，再到夏秋之际，气温高，降雨量大，暑热、湿热是主要致病邪气。其中暑热不但易夹湿，且易夹寒，古人把夹寒的暑邪称为阴暑，不夹寒的称为阳暑。现代临床资料显示，夏季外感发热，阴暑多于阳暑，和现代人普遍贪凉受寒有关，症见发热恶寒，无汗头痛，口渴心烦，尿黄，苔白秽腻等，属外寒里湿热证，现代的空调病属于此类的并不少见。治疗可选用新加香薷饮和藿朴夏苓汤，二方区别是藿朴夏苓汤偏重解表祛湿，香薷饮内含有清里热药，如果咳嗽可加入杏仁、前胡、贝母、桔梗等。

夏季还有咳嗽病，或起于感冒后，或至夏而发，发热恶寒的表证不明显，只是间断性咳嗽，严重的可影响睡眠，西药抗生素、止咳药无效，《时病论》雷氏清宣金脏法可以一用，本方由牛蒡子、川贝、马兜铃、杏仁、瓜蒌皮、桔梗、桑叶、枇杷叶、六一散组成，是治暑咳的专方。笔者认为，雷氏方如和薛生白《湿热病篇》中治暑邪入络方（葶苈子、枇杷叶、六一散）合用则效果更好，如果痰多而不畅，可再加入适量的炙麻黄、苏子。

感受风寒之邪为主的时病发热多在秋冬季。上述风热夹寒、暑热夹寒都属于兼夹的情况，而以风寒为主引起的时病发热，《伤寒论》称之为中风、伤寒。其实临床少见单纯的桂枝汤证和麻黄汤证，而多是感冒伤风兼肠胃不调、营卫不和、脾肺气虚者。用现代名医蒲辅周先生的加味香苏饮（苏叶、防风、羌活、葛根、香附、荆芥、僵蚕、桔梗、枳壳、甘草、豆豉、葱白、陈皮）

治疗此证，能取得很好的疗效，且对四时感冒伤风都可用。如果在发热恶寒、头痛鼻塞、咳痰、咽不利的基础上见背脊酸痛及四肢痛，则与三拗汤、川芎、白芷合用；如果腹胀、大便稀溏，则加茯苓、神曲、生姜、大枣等；如果痰多、咽部不利，加射干、川贝、郁金等。

顽咳治法

顽咳，是指反复发作之咳嗽，咳嗽常持续数月，甚或经年难愈，多见于慢性支气管炎、小儿反复呼吸道感染、肺炎、支气管扩张、肺结核、肺脓疡、胸膜炎及咳嗽变异型哮喘等疾病。

1. 病因病机

对于普通咳嗽，可将其分为外感咳嗽与内伤咳嗽两类。然而顽咳的病因病机、治疗方法与普通咳嗽多有不同，在辨治顽咳须注意以下几个问题：

（1）宣降肺气贯穿始终：肺主皮毛，司呼吸，肺之功能与咳嗽最相关，正如张景岳所说："咳证虽多，无非肺病。"咳嗽乃因肺之宣降失常所致，恢复宣降之功能，当从开肺气和疏表气两方面入手。而在用药上，我们认为顽咳须适当选用"轻剂"，即气味轻薄之品，质地轻扬之物。因肺居上焦，上焦治疗当循"治上焦如羽，非轻不举"之则，重药恐其有"药过病所"之弊。开肺气常用杏仁、桔梗、前胡、枇杷叶、牛蒡子、苍耳子等药。同时配伍降肺气之品，因肺气不降，则亦不宣，常配伍紫苏子、旋覆花等降气之品。疏表气，即选用具有开表散邪的药物，如荆芥、防风、紫苏叶、羌活、豆豉、薄荷、连翘、麻黄、桂枝等，取表气疏则肺气亦宣义。选方上，常在程钟龄的止嗽散、吴鞠通的桑菊饮和银翘散、陈伯平的凉解表邪方等方药基础上加减化裁。

（2）调理肺与各脏腑间关系：顽咳之疾，其病位往往不单纯在肺，或肺牵及他脏，或他脏本有不和，出现肺与一脏或多脏同病的局面。其症状除咳嗽外，还有胸痛悸闷、喉痛失音、胁痛呕恶、面浮肢肿等症状，正如《内经》云："五脏六腑皆令人咳，非独肺也。"《难经》云："呼出心与肺，吸入肾与肝。"此类顽咳须调理肺与各脏腑间的关系，方能得效。

肺与脾为母子之脏，脾气不足则肺气亦不足而不畅，当兼用补气药。若脾气郁滞有化热之变，当用理气和中泻肺法。肺与肝共同调节全身之气机，若咳嗽兼见胁痛，烦躁不寐，则当用疏肝畅肺法。肺与心共主一身之气血，若咳嗽兼见胸闷，气喘痰盛，或心痛彻背，说明肺气宣降功能和心主血脉皆有障碍，且相互影响，则治肺同时须兼以通心阳，加用人参、桂枝、瓜蒌、紫苏子、葶苈子等。肺、脾、肾共同维持机体水液的代谢，若咳嗽兼见痰涎壅盛，心悸胸闷，甚则小便不利，则当肺脾肾同治，常以金水六君煎加减治疗，并重用熟地、黄芪等。

（3）注重化瘀涤痰药物的使用：无论是外感咳嗽还是内伤咳嗽，在宣肺的基础上，必须注意化痰。外感咳嗽初起痰不多，但不等于无痰。此外，对于顽咳还须注意瘀血的存在。一方面，患者久咳顽咳，势必致肺络伤；另一方面，津血同源，湿痰瘀一体，病程日久，痰瘀互结，则咳喘反复，正如唐容川所说："瘀血乘肺，咳逆喘促。"故在顽咳的用药上，需佐以活血化瘀之品。治顽咳加活血药古已有之，如千金苇茎汤用桃仁，东垣治咳用当归，孔伯华治咳桃杏仁同用，都是此法的运用。今人亦有治顽咳用活血药者。我们在治顽咳时，常加用桃仁、当归、赤芍等。

2. 辨证用药

（1）支气管哮喘：支气管哮喘是慢性气道炎症，常见症状为咳嗽，喘息，呼吸困难，胸闷，咳痰，其痰白多泡沫而黏。我们认为，本病辨证属寒者最多，在治疗上用药不避温，可选用小青龙汤、射干麻黄汤、麻黄附子细辛汤治疗。同时认为，哮喘汗出不忌麻黄，血压高者可用炙麻黄，若日久化热可加生石膏、黄芩，也可用小青龙合苍耳子散、荆芥、防风等。

（2）喉源性咳嗽：喉源性咳嗽是由咽喉不适引起的咳嗽，如按一般咳嗽治疗，见咳治咳，恒难获效。此类咳嗽喉痒则咳，甚则呛咳不断，一日数次，痰少，用抗生素无效，病情反复，经年难愈。我们认为，其病因乃风邪侵袭，结于咽喉所致，"风盛则痒"，痒甚则咳。风邪侵袭，肝气不降，肝气上逆则咽喉、胸胁之气皆逆。常选用止嗽散治疗，并加杏仁、川贝母、白前、僵蚕、地龙等，视病情加疏肝通络之品如旋覆花、橘络等。

（3）咳嗽变异性哮喘：本病一般持续数月甚至经年，属中医之顽咳。其临床特点为干咳少痰或变异性呛咳，夜间或清晨发作性咳嗽，运动后加重，痰少。我们认为，此乃外感失治，邪郁于肺，肺气失宣，肺络受损所致，治当搜风宁肺，调和营卫，畅利气机，尤其要注重燥、风二字。临证常用止嗽散、三拗汤加养阴润燥、疏风清热药物治疗，属燥者可加沙参、玄参、麦冬、知母、五味子等，属风者可加麻黄、荆芥、防风、连翘、薄荷、蝉蜕等，过敏性呛咳加地龙、僵蚕。

3.病案举例

患者胡某，女，14岁。

3个月前开始咳嗽，初有发热，某医院诊为肺炎，使用抗生素治疗后热退，仍咳嗽时作，缠绵难愈。诊见干咳少痰，纳少，乏力困倦，伴有胃酸，时有腹泻，苔白厚，脉细弦。

辨证：咳嗽日久，肺不宣降，肺脾气虚。

治法：益气化痰，宣肺止咳。

处方：藿香10g，苏子梗各6g，前胡10g，防风10g，桔梗10g，蝉蜕6g，枳壳10g，炒薏苡仁15g，茯苓10g，白术10g，厚朴8g，半夏10g，黄连 5g，吴茱萸 4g，焦山楂、焦神曲、焦麦芽各 10g，麦冬 15g，沙参 15g，甘草 5g。

1 周后咳嗽止。

按：患儿脾气素虚，感受外邪后，卫表不固，邪气留恋，缠绵不愈。治以宣降肺气以止咳，健脾化痰消积而和脾胃。方中以前胡、桔梗宣肺气，苏子降肺气，藿香、苏梗、防风解表气，诸"风药"质轻而直达上焦，宣降肺气而止咳；茯苓、白术、炒薏苡仁健脾止泻，枳壳、厚朴行气化湿，半夏、黄连、吴茱萸辛开苦降以复脾胃升降，脾气得健，脾运得行，痰湿得化，脾实则肺旺，脾运则肺不受痰；热病日久，佐以麦冬、沙参养肺阴，焦山楂、神曲、麦芽消积化痰。诸药相合，脾肺同治，3 月之顽咳 7 剂得解。

表证与汗法

表证是在体表出现的证候，汗法属"八法"第一法，本文对表证和汗法的认识，很多是从临床实践中体会出来的，现与大家共享。

1. 表证

表证是外感病最早出现的病证，从《内经》开始就被认为是病邪在表的证候。《灵枢·百病始生》说："是故虚邪之中人也，始于皮肤。"《伤寒论》明确指出此表为太阳之表。金元时代，刘河间、王安道等医家区别温病与伤寒之时，指出温病的表证与邪气在表的伤寒的表证不同，温病的表证是里热怫郁造成的，治疗应以清里热为主，而不是解表，并以此作为温病与伤寒的主要区别点。明清时代，以吴又可、杨栗山为代表的温疫学派医家持温病与伤寒"判若霄壤"的观点，认为"伤寒感冒风寒之常气，自外传于内"，"非辛温之药，何以开腠理而逐寒邪"，"温病得于天地之杂气，怫郁自内达外，热郁腠理"，治宜"寒凉清里热"。因此，温病出现表证就不是病邪在表了。清代叶天士创立了卫气营血辨证。卫分证就是表证，但重视邪从口鼻而入，提出"温邪上受，首先犯肺"，肺是邪气先犯的部位。以后又有王孟英补充，认为"虽始上焦，亦不能必其在手太阴一经"，还有心和心包。王孟英《温热经纬》还指出，温病除了先始于上焦外，"起于中者有之"，"起于下者有之"。因此，温病初起就不一定是表证了。这些与传统认识不同的地方是对表证认识的一大进步。

人体是一个统一的整体，表里是相通的。既然可以表病传里，那么"里病达表"出现恶寒发热或阵寒阵热、头痛鼻塞、咽部不利、汗出不畅等症状也是可能的。

笔者曾诊治一名48岁女患者（断经1年，以前身体健康），自述半年前开始每个月高烧一次，体温最高一次达39℃，伴有恶寒，甚或寒战，头痛鼻塞，汗出但量不多，时有时无，至西医院以感冒论治，任何药物都无效，必须输液。起初输液3天可退热，以后渐增，热退后仍全身不适，近两次发热需连续输液6～7次才退热，终日精神不振，思想负担重，但体检未发现异常。来诊时退热已数日，仍头晕，肢节沉重，阵阵恶寒。诊其体形偏胖，舌体大而有齿痕，苔白，脉虚软。辨证中考虑虽无饮食、二便、脘腹等方面的不适，但仍诊为脾肺气虚证。这是因为脾肺为母子之脏，脾气不足，抗邪功能不能充分调动，于是脾之子肺就奋起与邪相争，故出现一系列表证。本病表现在肺，病根在脾，治疗应益气健脾以恢复脾的抗邪能力，同时宣肺达邪。处方用《金匮要略》侯氏黑散减矾石，白菊花20g，生牡蛎30g，其余药均10g，7剂而愈，追访半年未复发。

还有一例，患者是80岁老妇，10月中旬因肺炎咳嗽，住院1月余，就诊时咳嗽、发热均已基本消失，但心烦少寐，梦中惊惕，时有低热谵语，或言语颠倒，或言多年前死去之亲人将带其到另一地方。常诉口干，头痛恶热，如此已有 3 个月。家人咨询西医，给服治感冒药、抗生素、镇静药，未能好转。诊时见体瘦肤干，手足凉，舌红少苔，脉细无力，问之能答，但随后即喃喃自语。分析此案，起先为肺经受邪，日久阴液损伤导致肺热入于心络，后给感冒药解表发汗复又伤阴，终致心阴心气皆伤，故有精神错乱。出现恶寒、发热、头痛等表证表现，是心经之热由肺经来，还欲从肺经走之故，不能认为是表证而发汗。予《温病条辨》清宫汤，去犀角，加生地、石斛：莲子 3g，余药为 6～8g。外加牛黄清心丸，每日半丸，分两次服。5 天后谵语大减，舌面津液有所回转，恶寒、发热、头痛等症状也大部分消失。以后在此基础上给予甘寒益气养阴药近 1 个月，恢复如初。

临床观察到除了呼吸系统疾病能出现表证之外，还有许多邪不在表的疾病可以出现表证。如消化系统感染性疾病的前期（肠炎、痢疾、伤寒等疾病的初期），肌肉关节的病变，包括肌肉关节本身的病变，也包括像红斑狼疮、风湿热、白塞病等引起的肌肉关节损害的病变，还有一些传染病的初期也会出现表证，如流脑前期的全身症状、麻疹将出的卡他症等。外科的痈疽，耳鼻喉科的鼻窦炎、中耳炎、急性扁桃体炎，妇女经前期、更年期综合征，以及过敏性皮肤病、血液病、肾病、内分泌病中的某些疾病也都可在早期阶段出现类似感冒的症状。

与表证出现有密切关系的内脏是肺。肺主一身之气，通于鼻窍，不论外感、内伤，凡里病见表证者都与内在病变脏腑和肺之间的关系不调有关。治疗要注意调表里，和营卫。如前例的侯氏黑散就是调和脾肺方，方中防风、菊花、桔梗宣肺透散，助脾输运；清宫汤是调和心肺方，方中竹叶、连翘透热达表，有助于心络的通畅。还有些更年期综合征患者，可以出现诸脏与肺关系的失调表现。此病出现的心烦抑郁、头晕耳鸣肢麻、恶寒腰膝酸软、腹胀欲呕便不调等，分别是心、肝、肾、脾、胃的功能低下和不调症，而就诊时大多还有恶寒头痛，发热汗出，或阵寒阵热，肢节疼痛，咽部痰滞或咽痛等表现。以《伤寒论》柴胡桂枝干姜汤为基础方常能获效，但需加用药味，如治心加山栀、淡豆豉，治肝加天麻、钩藤，治肾加仙灵脾、杜仲，治脾胃加青陈皮。所有加味使用中都可酌情再加防风、葛根、羌活、川芎、白菊花等疏风宣通之品。

2. 汗法

汗法历来就是针对表证的治法。《内经》最早指出对表证应使用汗法。如《素问·阴阳应象大论》说："其在皮者，汗而发之。"所以"汗法"又称"解表法"。《内经》时期的治法不多，解表法可以说是最早的治法之一。受"今夫热病者，皆伤寒之类也"的影响，以后较长时间内的解表方药都以辛温为主，最具代表性的就是麻黄汤、桂枝汤。明清时期温病学说兴起，辛凉解表剂出现，最具代表性的就是银翘散、桑菊饮。解表剂由最初的只有辛温，到后来又出现辛凉，这不但是解表剂本身的发展，而且也包括了对汗法使用上的更多理解。

汗法的重点是治肺。叶天士说："在卫汗之可也。"可见在清代汗法已有了广泛的应用。汗法治肺意在疏表宣肺透邪。《温热论》说："在表初用辛凉轻剂，夹风则加入薄荷、牛蒡之属，夹湿加芦根、滑石之流。"这是汗法的具体应用。汗法的用药可概括为两部分：一是疏表，常用药是荆芥、防风、苏叶、豆豉、连翘、薄荷等；二是宣肺，常用药是杏仁、前胡、桔梗、牛蒡子、辛夷、枇杷叶等。卫表之邪偏寒，见无汗、头痛明显者麻、桂等辛温药可选；卫表之邪偏温，见初期即高热、咽红肿，银翘、石膏等辛凉药可选。

汗法中辛温、辛凉药的使用不是绝对的，更不能将它们对立起来。在温病学形成之前的很长一段历史时期内，汗法主要是辛温解表，因此出现了许多弊病。明清温病学家力陈温病用辛温发汗之害，才有了银翘散等辛凉解表剂的使用。但同时又出现了另一种倾向，即有的医家视辛温发汗为畏途，绝对不用荆芥、防风、葛根、羌活、白芷等药。其实银翘散中就有荆芥、豆豉辛温药。辛温药绝对不用，何来汗法？薛生白说得就较为客观："盖既有不可汗之大戒，复有得汗始解之治法，临证者当知所变通矣。"本文也想通过两个实例说明偏用辛温和偏用辛凉不可取的道理。

第一例：某大学三年级女生，感冒发烧，恶寒头痛，亦恰逢当天月经至，以感冒风寒论治，服较大剂量解热止痛发汗药，发热暂退，旋即又升。又服麻桂各半汤、九味羌活汤等，热稍有退，但1周后胸前粟粒样皮疹外发，色红微痒，咽痛微咳，乏力恶寒，饮食减少。诊时见低热37.2℃，面颊微红，精神疲倦，心烦，眠不安，胸前皮疹继出，咽红，舌红，苔薄白，脉细略数，经血10日未净，量少。此患者初受风寒之邪，因强力发汗，正气受损。正值经期血海空虚，邪遂损伤营阴，扰于心络，出现了低热、恶寒、咽痛与心烦眠差、皮疹同见的卫营同病证。治疗以银翘散为基本方。其中银花改为忍冬藤，以减寒凉之性，且通络透疹；荆芥改荆芥炭，减温散之性，又可止血。又加炒山栀、丹皮、神曲清心热而护胃。3剂后恶寒发热均减，全身微汗，皮疹退，便稀。前方去丹皮，加白术、黄芩、白僵蚕，7剂后症大减，经血净。此为纠正偏用辛温导致邪气内传之例。

第二例：一位老妇恶寒发热，咳嗽痰鸣，用大量抗生素治疗1周不减，中药方中金银花、连翘、板蓝根、生石膏皆在15g以上。来诊时精神倦怠，神思欠清，利下稀水，手足不温，脉细无力，舌面水滑，咳嗽痰鸣亦未减。此为过用寒凉，邪气内陷，脾阳被伤。治宜温解寒凝，宣畅肺气，使内陷之邪仍从肺卫而解。方用苏叶10g，桔梗6g，防风10g，葛根15g，茯苓10g，荆芥炭6g，淡豆豉10g，橘红10g，黄连5g，神曲15g。仅3剂即泻止热退，神转清，痰咳减。此为偏用辛凉导致伤阳之例。

汗法的作用是发散、透达，所以一些有"趋表"疾病的初期也可使用汗法。常见的如麻疹、疟疾、疮疡、皮肤疾患、痢疾等分别有用升麻葛根汤、柴胡达原饮、仙方活命饮、消风散、人参败毒散等方者，即是取其具有的解表散邪作用。汗法又有作用偏上的特性，鼻、咽喉、耳、头目颈项之疾虽都不是表病，但病位居上，亦可汗之而解，荆芥、防风、羌活、白芷、细辛、薄荷、辛夷、川芎、菊花等风药不可少。更有将"汗之"推而广之，曰"得汗"。此即清代医家戴天章所说的"更有不求汗而自汗解者"。对此，《广瘟疫论》以四种情况说明之：一是里热闭甚，用大承气汤通里，里热逐尽后"战汗"而解；二是里热燥甚，患者思凉水不得，一旦得到汗大出而解；三是平时气虚，屡次发汗而不得汗，后在解表药中加入一味人参，立即汗出而解；四是阴虚之人，用表药无汗，给大剂滋阴生津药后，汗出而解。由此可知，汗法不仅指发汗解表以祛邪，"汗之"还有和阴阳、通表里、调脏腑的作用。这就是戴天章所说的"汗法不专在升表，而在乎通其郁闭，和其阴阳……必察其表里无一毫阻滞，乃汗法之万全"。

温病学说在皮肤病中的运用

温病学说是关于外感热病辨证论治的学说，其卫气营血辨证和三焦辨证不仅可用于外感热病的辨证论治，而且对中医临床各科都产生了深刻的影响。因为热证不但在外感热病中有，在临床各科中也广泛存在。温病学对于临床各科的热证有成熟的理论和行之有效的治法方药。

卫气营血和三焦辨证学说为中医皮肤病学提供了理论上的支持，其中许多治法与方药，也为中医皮肤科临床提供了叮供选择且实用的治法方药。温病学对中医皮肤科理论的发展和临床疗效的提高都有重要贡献。

1. 基本认识

皮肤病分类，西医按病因分为先天、免疫、生物、理化、精神心理等类型，并结合皮疹形态确定病名。中医学认为，皮肤病是由多种因素引起的皮肤损害，外因为六淫（风、寒、暑、湿、燥、火）、虫毒（寄生虫、昆虫）及其他致敏物（食物、药物）之入侵，内因有体质因素（体质类型、正气多少）、七情劳伤等。以上因素中，外邪又是首要因素。外感六淫中除寒与湿外，皆是阳邪，而寒邪内郁、入里皆可化热，湿邪郁久亦能生热而成为阳邪，这就是皮肤病以火热性质、湿热性质为多的原因。

皮肤是人体最大的器官，为天然的屏障。皮肤病种类繁多，目前已认识到的就有两千多种。常见的皮损，原发性的有风团、水疱、丘斑疹、结节等，继发性的有糜烂渗出、皲裂、苔藓样变、色素沉着等。后者多为病变日久，搔抓无度，血虚风燥，气血凝滞而致。

中医整体观认为，皮肤上任一异常变化都是内在脏腑病变在体表的反映，故中医学的各种辨证体系都可用于皮肤病的辨证、诊断以及指导治疗。卫气营血辨证和三焦辨证是关于外感热病辨证论治的学说，对于皮肤病有更强的实用性。皮肤位于人体表层，但也有浅深之分，一般来讲，皮毛肌腠的病变归于卫、气，营分血络的病变归于营、血。叶天士说："卫之后方言气，营之后方言血。"即卫气营血既是病程阶段，也有浅深轻重的意思。皮肤病常见证型相对轻浅者多为卫营同病证，深重者为气血同病（两燔）证，病变广泛可出现卫气营血皆病的证候。而在整个病程中往往是风、火、湿、燥、暑诸邪的同时参与，甚至还夹有寒邪，形成湿象与燥象、水湿与火热、血虚与血滞、外感与内伤同在的病理。

2. 卫营同病、气血同病（两燔）是皮肤病的基本证型

皮肤位于人之体表，表皮之下有血脉分布，共同行使卫外功能。卫是气之表，营是血之表，所以卫营同病、气血同病是皮肤病最基本的证候。卫营同病证较为轻浅，一般为初期阶段病证；气血同病证较为深重，一般出现在急性发展期。

（1）卫营同病：又称卫营合邪，多为风热之邪客于肌肤血络所致。皮损有风团、水疱、肿胀、红斑、丘疹等，来势快，色泽鲜红，或遇热加重，或

时隐时现，一般全身症状较轻，或兼有风热表证。如荨麻疹、玫瑰糠疹、血管性水肿、过敏性皮炎等的皮损，其他皮肤病出现麻疹样、猩红热样皮疹者亦有此种证候。

陆子贤说："疹为太阴之风热。"温邪有夹风者，也有夹湿者。夹风者来去皆快，游走不定，瘙痒甚，皮肤干燥；夹湿者病情缠绵，皮损多形，或渗出淋漓，浸渍瘙痒等。叶天士说："夹风则加薄荷、牛蒡之属，夹湿加芦根、滑石之流。或透风于热外，或渗湿于热下，不与热相搏，势必孤矣。"指出疏风药和渗湿药使用的重要性。临床上疏风药如荆芥、防风、羌活、白芷、连翘、牛蒡子、蝉蜕、白蒺藜等，渗湿药如白术、茯苓、茵陈、萆薢、薏苡仁、车前子、滑石、木通等，都是治疗皮肤病较常用的药。

卫营合邪的治疗，《温病条辨·上焦篇》第16条银翘散去豆豉加细生地丹皮大青叶倍玄参方，为我们治疗皮肤病卫营合邪证提供了一张可直接使用的方剂，也确立了一种治法，即疏风清热、透卫清营，以达卫营同治目的。著名中医皮肤病专家赵炳南先生创立之荆防方（荆芥穗、防风、僵蚕、金银花、牛蒡子、牡丹皮、浮萍、生地黄、薄荷、黄芩、蝉衣、生甘草），以荆芥、防风、薄荷、蝉蜕透散在表之风热，金银花、牛蒡子、牡丹皮、生地黄清营热、和血络，组成一张卫营同治方，可视为疏风散热、解毒透疹的代表方药。治急性荨麻疹、血管神经性水肿等可获得预期效果。若风热夹湿，皮损潮红瘙痒，糜烂浸润或有血痂，局部粗糙肥厚，则如叶氏所说，加芦根、滑石之流。《医宗金鉴》消风散（荆芥穗、防风、当归、生地黄、苦参、苍术、蝉蜕、胡麻仁、牛蒡子、知母、石膏、甘草、木通）即是既夹风又夹湿的治疗方，在皮肤病临床使用广泛。

（2）气血同病（气血两燔）：本证是温病深重期的证候，已深入到卫营之深层，症见高热、舌红绛及大量斑丘疹外发，当治以清热解毒，凉血散血。以皮肤出现大量红斑丘疹为主要表现的皮肤病可以参照温病营血分证或气血同病（两燔）证进行辨证治疗。如红斑狼疮、寻常型银屑病、红皮病型银屑病、多形红斑、过敏性紫癜等，它们的某些病变阶段，皮肤红斑丘疹大量外发，痛痒灼烧，甚则肿胀腐烂，脉急数，舌红绛等，可与温病气血两燔证同等对待。红斑鳞屑性皮肤病、自身免疫性皮肤病、结缔组织病、血管性皮肤病等，它们的急性炎症反应期表现出类似温病气血两燔的证候，见斑丘疹艳红、紫红，或皮下瘀斑，并有身热、心烦躁扰、脉数、舌绛等全身症状，治当大清气血，凉血化斑。

用方以化斑汤、清瘟败毒饮为代表。清瘟败毒饮内含白虎汤、清营汤、犀角地黄汤、黄连解毒汤等方，为清气凉血解毒方药之最，尤其重用生石膏（大剂量者达六至八两）。陆子贤说："斑为阳明之热毒。"雷少逸说："红轻、紫重、黑危。"这些论述还可用于指导红斑丘疹性皮肤病的诊断和辨证。

3. 湿热病辨证论治方法指导湿疹、皮炎类皮肤病辨证治疗

湿邪在皮肤病中广泛存在，体内之湿与体外之湿相合生热，充斥于肌肤腠理，往往形成顽固性的皮肤病。湿热夹风则表现为游走善变、奇痒，湿热相蒸则见糜烂渗液，湿热化火伤络则皮肤焮赤或出现红斑疹，病程长久伤阴则见出现皮肤粗糙肥厚、鳞屑样改变。湿热夹风、化火、伤阴的情形在大量皮肤病证候中都存在，尤其在慢性湿疹、神经性皮炎、接触性皮炎、结节性痒疹等慢性顽固性皮肤病中更多见，为重要致病因素。另有一些身体下部（如下肢、足）、隐蔽部位（阴囊、股腹、女阴）的皮肤病和性病，发生更是和这些致病因素密切相关，其证候可概括地称为湿热蕴结化毒证。

湿热蕴结化毒证在变态反应性皮肤病、结缔组织病、神经功能障碍性皮肤病、红斑鳞屑性皮肤病等类型皮肤病中都有存在，以湿疹及各种皮炎最具代表性。见皮肤肿胀潮红，红斑疹，水疱，糜烂渗液，或有皮下结节，瘙痒疼痛，转为慢性后局部皮肤色素沉着，粗糙肥厚，抓痕累累。将温病学湿热病理论与湿热蕴结化毒类皮肤病皮损辨识法结合起来，有一定的合理性，也有较高的实用性。首先是此类皮肤病同样也要辨湿与热的偏重，即热象偏重

者为热重湿轻，湿象偏重者为湿重热轻。皮肤病皮损潮红焮热，红斑丘疹或水疱密集渗液，搔抓后愈加痛痒，则为热重，全身症状可见身热，心烦口渴，小便黄，大便秘，舌红苔腻，脉数等。若皮损色暗，反复发作，时轻时重，瘙痒无度，搔抓后起皮屑，局部皮损增厚，呈现慢性发展过程等，则为湿重。此型全身症状常不明显，或有神疲倦怠，舌淡苔白腻等脾湿证表现。另外，辨皮损部位的所偏，对于分析病机和用药的重要性，等同于三焦辨证中辨湿热邪气之部位。如颜面部的过敏性皮炎、湿疹、血管神经性水肿等，为湿热化风侵犯上焦头面；阴股部湿疹、皮炎等，为湿热化毒浸淫于下焦肝经；上下肢及躯干部位的湿疹、神经性皮炎等年久不愈，肤暗粗糙，瘙痒难耐，已成皮肤顽症，为湿热化风夹毒深入肌腠、血分，三焦同病。

关于治疗，在全面照顾的基础上又有重点。清热多用龙胆草、黄芩、栀子、金银花、连翘、黄柏类辛凉和苦寒药，既能清热又能透邪外出；除湿以渗利药为主，如泽泻、茵陈、车前子、滑石等，尽量避免苦燥伤阴药；湿盛以健脾兼有利湿作用药物为主，如白术、茯苓、山药、薏苡仁、扁豆等。在此基础上再配以祛风止痒、清热凉血之品，顽湿瘙痒用虫类搜剔。《赵炳南临床经验集》中4张冠名"除湿"的方剂，分别为疏风除湿汤、搜风除湿汤、除湿解毒汤、健脾除湿汤，用药既有明确的针对性，又有一定的灵活性，对皮肤病治疗有很好的示范作用，值得研习。

湿疹、皮炎类（包括癣类）皮肤病，病程长，瘙痒重，严重影响生活质量，合理使用升阳散风药非常重要。升阳散风药能从皮肤肌腠祛邪，祛湿止痒效果卓著，如苍术、防风、羌活、独活、葛根等，是皮肤病临床不可或缺的药物，古人为我们留下了许多宝贵经验。善用升阳散风药者首推金元时代医家李东垣，其补脾胃泻阴火升阳汤（黄芪、人参、柴胡、苍术、羌活、升麻、黄芩、连翘、石膏、甘草）、拈痛汤（人参、白术、苍术、防风、羌活、葛根、升麻、苦参、当归、黄芩、知母、茵陈、泽泻、猪苓、甘草）等，除在脾胃病中使用外，在皮肤病中也有很好的应用。此外如《医学启源》当归拈痛汤（羌活、甘草、茵陈、防风、苍术、白术、当归、知母、猪苓、泽泻、升麻、黄芩、葛根、人参、苦参）等也是临床常用的有效方剂。

升阳散风药温燥，单用有劫阴助火之弊病，甚则窜入营血鼓动内风，所以要视病情配以苦寒、润养、活血等药同用。

4. 皮肤病后期血虚风燥与温病后期正虚邪恋病机相合

皮肤病日久，呈慢性迁延过程，皮肤长期受到风火湿热等邪的煎灼，失去了营血的润养，血燥生风，见皮损角质层肥厚、干燥、脱屑、皲裂，皮损色暗或色素沉着，甚则粗糙似牛皮，瘙痒剧烈或疼痛；全身症状可见头晕眼花，心悸怔忡，失眠健忘，女子月经不调等。此与温病后期正虚邪恋病机相符。

关于外感热病遗复的问题，《素问·热论篇》即指出"病已衰而热有所藏"，对于湿邪，叶天士更是告诫"恐炉烟虽熄，灰中有火"。

皮肤病病因复杂，大多病程长，尤其因为湿邪的广泛参与易形成顽症，所以慢性发展期和后期调治是否得当直接关系到治疗的成败。薛生白说：湿热病"曾开泄下夺，恶候皆平，正亦大伤"。指出湿热病后期，正与邪暴风雨般的搏斗已结束，当以恢复正气，祛除余邪为要。《湿热病篇》提出多种湿热病后期正虚邪恋证的治疗，如余湿蒙绕清阳，用五叶芦根汤；余邪留滞经络，用元米汤泡白术；余邪内留胆经致惊惕者，用酒浸郁李仁等。但不论祛邪还是扶正，皆用轻灵之品。

皮肤病后期不排除有相应脏腑受损，但最主要的还是肌肤营络津血耗伤，出现皮肤的血虚风燥证。临床所见，皮肤病日久不愈或至后期，皮损色暗或色素沉着，伴有剧烈瘙痒，往往有肝火和肾阴的损伤，致血络瘀滞化毒生风；皮损灰白变硬，粗糙肥厚，为血燥生风并有余湿留滞；原有皮损大部已退但不断有新生皮疹或水疱分散出现，则为火毒未清而湿毒滞络等。以上种种情形往往交叉出现或相并出现，此为皮肤病彻底治愈之难度所在。

古今临床治疗皮肤病的方药层出不穷，应用最广和最具代表性的方药此仅举四物汤、胃苓汤加减方之类，它们可用于皮肤病各个病程阶段。四物汤类以理血见长，皮肤病后期见肤干色暗，瘙痒难耐，或皮肤表面血络瘀滞时用，除原方外，还有如《济生方》当归饮子（当归、生地黄、芍药、川芎、荆芥、防风、白蒺藜、何首乌、黄芪、甘草）、《医宗金鉴》四物消风饮（荆芥、防风、当归、生地黄、赤芍、川芎、白鲜皮、蝉蜕、薄荷、独活、柴胡、大枣）等内含四物汤的方剂。胃苓汤加减方（胃苓汤减桂枝，加黄柏、枳壳、滑石，又称加减除湿胃苓汤）以祛湿见长，是赵炳南先生治湿毒疡（包括湿疹、各类皮炎）湿重热轻之主方，通过健脾理气、祛湿清热，使另一类后期的血虚风燥证，即因湿邪缠绵不去，肌肤失养致使出现皮损色暗增厚，瘙痒无度，反复发作等症，因湿邪的祛除而消除。可见皮肤病后期正虚邪恋也有各种不同证候，需要认真识别，必要时还需配合脏腑、气血、八纲等辨证方法整体调治。

斑疹辨证在银屑病中的运用

银屑病是一种慢性具有复发倾向的红斑鳞屑性皮肤病，归属于中医学"白疕"的范畴。斑疹是银屑病最直观的皮损表现，通过观察其色泽、形态、分布等情况，并结合全身的临床表现，可判断疾病的轻重、病位的深浅、气血津液的盛衰、病势的进退及预后等情况，故斑疹辨证对于银屑病的诊治有重要的指导意义。

1. 在银屑病辨证中的应用

温病学中的斑疹是指病变过程中肌肤上出现的红色皮疹。斑与疹的形态及其成因有所不同，清代叶天士在《温热论》中明确指出："凡斑疹初见，须用纸捻照看胸背两胁，点大而在皮肤之上者为斑，或云头隐隐，或琐碎小粒者为疹。"斑是指皮疹点大成片，平摊于皮肤，有触目之形，而无碍手之质，压之不退色，消后不脱屑者；疹是指皮疹中点小呈琐碎小粒，形如粟米，突出于皮肤之上，有碍手之质，压之退色，消后每有脱屑者。现代医学对斑与疹的区别更注重于皮损处颜色按之不退与按之可退，而形状之大小不是主要的辨别标准。临床所见斑多属于出血性疾病，而疹多属于充血性疾病。斑与疹也可同时出现，称为"夹斑带疹"。需要注意的是，前人经常举斑以赅疹，或称为疹而实指斑，也有统称为斑疹者。温病学中的"斑"在皮肤科疾病中又称为红斑，"疹"相当于斑丘疹或丘疹。红斑和丘疹是银屑病最常见的皮损表现，在临床银屑病诊疗过程中可以采用温病学中对斑疹的辨证方法。

温病斑疹的发生原因与邪热波及营血有关，但二者发生的病位深浅有所不同，不能一概视为营血分证。叶天士认为："斑属血者恒多，疹属气者不少。"陆子贤在《六因条辨》中曰："斑为阳明热毒，疹为太阴风热。"章虚谷指出："热闭营中，故多成斑疹。斑从肌肉而出属胃，疹从血络而出属经，其或斑疹齐见，经胃皆热。"斑多为热郁阳明，胃热炽盛，内迫营血而发，其病位在胃，邪热已入营血，属营血热甚而迫血妄行，血从肌肉外渍所致；疹为邪热郁肺，内窜营分，从肌肤血络而出所成，其主要病位在肺，属邪热在气分，波及营分。疹的发生虽多为邪在气分，肺热窜入营分所致，但如营热进一步炽盛，以致营血热盛，亦可由疹转斑，此时不仅疹色转为紫红或暗红，且压之亦不退色，已有斑之特点，其病机重点则从气分转为营血分。所以疹与斑不能截然区分，疹能转斑，也可在疹中夹斑，即"夹斑带疹"，此时为邪气同时侵犯气分与营血分的气营同病之证，与单纯的斑和疹的病机有所不同。

银屑病的发生与血热有关，多因情志内伤，气机壅滞，郁久化火，心火亢盛，毒热伏于营血而发病；或因饮食失节，过食腥发动风的食物，脾胃失和，气机不畅，郁久化热，复受风热毒邪而发病；或因久病重病后，阴血被耗，气血失和，化燥生风；或经脉阻滞，气血凝结，肌肤失养而致。由此可见，血热是银屑病发病之始，又是病机转变的关键。

叶天士云："斑疹皆是邪气外露之象。"斑疹的出现即是邪热波及或深入营血的重要标志，也是邪气外露、邪热得以外泄的表现。因此，斑疹的色泽与分布的疏密情况可以反映出热毒的轻重与正气的盛衰，从而对于判断病势的顺逆有重要的意义。

一般来说，斑疹色泽红活荣润者为顺，标志着邪热壅滞不甚，血行较畅，正气尚盛，邪热有外透之势；如斑疹色泽艳红如胭脂，提示血热炽盛；如斑疹色紫赤如鸡冠花，为营血热毒深重的表现；如斑疹色紫黑，多属火毒极盛的险重之象；如斑色黑而光亮者，提示热毒虽亢盛，但气血尚充，治疗得法，尚可救治；如斑色黑而隐隐，四旁赤色，为火郁内伏，但气血尚活，可用大剂清凉透发的方药治疗，也可转为红色而成可救者；但若黑色而晦暗，则属元气衰败而热毒锢结之象，救治较难，预后甚差；如斑疹分布稀疏均匀，为热毒轻浅，一般预后良好；如斑疹分布稠密，甚至融合成片者，为热毒深重之象，预后不佳。故叶天士曾云斑疹"宜见而不宜见多"，认为斑疹外发，标志着营血分之邪热有外达之机，所以说"宜见"；但如斑疹外发过多过密，则又说明营血分热盛毒重，故又"不宜多见"。章虚谷亦言："不见则邪闭，故宜见，多见则邪重，故不宜多见。"

综上所述，辨斑疹应重视其变化，如斑疹色泽由红变紫，甚至变为紫黑，提示热毒逐渐加重，病情转重，反之则为病情渐轻之象，正如雷少逸所说："红轻，紫重，黑危。"斑疹分布由稀疏而转为融合成片，为热毒转盛之象，但也必须结合临床的其他见症综合分析。

银屑病病机转变同斑疹，其皮损增多与颜色加深往往提示病情在加重，皮损减少与颜色渐淡时即是向愈。发病初期多表现为淡红色点状斑丘疹，后逐渐扩大，部分相互融合形成境界清楚的斑片，搔刮后有银白色光泽、干燥的鳞屑，层层脱落，且最后一层与基底面附着较紧，呈光滑的薄膜（薄膜现象），刮下薄膜为细小出血点（筛状出血）；急性进展状态的皮损，多呈点滴状，鲜红色，瘙痒较著；静止期的皮损常为斑块状或地图状等；消退期的皮损常呈环状或半环状。少数皮疹上的鳞屑较厚，有时堆积如蛎壳状。临床上斑疹色淡、点滴状、数量少、发于上部的银屑病患者多预后良好，而斑色深、面积大、脓疱型或红皮病型、发于下部者多缠绵难愈。

2. 在银屑病治疗中的应用

在温病学卫气营血辨证中，营血分证都可以出现斑疹，而斑疹也往往作为营血分证的主要症状。如营分证的辨证要点为"身热夜甚，时谵语，或斑疹隐隐，舌红绛"，血分证的辨证要点为"斑疹密布，动血，舌深绛或紫绛"，二者都强调了斑疹。然而从斑疹的形成机理、临床表现来看，温热病中斑疹的治疗，多采用清营凉血法，使邪热退而斑疹随之消退。如叶天士所说："在卫汗之可也，到气才可清气，入营犹可透热转气……入血就恐耗血动血，直须凉血散血。"这些治疗原则，亦适用于银屑病的治疗。

银屑病多由内外合邪而为病，目前多从血热、血虚、血瘀论治。现代名老中医赵炳南、朱仁康、金起凤等认为"血热"不仅是银屑病发病的根本原因，还是病情转化的关键，血分炽盛之毒热如得不到及时清解，久之或耗伤营血，以致阴血亏虚，生风化燥而成血燥证；或因毒热煎熬阴血日久，气血瘀结，以致经脉阻塞而转为血瘀证，此时皮损往往经久不退。这提示临床中应充分重视血热证银屑病的辨证论治，以缩短疗程，提高疗效。因而采用温病学中的清营汤、犀角地黄汤、化斑汤、清瘟败毒饮等常用方剂来辨证治疗银屑病可在临床取得良好的疗效。温病名方安宫牛黄丸、中药注射制剂清开灵注射液具有清热凉血解毒、清心化浊开窍的功能。现在临床上常用清开灵治疗多种重症皮肤病，如红皮病、系统性红斑狼疮、皮肌炎急性期、银屑病、严重的带状疱疹等。这些疾病的共同特征为皮损鲜红灼热，中医辨证都属于热毒炽盛之证。根据病机相同、异病同治的理论，静脉使用清开灵，均有很好的疗效。

（1）对"急急透斑为要"的理解：叶天士指出"急急透斑为要"，这里所说的"透斑"，实际是指透达热毒，使斑能顺利外透，邪热不致壅结于里之意，与营分证的"透热转气"的治疗目的一致。临床对于斑疹不易外透、里热壅结者，加大黄等通下之品，可取里气宣通、热毒松达、斑疹反易外透之效，此亦寓有透斑之意。这是叶氏对营分证治疗的补充，主要适用于血分证发斑者的治疗，切不能把"透斑"理解为辛散提透。吴鞠通在《温病条辨》中有"发斑者，化斑汤主之；发疹者，银翘散去豆豉，加细生地、丹皮、大青叶，倍元参主之⋯⋯禁升麻、柴胡、当归、防风、羌活、白芷、葛根、三春柳""若一派辛温刚燥，气受其灾而移热于血，岂非自造斑疹乎"之论述，银屑病的斑疹同样不宜透发。

红斑、丘疹辨证多属热，为体内的火热之邪外发肌肤所致，治疗宜采用清热泻火，凉血解毒，体内热清毒解，则皮疹随之消退。若应用辛散透发之品，则会促使体内火热之邪外发肌肤，使体表皮疹增多，病情加重。临床治疗银屑病的目的是使皮疹消退，瘙痒缓解，解除患者痛苦。若用药后皮疹增多，瘙痒加重，患者更加痛苦，则与治疗目的背道而驰。当然，很多散风解表药具有祛风止痒、祛风胜湿的功效，是治疗皮肤病的常用药物，但一定要辨证用药，确实属于风邪或风湿之邪所引起的皮肤病可选用，而不可见皮疹就选用。牟艳华分析近10年来中医药治疗银屑病的文献资料后总结如下：血热型，用生地黄、茯苓、紫草、牡丹皮、赤芍、白鲜皮、金银花、白茅根、槐花、甘草、白花蛇舌草、丹参、当归、栀子等；血燥型，用当归、生地黄、鸡血藤、白鲜皮、茯苓、何首乌、赤芍、熟地黄、甘草、白花蛇舌草、白芍、麦冬、玄参、牡丹皮、丹参、蜂房、乌梢蛇等；血瘀型，用红花、当归、桃仁、白鲜皮、莪术、三棱、丹参、赤芍、生地黄、鸡血藤、甘草、茯苓、白花蛇舌草、川芎、乌梢蛇、金银花等。可见近10年来中医药治疗银屑病的处方用药规律，以清热泻火、凉血解毒、养阴活血等药物为主。故温病的斑疹与银屑病之斑疹不可透发治疗。

（2）重视固护阴液："若留得一分阴液，便有一分生机。"温病的发生发展过程是正邪双方互相抗争的过程，其辨证除辨外来邪气性质外，还要重视正气因素。由于温病的病因是温邪入侵，易耗伤津液，所以温病的正虚多以阴液不足为主，往往在病之初期即有阴液的耗伤。因而顾护阴液是贯穿于温病治疗全过程的重要指导思想。温病斑疹的发生与邪热波及营血有关，热邪最易耗伤阴液。叶天士在《温热论》中说："若斑出热不解者，胃津亡也，主以甘寒，重则如玉女煎，轻则如梨皮、蔗浆之类。或其人肾水素亏，虽未及下焦，先自彷徨矣，必验之于舌。如甘寒之中加入咸寒，务在先安未受邪之地，恐其陷入易易耳。"斑疹的外发为邪热外透之象，一般情况应该热势减退，如斑已出而热势仍不解，则反映了热毒炽盛，消烁胃津，而津伤则不能济火，水亏火旺而热更呈燎原之势，此即叶氏所谓"胃津亡"的后果。叶氏提出，对其治疗要先予滋养肾阴，防患于未然，在甘寒清热生津的同时加入咸寒之品，如玄参、龟甲、阿胶之类以滋肾阴，即"务在先安未受邪之地，恐其陷入易易耳"。

银屑病的典型表现为红斑、脱屑，红斑是血热表现，血热盛易伤阴，脱屑也是因为热邪耗伤阴血，血虚不能濡养肌肤所致，故其整个治疗过程中都应该顾护阴液。这与温病学说的"留得一分阴液，便多一分生机"的说法一脉相承。

总之，温病学中的斑疹辨证方法、治疗原则以及用药宜忌等理论，在银屑病的诊治中有着非常重要的实用价值，值得进一步深入研究探讨。

神志异常对温病辨证的意义

神是人体生命活动的集中表现，包括脏腑气血的机能活动和人的精神活动。前者是指脏腑、经络以及构成形体并不断地供养形体生长发育的精、气、血、津液等的生理功能；后者是指人的感知觉、思维、记忆、意志、情感等心理活动。人体脏腑气血功能活动的异常要靠观体征、看气色、询病情、察脉象等诊断手段来了解，即"四诊合参"。人的精神活动源于五脏精气，其正常与否要靠观察病人面部表情、举止言谈、对外界事物和语言刺激的反应等来判断，是医生接触病人首先遇到的，并能在短时间内借以对病者安危形成总印象的资料。望神不仅是中医诊断的重要内容，而且对于确定病程阶段、分析邪正斗争趋势、预后吉凶都有极其重要的意义。

温病是外感病中热象偏重、病程变化迅速的疾病。随着热邪的深入，很快化燥伤阴，精血也随之而伤。因此温病中神志失常的表现较其他疾病出现早且重。在卫气营血各不同发展阶段，几乎都有神的轻重不同的异常表现，轻者心烦不安、言语错乱无序，重者谵语发狂、神志昏迷。神志异常的重症又谓之失神，是温病的危笃证，多出现在温病后期正气衰败、阴液枯竭之际。温病较其他外感病不但病程发展快而且神志异常出现早且重，神志异常的程度常与阴精的耗损平行发展，所以在温病的某些发展阶段，神志异常也往往是确立病程的重要依据，即对温病的辨证起着决定作用。尤其当温邪由卫气分转入营血分之后，由于邪正力量的对比发生了根本变化，因而神志异常的表现就更为突出，更深刻地反映了疾病的本质。此时以神志异常变化为根据，作为邪入营血、邪进正退，继而亡阴失精的标志不仅可靠，而且大大丰富了温病辨证施治的内容。

在叶天士《外感温热篇》中，失神昏迷的出现与否，对于判断正气存亡、预后死生至关重要。神不昏者，尽管病情较重，但仍有存活希望，若神已昏，说明正气已溃。叶天士说："初病舌就干，神不昏者，急加养正透邪之药，若神已昏，此内匮矣，不可救药。"这是完全以神昏之有无来预测吉凶的例子。对于外发斑疹之证，叶天士说："斑疹皆是邪气外露之象，发出宜神情清爽，为外解里和之意，如斑疹出而神昏者，正不胜邪，内陷为患，或胃津内涸之故。"此又以神清和神昏作为判断斑疹顺逆的依据。斑疹发出之后，如热退身凉，脉静神清，即为顺；若高热再起，神志不清，则为逆。湿病，"神情清爽，舌胀大不能出口者，此脾湿胃热，郁极化风。""若神不清，即属心脾两脏之病矣。"后句是章虚谷之注，使叶天士原意更为完整。

吴鞠通三焦辨证系统对温病神昏的辨证意义也有很多论述。吴氏指出，不论上焦、中焦、下焦，只要出现神昏，即为危证。《温病条辨》上焦篇第11条自注中把心神内闭作为温病上焦死证之一；第31条把"清神不了了（神昏），时时谵语者"作为暑入手厥阴的标志。中焦篇17条说："已下而不通，舌短神昏，闭已甚矣，饮不解渴，消亦甚矣，较前条仅仅谵语，则更急而又急，立刻有闭脱之虞。"说明阳明腑实证在谵语之基础上，如又出现舌短神昏心窍闭阻之证，预示病情迅速恶化。

除神昏之外，神志异常的另一些表现如烦躁不安、不寐、谵语发狂等也往往被用来作为温病发展到一定阶段的标志。这些表现较神昏轻浅，可视为神昏的前驱症状。在温病发展过程中，如出现烦躁不安、谵语发狂等症，说明邪热已化燥伤阴上扰神明，必须及时治疗，阻截其发展，以防出现神昏。最常见的心烦不安证是栀子豉汤证，《温病条辨》上焦篇第13条、中焦篇第18条都谈到了栀子豉汤证的心烦懊憹、起卧不安、甚则反复颠倒等症，是温邪由上焦进入中焦，由卫分传入气分，处于胸膈中间部位的标志。此时虽无明显津伤之证，但心神受扰之明显表现成为辨别病位、确定病程阶段的依据，给后世辨胸膈证以极大启示，所以就出现了以栀子豉汤为基础的许多新方剂。

温病由卫气进入营血，由量变发展为质变，营阴亏损成为主要矛盾，神志异常表现也更为明显和加重。《外感温热篇》说："营分受热，则血液受劫，心神不定，夜甚无寐。"心神不定，夜甚无寐，作为邪入营血的重要标志，较栀子豉汤证的心烦不寐更重，若治不及时，会很快进入昏迷阶段。此外，妇女感温，若逢经水适来，根据谵语如狂或发狂之表现，可断为热入血室之证，此时神志的异常表现就成为判断热入血室的依据。

在温病出现神志异常表现的同时，多见眼、耳、口、鼻、舌功能的障碍，这对温病的辨证也有重要意义。眼、耳、口、鼻、舌是五脏的外窍，是人与客观世界保持联系的器官。感觉器官正常功能的发挥要靠五脏不断供养精气。《灵枢·脉度》云："五脏常内阅于上七窍也，故肺气通于鼻，肺和则鼻能知香臭矣；心气通于舌，心和则舌能知五味矣。"《灵枢·海论》云："髓海不足，则脑转耳鸣，胫酸眩冒，目无所见，懈怠安卧。"清代王清任《医林改错》把目之视、耳之闻、鼻之嗅、舌之言等统归于大脑主持的精神活动范围。因此，精神活动的失常也就包括这些感官的失灵，根据五官诸窍功能障碍的各种表现，即可对疾病的病程和轻重做出一定判断。《温病条辨》上焦篇第31条说："脉虚，夜寐不安，烦渴舌赤，时有谵语，目常开不闭，或喜闭不开，暑入手厥阴也。"把目的异常变化作为手厥阴暑温的重要辨证依据之一；17条说："邪入心包，舌謇肢厥。"把舌的活动异常作为热入心包的主要依据。此外5条三香汤证"机窍不灵"，下焦篇第3条"温病耳聋，病系少阴"等都把五官功能失灵作为神志失常的重要表现。这就提醒我们，在临床实践中不可忽略对于五官诸窍的诊察，它们功能失常往往是温病发展到一定程度的标志。

温病出现神志异常的机理，不外邪热上扰神明和精血衰竭不养神明两方面。前者多见于高热邪实阶段，后者多见于正不胜邪，阴液枯竭之际。无论病机属实属虚，凡有语言错乱、反应迟钝，或狂言谵语、昏迷、目不识人等神志异常或失神表现，都预示温病进入了严重时期，是心不主神明、肝不藏魂、肾不藏精的结果。《素问·评热病论》把温病过程中出现狂言失志作为死证，说："狂言者，是失志，失志者死。"《伤寒论》亦把"但欲寐"作为伤寒少阴证的诊断依据，"但欲寐"即昏睡不语，精神不振，是阳气衰亡的标志。温病学家将心烦不寐、狂言谵语、昏迷、官窍失灵等精神活动的异常作为温病发展到一定阶段的辨证依据，说明中医学更加重视精神因素对于疾病辨证的重要性，它必将为中医诊治疾病开辟更广阔的思路。

浊药轻投

时近冬日，部分慢性肺病患者，病情反复，表现为上有痰浊阻肺，下有脾肾亏虚之证，此时无论是单纯的清利肺中痰浊，还是补益脾肾之法，效果均欠佳，虽有张景岳先生之金水六君煎补泻并用之方，疗效仍不令人满意。对于此类邪盛于上、正虚于下的疑难病证，古代医家有着独到的经验，称之为"浊药轻投"，特选取典型医案，与同道分享。

1. 浊药轻投在方剂配伍、煎服法中的体现

刘河间先生所创地黄饮子治疗"舌强不能言，足废不能用"之喑痱证，由下元虚衰，虚阳上浮，痰浊上泛，堵塞窍道所致，下有肾中阴阳俱虚，上有痰浊阻于舌本，为上盛下虚之疑难病证，此方上下并治，标本兼顾，为后世医家喜用，叶天士在《临证指南医案·温热》席姓病人一案中有载："脉左数，右缓弱，阳根未固，阴液渐涸，舌赤微渴，喘促自利溲数，晡刻自热，神烦呓语。夫温邪久伏少阴，古人立法，全以育阴祛热，但今见症，阴分固有伏邪，真阳亦不肯收纳。议仿刘河间浊药轻投，不为上焦热阻，下焦根蒂自立，冀其烦躁热蒸渐缓。熟地炭、茯苓、淡苁蓉、远志炭、川石斛、五味子，饮子煎法。"

医案中"饮子煎法"一句源自《黄帝素问宣明论方》中"地黄饮子"下"上为末，每服三钱，水一盏半，生姜五片，枣一枚，薄荷少许，同煎至八分，不计时候"。如以重剂培补下元，上有痰浊阻滞，药不达病位，且有生痰之弊；如以辛温化经络中痰浊，又恐伤肾精，因而方中除以阴阳双补之药配伍化痰开窍药以外，在煎服时作了巧妙的设计。一以生姜、大枣、薄荷与散

剂同煎，调护脾胃，兼引药力上达。二在煎煮时间上，以水一盏半煎至八分，时间短，防止过煮。滋腻之味碍脾生痰，每次服药仅三钱，顾护脾胃，而在频次上"不计时候"，随时服用以利滋填下焦。正如王子接在《绛雪园古方选注》中所说："方名饮子者，言其煎有法也。喑痱之证，机窍不灵，升降失度，乃用一派重浊之药，务在药无过煎，数滚即服，取其轻清之气，易为升降，迅达经络，流走百骸，以交阴阳。"此即浊药轻投之义。

叶天士本案为邪伏阴分，阴液大伤，虚阳上浮之证，亦为一上实下虚证，当峻补下焦阴液，摄纳浮阳，但患者尚见日晡发热，神昏谵语，阳不入阴，上焦热浮。因此欲补益下焦真阴，又恐上焦虚阳上越，阻药力下行。叶天士此时以地黄饮子为基本方，减去方中温阳之药，将滋填真阴之主药熟地黄煅为炭，一减其滋腻之性，二味由甘转苦，取补益中兼有泄降之义，并仿照地黄饮子的煎法，以滋阴重剂作轻清服法，起到滋阴潜阳之效。

自叶天士之后，海宁王孟英临证以运枢机、通经络之法，多起大病，在治疗类似病机之患者时，对浊药轻投之法有着极其灵活的运用，如医案中治疗吴薇客太史令堂一案："痰嗽喘逆，便秘不眠，微热不饥，口干畏热，年逾六旬，多药勿瘳。孟英切其脉右寸关弦滑而浮，左关尺细软无神，是阴虚于下，痰实于上，微兼客热也，攻补皆难偏任。与茹、贝、旋、斛、浮石、芦根、冬瓜子、枇杷叶、杏仁、花粉为剂，而以熟地黄泡汤煎服，则浊药轻投，清上滋下，是一举两全之策也。投匕果应，再服而大便行，渐次调养获瘳。"

王孟英此案病人表现咳喘痰多、便秘失眠等痰浊闭肺见症，但尚有口干畏热、左脉关尺见细软等阴虚表现，痰阻于上，阴亏于下，虚实互现，因而多次治疗无效。两难之处在于温化痰饮欲不伤下焦真阴，滋补养阴而不欲生痰浊，实属束手，即案中所云"攻补皆难偏任"。同属上盛下虚之证，王孟英以大量熟地黄泡水，然后取汁煎药，以质重味厚之品取轻浮之味，属浊药轻投法之活用，配以芦根、冬瓜子、枇杷叶、杏仁、花粉等轻清上扬、化痰蠲饮之品，合竹茹、川贝母、旋覆花斡旋气机，入络搜剔痰浊，仅以一味石斛清养肺肾之阴，滋下清上，并行而不悖，是为两全之策。

2. 浊药轻投法在中药炮制、制剂工艺中的运用

古人对于上有郁滞、下有真元虚损之证，尚有以药物炮制结合制剂工艺变化取效者，如王旭高医案所载一案："营阴虚，则气火易升；肝木横，则脾土受侮。腹满头晕，肝脾之病；耳鸣喉燥，虚火之愆。阴虚生内热，肾虚故腰痛。拟补阴潜阳、扶土抑木法。生地（砂仁炒）四两，茯苓（烘）三两，山药（炒）三两，萸肉（酒炒）三两，丹皮（酒炒）二两，泽泻（炒）三两，龟板（炙）三两，沙苑（盐水炒）三两，党参（炒）三两，杜仲（盐水炒）三两，归身（酒炒）三两，白芍（炒）二两，石决明（煅）四两。上药为末，炼蜜打和为丸，晒干，泛上后药：香附三两（分三份，一份盐水炒，一份醋炒，一份蜜水炒），陈皮（盐水炒）七钱，沉香三钱，神曲一两，上药为末，用橘叶汤泛上前丸为衣。"

王旭高先生所治为一肝肾阴虚，虚阳上越，肝脾不和之人，方以归芍地黄汤滋水涵木为治，因病人脾土被肝木所乘，中土不运，有腹胀见症，而滋补肝肾之药多甘寒咸寒之品，服之恐更伤脾气，因而在炮制上多用火、酒炒过，减其滋腻与寒凉之性。更配以特殊加工方法，在蜜丸上裹以具疏肝健脾理气功效之外衣，并以芳香之橘叶煎汤泛上药末，使丸药分为内外两层。外层先化以疏调肝脾，内层后运以滋补肝肾，清上滋下，两不妨碍，亦为浊药轻投法之巧用。

3. 医案举例

患者，女，86岁，2014年5月10日初诊。

患者5天前无明显诱因出现全身颤抖，于附近医院就诊，虽经系统检查，尚不能确诊。现症见：全身频繁颤抖，面色苍白，头晕时作，自汗，大便偏

干，双腿疼痛无力，舌红少津，苔少，脉细，右脉难及。

西医诊断：震颤原因待查。

中医诊断：颤证（肝肾阴虚）。

处方：玄参10g，生熟地黄各10g，生牡蛎15g，龟板15g，火麻仁10g，鳖甲15g，麦冬10g，五味子6g，白芍12g，阿胶6g，炒谷麦芽各10g，炙甘草6g，沙参10g，7剂。上药浓煎，少量频服，每天1剂。

2014年5月17日复诊：患者已无颤抖，大便日行一次，偏干，头不晕，腿痛，舌红苔少，脉如前。上方加鸡子黄一个，继续服用5剂善后。

患者服药后腿痛略好，回家乡后经电话随访震颤未再发作。

按：《温病条辨》云："热邪久羁，吸烁真阴，或因误表，或因妄攻，神倦，脉气虚弱，舌绛苔少，时时欲脱者，大定风珠主之。"病人临床症状以全身震颤为主，几无休时，两脉几无，有"时时欲脱"之状，当急救之，再结合其头晕、便秘之表现，结合经典论述，辨为真阴大损、虚风内动之证，以大定风珠化裁治之。以龟板、鳖甲、牡蛎甘咸寒之品填补真阴，潜阳息风；龟常藏首于腹，性属纯阴，灵而有寿，得地之阴气，入手少阴、足少阴、厥阴，能补肝肾真阴；鳖甲色青，潜阳息风；牡蛎咸寒，能化肾中湿浊从小便而出，使补而不腻；阿胶甘平滋润，入肝补血，入肾滋阴；麦冬、生地黄、白芍滋阴增液，养血柔肝；佐以麻子仁养阴润燥，五味子酸收，收敛欲脱之阴；甘草调和诸药，与白芍配伍，酸甘化阴。诸药合用，峻补真阴，潜阳息风，使阴液得复、筋脉得养，则虚风自息，病证可痊。病人服药后颤抖消失，是阴液得复、虚阳内敛之佳象。

除处方外，本案汤药服法颇令人关注。按三焦治则，当从吴鞠通所言"治下焦如权，非重不沉"，以甘咸寒之重剂滋填肝肾真阴，然此案宋乃光教授开方，药量较之原方偏小，而服药时则采取少量频服之法。此乃为"浊药轻投"之法。究其原因，病人右脉难及，脾胃内伤，而大定风珠中多血肉有情之品，王孟英点评本方时言道："定风珠一派腥浊浓腻，无病人胃弱者亦难下咽，如果厥哕欲脱而进此药，是速其危矣。"虽略有夸张之处，临证中确有服用后出现腹胀腹泻之例。《灵枢·五癃津液别》云："五谷之津液，和合而为膏者，内渗入于骨空，补益脑髓。"乃言真阴之生，源于脾胃对饮食之运化，且以"渗"字示真阴之缓成。病人年老体衰，脏腑虚弱，虽有真阴大亏，然脾胃不足，难以运化龟板、鳖甲、阿胶等浊腻之物，因而小制其服，先以小剂予之，并令浓煎，减少汤药服用量，进而不采取汤剂一日二至三服之常规服法，嘱少量频服，一日方尽。诸多细节，均立足顾护脾胃，然本病为真阴大伤之证，病在下焦，每次用药量少力弱，恐不能滋培肝肾真阴，故需频繁服用，使药力持续，趋于下焦，故收良效。

当今临床疑难病中虚实并现、上盛下虚之证不在少数，医者急于建功，开方往往补泻并用，见一症用一药，冀广络原野之法以图速效，但多不济事。今搜集古人治疗此类证候之效验与同道分享，希望对提高此类病证之疗效有所裨益。

温病运用苦辛方药探析

苦辛方药即具有辛开苦降作用的方药，它的使用始于泻心汤（大黄黄连泻心汤纯苦寒除外）、黄连汤等方。苦，指苦寒性味的药物，如黄连、黄芩等；辛，指辛温性味的药物，如干姜（或生姜）、半夏等。在作用上，苦味清降，辛味宣开，寒能清热，温能通阳，苦辛合化，寒温并用，平调阴阳，散结消痞。苦辛方药配伍上的合理性和临床上的实用性，使它得以广泛应用和进一步的发展。温病是外感热病，由于温邪多有兼夹，患者体质亦分阴阳，故除伤阴之外，也多有夹湿、夹痰、遏阳、阻气之变，治疗非单纯清、燥、宣、通所宜。苦辛方药寒热、升降、润燥相合，适合温病兼夹湿热、痰浊等证的治疗，故受到温病学家的推崇。苦辛方药用于温病的治疗，既有对《伤寒论》继承的一面，也有在《伤寒论》基础上发展的一面，现探析于下。

1. 无虚不用甘温

仲景苦辛方药的代表方剂泻心汤、黄连汤中有三组基本药物，即辛温的半夏、干姜（或生姜），苦寒的黄芩、黄连，甘温的人参、甘草、大枣，治疗心下痞、腹痛、结胸、狐惑等病证，这些病证临床表现有心下痞满、吐利肠鸣、口咽溃烂等，现代临床以消化系统的病变为主。仲景在苦辛方药中加甘温药，是因为他认为心下部位的疾病往往有属虚的一面，故言痞多，言痛少，言误治邪陷引起者多，原发引起者少，后世将其所治之痞称为虚痞。《证治汇补》说："大抵心下痞满，必是脾胃受亏。"指出脾胃不足是虚痞发生的内在原因。温病是外感热病，邪入中焦而见痞满阻隔，非夹痰即夹湿，必须清温并用，苦辛同施，才能达到湿开热透、痰消气畅之效果。这种痞即为湿热痞。湿热痞的治疗应以祛除湿热之邪为主，甘温药增热并有碍于气机的畅达，故无虚者不用，比如小陷胸汤。但叶天士、吴鞠通泻心汤治案中既有去甘温药的，也有不去甘温药的。去，治疗的是纯湿热、痰热证；不去，治疗的是湿热或痰热夹虚证。如叶氏暑湿郁结厥阴案，见吐蛔寒热、自利、腹胀胸满，泻心汤去人参、甘草，加枳实、厚朴；若下利吐蛔止而不思食，则泻心汤中不去人参（《临证指南医案》）。吴鞠通仿叶氏用法，对中焦气分暑湿互结证，不食不饥不便，心下痞，用半夏泻心汤去人参、干姜、大枣、甘草，加枳实、杏仁治之；而对中阳本虚，或误伤于药，致湿热之邪内陷，蒙于清窍之证，则不去人参（人参泻心汤）（《温病条辨》）。以上案例说明，外感湿热证的治疗重点应是清热化湿，理气畅中，人参、甘草、大枣类甘温药一般不用，只有在兼中虚时才用。泻心汤去甘温的人参、甘草、大枣，仍不失辛开苦泄之用，陈光淞赞之仍"深合苦泄之法"（《温热论笺正》）。

2. 组方用药更适合湿热证

《伤寒论》泻心汤、黄连汤的组成较为固定，黄连、黄芩，半夏、干姜是苦辛法的两对基本用药，成为固定的药对，在以后很长的时间内都未能有较大的改动。明清以后，温病学家将苦辛方药用于湿热痰浊互结于中焦气分，就必然寻找更有效的苦辛药对，开辟更适合中焦湿热证、痰热互结证的苦辛方药。

温病学家所用苦辛方药，在《伤寒论》基础上主要有两方面的变化，一是苦辛药对不拘于连、芩及夏、姜，而是有了增减变化，特别是增加了有理气畅中、化痰散结、疏利三焦作用的苦辛药对，如瓜蒌、栀子、枳实、厚朴等，于是就出现了连朴饮（《霍乱论》）、昌阳泻心汤（《随息居重订霍乱论》）、小陷胸加枳实汤（《温病条辨》）等著名的辛开苦降方。温病对苦辛药对的用法是：黄连、干姜同用治在胃肠，黄连、厚朴同用治在脾胃，黄连、半夏同用治在胆胃，栀子、半夏同用治在肺胃，瓜蒌、半夏同用治在胸脘。以上苦辛药对相互配伍，治疗胃肠寒热错杂，脾胃湿热阻滞，胆胃气机失和，肺胃痰火闭结，胸脘痰热痞结之证。此外，还有一对苦辛药也很常用，就是栀子和豆豉。王孟英把栀、豉用作治疗霍乱的主药，而霍乱就是指"呕吐而利"之类的中焦病（《随息居重订霍乱论》）。王氏说："栀子苦寒，善泄郁热……豉经蒸腐，性极和中，凡霍乱多由湿郁化热，夹秽浊恶气，而扰攘于中宫，惟此二物，最为对证良药。"讲出了栀、豉合用治疗湿热秽浊证的道理所在。栀、豉之苦辛，已不限于升降中焦之气，凡湿热引起三焦气机不畅，表里不相通和，都可以之升散风阳，苦泄郁火。栀、豉配伍使用，王孟英总结得最好："以银花、竹叶清暑风，配以白蔻、菖蒲宣秽恶，湿甚者臣以滑、朴，热胜者佐以芩、连，同木瓜、扁豆则和中，合甘草、鼠粘而化毒，其有误投热药而致烦乱躁闷者，亦可借以为解救。"可见远远超出了《伤寒论》栀子豉汤。如王孟英的黄连定乱汤、燃照汤、连朴饮、蚕矢汤、驾轻汤、昌阳泻心汤等方治疗霍乱引起的胸痞腹痛，吐泻烦躁，都配用了栀、豉这对苦辛药（《随息居重订霍乱论》）。

温病用苦辛方药较之《伤寒论》的第二个变化是，与苦辛药相配伍的主要不是甘温，而是从湿热证治疗的需要出发配以芳化、渗利。如《重订广温热论》用枳实栀豉合小陷胸汤加连翘、黄芩、茵陈、木通，治中焦湿热，胸腹热满，按之痛，苔黄腻;《通俗伤寒论》用蒿芩清胆汤治疗暑湿阻于少阳，见胸腹灼热，心下痞满，呕逆口苦，苔黄腻。此外还有甘露消毒丹、菖蒲郁金汤等，均将宣上、畅中、渗下数种治法集于一方，使之更适合湿热证的治疗。其中苦辛方药与渗利药同用尤有妙义。

金元时期李东垣善治脾胃病，他处方的特点是"补""泻""升"同用。"补"是补脾胃之气，用甘温药；"泻"是泻阴火，用苦寒和渗利药；"升"是升阳气，用辛散风药。东垣的中满分消丸、消痞丸、黄连消痞丸、枳实消痞丸等方（《兰室秘藏》），集中体现了他以苦辛方药治疗脾胃内伤病的用药思路和组方特点。对于这几张处方中使用猪苓、泽泻、茯苓等渗利药，东垣的解释是："脾胃有病，当令上下分消其湿。下焦如渎，气血自然分化，不待泄滓秽。"说明治脾胃病，渗利湿邪是个重要的环节。东垣这一思想对后来温病学家治疗湿热病产生的影响应该是肯定的。

3. 所治疾病不限于心下痞

湿热病以脾胃为病变中心，不等于湿热病证都出现在中焦，所以苦辛方药的治疗范围也不限于心下痞。比如狐惑病（相当于现代临床的白塞病），胃热脾湿是病机关键，但它却在口、眼、生殖器处出现溃疡疼痛。胃火上炎则口烂；脾湿与肝经郁火相蒸则眼烂；脾湿流下，肾经湿热下注，则生殖器烂。《金匮要略》用甘草泻心汤治疗。但同是甘草泻心汤，《伤寒论》却用来治疗心下痞（虚痞），说明狐惑病和虚痞都有中焦寒热交错、虚实并见的基本病机，只是表现形式不同而已。苦辛方药所治湿热痞的基本病机，应当是中焦湿热互阻或痰热互结，气机失畅，舌苔应表现为黄腻。因为心下痞除了虚痞、湿热痞外，还有痰湿或痰浊内结之痞。叶天士指出：湿热痞的舌苔是"或黄或浊"，用苦泄方药；痰湿或痰浊内结之痞，舌苔是"或白不燥，或黄白相兼，或灰白"，不用苦泄方药，而用开泄方药（《温热论》）。中焦湿热有上下弥漫的特性，所以病变并不限于中焦，而是能产生身体多个部位的病变。据粗略统计，《临证指南医案》中"议泻心法"治疗的病证达二十余种，涉及多系统病变。"泻心法"即苦辛法、苦泄法，所治有"中焦气不转运"的脾瘅，"阳虚夹湿，邪热内陷"的神识昏蒙，"暑邪深入，肝病必来犯"的吐蛔，"湿热内结，肝风犯胃"的动风，"阳气结于上，阴液衰于下"的关格，以及湿热黄疸、湿热痢、湿热痹痛、噎膈、便秘、不寐等。吴鞠通在温病学术上与叶天士一脉相承，《温病条辨》中焦篇、下焦篇的湿温病中都附有疟、痢、疸、痹病的治疗，其中属于湿热性质的疟、痢、疸、痹包括了湿热痞及其之外的许多湿热病证。

4. 苦辛方药验案举例

（1）低热不退案

张某，女，27岁，干部。1999年10月初诊。

3个月来发低热，午后明显，体温波动在37.1℃～37.6℃之间。多方检查未发现其他异常，中医、西医治疗未能有明显效果，前来求治。刻下见：形体偏瘦，面色略有潮红，平时饮食不多，但零食不断，时有手足汗出，口渴不欲多饮水，大便欠畅，小便色黄，午后身乏力，精力不够，身亦有疲惫感。辨证为湿热困阻表里，清阳不升。治以清热化湿，升清降浊，甘露消毒丹加减：藿香10g，茵陈10g，连翘15g，白蔻6g，厚朴10g，枳实10g，豆豉10g，山栀10g，黄芩10g，半夏10g，滑石20g，茯苓10g。服3剂，体温有降，连续2日，午后体温37℃，仍口渴，大便欠畅。前方加炒莱菔子6g，再服3剂，体温36.6℃，其他不适症状亦基本消失。

本案低热，与饮食不节关系密切。脾胃受伤，湿热内蕴，不得外解，故而发热。甘露消毒丹化湿清热，畅利气机，终使蕴热解除。这是一例以低热形式出现的中焦湿热证。

（2）口腔溃疡反复发作案

路某，男，32岁。2000年5月16日初诊。

口腔溃疡反复发作2年余，平均一个月发作一次，疼痛并伴低热，过后则低热退。经常服用各种治口腔溃疡的药，并配以饮食疗法，加用维生素等，仍不能控制病情，十分痛苦，前来求诊。刻下见：口腔黏膜、舌面均有白色溃疡，溃疡四周充血而肿，疼痛异常，舌苔黏腻，口水时欲外滴，惧怕饮食。体温37.3℃，小便色黄，大便量少而黏。患者曾发作两次胃痛呕吐，经胃镜检查诊为慢性浅表性胃炎，平时无明显症状。辨证为湿热蕴阻，化火成毒，毒热上炎口腔，并灼液伤气。治以清热化湿解毒，兼以益气生津，甘草泻心汤合封髓丹加减：太子参15g，生甘草10g，炙甘草10g，熟大黄3g，金银花20g，豆豉10g，山栀10g，连翘15g，砂仁6g，黄柏10g，石斛10g，独活12g，猪苓15g，干姜8g，黄连5g。5剂，疼痛大减，口水未流，欲饮食，低热退，胃脘较前舒适，大便亦畅利，要求再服药"除根"，上方去生甘草，加沙参，7剂。半年后了解未发。

口腔溃疡反复不愈，有似狐惑，故仿《金匮要略》甘草泻心汤治之；封髓丹降心火，益肾水，交通上下，口腔溃疡宜用。本案是一例中焦湿热久蕴不解，化毒上蒸，蚀于口腔所致的口腔溃疡。

伏气温病与杂病

伏气温病又称伏邪温病，指感邪后邪气伏藏下来，经过一段时间再发病。

伏气温病的最早根据是《内经》的"冬伤于寒，春必病温"，但同时《内经》又认为伏藏下来的邪气不一定都是温邪或都变为温邪，伏气所致疾病也不一定都是温病。《素问·生气通天论》说："是以春伤于风，邪气流连，乃为洞泄；夏伤于暑，秋为痎疟；秋伤于湿，上逆而咳，发为痿厥；冬伤于寒，春必病温。"这段话给后世主张伏气说的医家以广阔的想象空间，对温病学的发展也产生了深刻的影响。温病由于温邪的种类多，不同温邪引发的温病也各不相同，其中那些起病隐秘、较少表证，或反复发作而难以痊愈的温病均可归于伏气温病的范围。温病是性质属热的外感病，而外来邪气深伏日久大都有化热倾向，所以伏气学说更多地为温病学所用。蒋问斋在《医略十三篇》中指出："伏邪者……多为热证，以始得病溲即浑浊，或黄或赤为据。"蒋氏之语指出伏气之病中以热病为多。伏气致病既可见于温病中，又可出现在杂病中，笔者认为有以下特点的疾病可作为伏气（邪）致病来进行辨治。

1. 起病隐秘，或少有卫分证表现

一些乙肝患者或其带菌者，长期以来无症状，有的即使小便黄、口干或轻度疲乏感，因认为不值得就医而不被发现，就处于"无证可辨"的状态。类似情况如某些胆囊炎、咽炎、妇科炎症、前列腺炎、阑尾炎等。这些潜伏性的感染，在机体抵抗力下降，细菌和病毒大量繁殖、扩散的情况下才发病，故可认为是病从里发的伏气温病。精神创伤、中毒、手术及分娩、意外事件、使用免疫抑制剂都能削弱机体抵抗力，成为诱发因素，导致疾病发生。还有一些疾病，初起无卫分证，如暴发性流脑、流行性出血热等，开始就是里热证，甚至出现动风、动血等危重症，亦符合伏气温病发于里、起病急、病情重等特点。这种发病形式在传染性疾病急重症中很多见，故姜春华教授的截断扭转理论值得重视。

决定病发于里还是发于表的因素可从分析带状疱疹、病毒性肺炎中得出。

带状疱疹少有卫分证，初起即热象明显。因疱疹多沿少阳经脉分布，所以治疗以清泄肝胆邪热为主。带状疱疹是由水痘－带状疱疹病毒潜在性感染引起的皮肤急性炎症（病毒潜伏期可达十数年甚至数十年之久），是邪气的特性决定了它是发于里的伏气温病。病毒性肺炎临床有轻重之分，《温病学》统编五版教材选用蒲辅周老中医治疗腺病毒肺炎患儿的两个病案，一轻一重：初病有卫分证，病情较轻者选入"风温章"中；初病即气阴两伤明显并有闭窍动风证者选入"春温章"中。我们注意到，选入"春温章"的病案，患儿体质差，有三度营养不良和贫血，可见是体质因素决定了它是病邪内陷而后发的伏气温病。由此可知，病邪特性、正气强弱都能决定发病类型。

2. 病邪内陷，难以治愈

晚清医家刘吉人《伏邪新书》说："有初感治不得法，正气内伤，邪气内陷，暂时假愈，后仍复发者，亦谓之曰伏邪。"由于治不得法，使邪气内陷，不但原有的疾病未能治愈，而且还可变生他病。急性肾小球肾炎临床所见以感染引起者多见，一些链球菌感染的疾病，如扁桃体炎、咽峡炎、猩红热、丹毒等，若治疗不力，邪气内陷，深入下焦，就会引发肾小球肾炎。再如病毒性心肌炎，起先多由各种病毒感染引起上呼吸道感染，未能及时有效地治疗，卫分之邪内陷心营就可导致本病发生。还有一些免疫性疾病、结缔组织病，如全身性剥脱性皮炎、系统性红斑狼疮、类风湿关节炎等，它们的发展期和活动期，可出现类似温病卫营同病、气血同病以及湿热病的某些证候（膜原证、卫气同病证等），它们难以治愈，有的甚至病情迅速恶化，也难以按卫气营血和三焦证候传变的一般规律来说明，而伏气学说则可以较圆满地解释病情变化并指导治疗。

3. 病邪遗伏，反复发作

呼吸系统感染性疾病，包括上呼吸道感染、支气管炎、肺炎等，治愈后不久，发热咳嗽又起，有的儿童患者，一年之内多次得病住院。分析其中原因，体质差、正气不足固然重要，但遗邪留伏也不容忽视，正如刘吉人所说："有已治愈而未能尽除病根，遗邪内伏，后又复发，亦谓之曰伏邪。""遗邪"既可是外来的，也可是内在的，小儿呼吸道感染性疾病的"遗邪"主要是痰、热、食，在其集中到一定程度时，或"伏邪自发"，或"新感引发"而为病。小儿平素唇红、苔黄、小便偏黄、颈淋巴结大，或山根部青筋暴露等，都可视为体内"遗邪"的外在征象，只要留意观察，"尽除病根"就有可能。某些发作有一定条件的疾病，如与月经周期有关的头痛、腹泻，与空气湿度有关的皮肤病，与季节气候变化有关的过敏性疾病、某些精神病等，在未发病时一切正常，化验也难以发现器质性病变，即处于痊愈状态，但一旦条件具备又重新发病。对待这类疾病，除了要考虑诸如月经周期、空气湿度、季节冷暖等所谓致病的条件外，事先寻找体内"遗邪"，"先证而治"，使外在致病条件找不到"内应"而失去引发疾病的能力则更有意义。伏气学说提供了认识这类疾病的思路，并在治疗上突破"依证而治"的限制，具有现实意义。

4. 小结

伏气学说由来已久，随着中医学的发展，它在《内经》的基础上又有了新的含义，除温病之外，也广泛用来认识临床各科有关疾病的发生、发展、传变、转归、预后，并指导治疗。伏气学说不仅不能与传染病潜伏期对号入座，而且也改变了中医学"有是证便用是方"的局限。随着社会的发展，中医学的理论和临床也在不断发展，中医学遇到的难题也越来越多，伏气学说作为一种传统的学说，应当赋予新鲜内容，适应时代需求，以保持旺盛的生命力，这也是它自身发展的规律。

温病理论和经验可指导防治新发传染病

中医药防治急性传染病有悠久的历史。《素问·刺法论》说:"五疫之至,皆相染易,无问大小,病状相似。""疫"就是传染病,主要是急性传染病。中医学在自身的发展中不断与原有的传染病和新出现的传染病做斗争,形成了独具特色的防治传染病的理论和实践体系。明清时期温病学说形成,中医学防治急性传染病的学术体系更加成熟。然而,近数十年来随着西医学的传入,抗生素的普遍使用,对病原体多实行直接杀灭的针对性治疗,使得中医学在急性传染性疾病和其他重大疾病的治疗上退居二线,或处于举步维艰的状态。但有识之士早就指出,西医不可能替代中医,主要原因是:抗生素滥用引起的抗药性及毒副作用已日益暴露出来;抗生素对病毒感染性疾病无效,而中医学从整体调节入手,调动机体抗病能力,对各种病毒感染引起的急性传染病有肯定的治疗效果;人类社会要延续,新的致病微生物、新的传染病会不断产生,对付各种新出现的传染病,中西医结合才是上策。传染性非典型肺炎(SARS)是新出现的传染病,中医学在长期的与急性传染病做斗争过程中所创建的理论体系和积累的宝贵经验是人类共同的财富,应当在防治新发传染病中得到充分利用,并求得持续发展。现论述如下。

1. 治未病的预防思想

急性传染病是威胁人类生命最严重的疾病,我国记载从公元前 674 年到鸦片战争,发生疫病流行不下 500 次,死人无以数计。中医学两千多年前就奠定了预防医学的基础,如《素问·四气调神大论》说:"圣人不治已病治未病,不治已乱治未乱。""治未病"就是预防在先。预防的方法,《素问·刺法论》说:"不相染者,正气存内,邪不可干,避其毒气。"即一方面护正气,一方面避毒气,在传染病流行期间,避毒气尤为重要。现代传染病学提出预防传染病的主要措施是控制传染源、切断传播途径、保护易感人群,其中控制传染源、切断传播途径是避毒气的具体措施。控制传染源包括对病人、接触者的隔离,对动物传染源的处理;切断传播途径包括消毒灭害,对病人的衣物、分泌物、排泄物的处理等。而这些方法,古人都有论述。

2. 祛邪为第一要义,客邪要早逐

急性传染病是由病原体入侵引起的,驱除病原体是根本性的治疗。中医个体化医疗特点明显,但对驱除外来病邪的认识是一致的。金元四大家之一的刘河间善用寒凉药,张子和善用汗、吐、下法;清代叶天士的"在卫汗之,到气才可清气,入营犹可透热转气……入血直须凉血散血"等,都是祛邪的治法。在 SARS 的中医药治疗上,各地出台的治疗方案,大多将祛邪贯穿于始终。早期、中期以祛邪为主,恢复期兼祛余邪。祛邪和扶正是相辅相成的,有的医生观察到,由于及时祛除了邪气,一些病人即使后期不用扶正药,正气也能迅速恢复。祛邪要早,也是祛邪法使用的重要原则,《素问·阴阳应象大论》说:"邪风之至,疾如风雨,故善治者治皮毛,其次治肌肤,其次治筋脉,其次治六腑,其次治五脏。治五脏者,半死半生也。"明代著名温病学家吴又可说:"客邪贵乎早逐,乘人气血未乱,肌肉未消,津液未耗。"吴氏用下法攻邪,主张早,主张尽,所谓"下不厌早,逐邪勿拘结粪"即是。SARS 是一种新的病毒引起的肺的病变,尽早祛邪就能尽早中断病邪的危害,把危害降低到最小。

3. 辨证求因

中医学经过艰苦的探索,创立了自己的病因学说。温病学把一切引起温病发生的外来因素称为温邪,这个温邪应当包括引起急性传染病的病原体在

内。辨证求因就是通过症状表现确定证候，再通过证候找出病因。正如清代医家钱天来所说："受本难知，发则可辨，因发知受。"治疗大疫，明代吴又可和清代余师愚最具代表性。前者治疗的是湿热疫，代表方达原饮；后者治疗的是燥热疫，代表方清瘟败毒饮。达原饮和清瘟败毒饮到现在仍是治疗急性发热性疾病的良方。SARS 流行，我国南北有差异，但从共同具有的持续高热、苔腻贯穿始终及周身困倦、脉率不快等症状分析，感受的应是湿热性质的疫疠之邪。现代的一些研究表明，病毒感染性疾病表现为湿热者居多。初期湿多热少，可用达原饮；中期湿热并重，当湿热同治。《温病条辨》说："徒清热则湿不去，徒祛湿则热愈炽。"甘露消毒丹、蒿芩清胆汤都是著名的清热祛湿方，有良好的退热作用。后期湿邪减少，体温不高，可用薛生白的五叶芦根汤祛除余湿。若湿热未去而气阴两伤，可考虑使用东垣清暑益气汤。那些高热稽留、白细胞计数不高、西药抗生素治疗无效、大剂寒凉中药清之不应的急性发热性疾病，西医往往考虑为病毒感染，中医则认为是湿热之邪为病。

4. 保护正气，扶正就是祛邪

正气是对抗外来邪气的防御系统，在传染病流行期间，一个人正气的强弱，对于是否得病，得病后病情的轻重及预后的好坏等都起重要作用。中医治疗急性热病首重祛邪，同时也重扶正，有时扶正就是祛邪。李东垣《内外伤辨惑论》中，补中益气汤不只治内伤之热，也治外感之热。公元 1232 年元兵围困汴梁发生一次大疫，当时症状是气高而喘，身热而烦，脉洪大而头痛，或渴不止，皮肤不任风寒而生寒热等。东垣认为是人在围城中，饮食不节，劳逸所伤，寒温失所而致，治以补中益气汤甘温除热。这次大疫医史上有载，现代著名中医学家任应秋认为是流行性胃肠病，范行准认为是肺鼠疫等，总之是急性传染病。这个例子说明，祛邪不拘于汗、吐、下法，益气升阳也是祛邪，关键在于辨证。

SARS 病人从开始得病就有明显的乏力、口干，以后正虚表现越来越重，至后期极度疲劳（吃饭拿筷子的力气都没有），汗出多，心悸眠差等，都说明正气受到严重损伤。我校赴长辛店医院医疗组在初、中、末期的治疗中都用了西洋参、山萸肉，剂量都是 30g，未见敛邪现象，就是很好的说明。

5. 活血化瘀以解毒

活血化瘀药的使用由来已久，早一些有名的如张仲景《伤寒论》的桃核承气汤、抵当汤等，晚一些有王清任《医林改错》的血府逐瘀汤、膈下逐瘀汤、少腹逐瘀汤等。解毒活血汤是《医林改错》中用于治疗瘟毒吐泻转筋（霍乱）的方剂，组成是连翘、葛根、柴胡、当归、生地黄、赤芍、桃仁、红花、枳壳、甘草。本方将解毒与活血融为一体，治吐泻转筋，"活其血，解其毒，未有不一药而愈者。"受王氏思想的影响，清末另一医家余伯陶将此方稍事加减（加厚朴，减枳壳），定名为加减解毒活血汤，治疗鼠疫，当时"藉此方活者二三千人"（《鼠疫抉微》）。余氏认为，鼠疫的病机是"热沸毒聚瘀凝，血壅络脉不宣"，故解毒清热之中必加活血化瘀。为什么单用达原饮、败毒散、银翘散等治温病名方治疫毒有时有效，有时无效呢？余氏回答说是因为"有清热解毒之药，而无活血祛瘀之药也"。现代报道，对小儿肺炎有血瘀证者，用活血化瘀为主的治法，可大大降低病死率；对成人肺炎，在用清热解毒药治疗的同时，配合活血化瘀药，可明显提高疗效。SARS 重点是肺的病变，并且旁及心、肝、肾，活血化瘀药能改善这些内脏的微循环，减轻毒热对血络的损害。SARS 病程中，常出现的口唇紫绀、心悸、舌质暗紫等症状，以及发生肺纤维化、肺间质渗出的病理改变等，都是使用活血化瘀药的指征。即使早期瘀血指征不明显，恰当地使用一些活血化瘀药也是有益无害的。

6. 病后康复的药物调理

病后康复调理的主要目的是防复发，应从透解余邪、补益虚损两方面入手。SARS 后期，强烈的正邪对抗局面已经过去，突出的矛盾是余邪未尽，气阴两虚。SARS 后期除肺的损害外，大多还有肝的损害，部分有心肌酶的改变和肾功能的异常。这在中医学看来，不只是正虚，还有血络瘀阻的邪实；抗病毒药、抗生素、激素的毒副作用可引起阴阳失和，气机紊乱，脏腑功能下降，造成的气滞血瘀痰阻的局面，也不是单纯的正虚和邪实。中医学有科学的病后康复药物调理方法，总原则是正邪兼顾。余邪未尽，针对余湿可选《湿热病篇》五叶芦根汤，针对余热可选《伤寒论》竹叶石膏汤。阴阳两困、气滞血瘀痰阻，可参考《湿热病篇》三甲散加减方，仿其组方旨意，治疗络脉凝滞的顽证。气阴两虚，一是要注意用清补而不用腻补，二是要分偏阴偏阳。后一点《温病条辨》说得很明白："温热病虑涸其阴，湿热病虑涸其阳。病后调理，温热当以滋阴为法，湿温当以扶阳为法。"生脉散、沙参麦冬汤是常用的双补气阴方；气虚夹湿，中气不振，可选东垣清暑益气汤；脾虚不运，湿邪停滞，考虑参苓白术散；阴虚热留难去，可用青蒿鳖甲汤；胃肠液枯便结，可用增液汤等。

中医药治疗急性传染病

传染病，古称疫病，《素问·刺法论》说："五疫之至，皆相染易，无问大小，病状相似。"是中医学对传染病最早的论述。我国最早记载的疫病流行是公元前 674 年的霍乱病，至鸦片战争，共发生疫病流行不少于 500 次。疫病对人类健康和生存的危害最大，凡有人类，就有疫病发生，从这一意义上来说，一部中医学的发展史就是一部中医学与传染病的斗争史。在中医学有关热病理论指导下发展和形成的温病学，一开始就把急性发热性外感病作为研究对象，更是承担了大部分的传染病防治的重任。我国医学史上对传染病治疗较详记载是在东汉以后，笔者对中医学治疗传染病的历史做一回顾性分析，对中医学长期以来与传染病做斗争的理论和经验进行再研究，无疑会对中医药防治传染病产生积极的意义。

1. 辨证论治也是治疗传染病的总原则

东汉社会动荡，战争频繁，疫病流行。公元 151～196 年四十余年的时间里，京都、军队、地方有记载的瘟疫流行有一百余次（《中国医史年表》），其中南阳之疫，张仲景宗族二百余口人，死亡三分之二，其中，伤寒居其七。当时的伤寒是一切发热性外感病的总称，包括了大部分急性传染病。仲景认为伤寒是感受寒邪而致，但寒邪入里化热后伤津，内结肠腑，与湿邪相合，与瘀血相结等，就可导致急性发热性疾病的发生。《伤寒论》397 法、113 方中，解表退热、清热保津、急下存阴、祛湿清热、活血解毒等治法和方药，今天看来都是治疗急性传染病所用到的。《伤寒论》奠定了急性传染病辨证论治的理论和临床基础，伤寒学说也可视为经典的传染病学说。

南宋到金元一百多年中，大疫不断。公元 1127 年，金人围困汴京，"城中疫死者几乎半数"（《宋史·卷六》）。1232 年，元兵围汴梁，城中大疫暴发，50 天内死亡 90 万人。金元四大医家之一的李东垣经历了这场变故，他认为此次疫病，是由于人在围城之中，饮食不节，寒温失所，劳役所伤，最终导致脾胃内伤而患病。于是"以平生已试之效，著《内外伤辨惑论》一篇，推明前哲之余论，历举近世之变故"（《内外伤辨惑论》），以补中益气汤升阳益气而治疗，补土学派由是而生。据东垣所载，这次疫病临床表现为始得之气高而喘，身热而烦，脉洪大而头痛，或渴不止，皮肤不任风寒而生寒热。现在分析，当是肺胃气分热盛证兼卫阳不固，而东垣却治以甘温除热。汴梁之疫是什么病？著名中医学家任应秋认为是流行性胃肠病，医史学家范行准认为是肺鼠疫，还有学者认为是流行性感冒、传染性肝炎、钩端螺旋体病等，总之是病毒感染引起的传染病。东垣用补中益气汤为主治疗今天看来是病原体引起的传染病，可谓独树一帜，堪称扶正以祛邪的典范。东垣一生与很多传染病打交道，但并不都以扶正为主，如《东垣试效方》载普济消毒饮治大头天行案即可说明。大头天行症见：初憎寒体重，次头面肿盛，目不能开，上喘，咽喉不利，舌干。本病有传染性，"亲戚不相访问，如染之，多不效"。东垣认为其病机为温热毒邪客于心肺间，上攻头目。普济消毒饮泄心肺之热，疏风解毒消肿，挽救了很多人的生命。可见在传染病的治疗上，不但医家之间无定法定方，就是同一医家，针对不同的传染病，也以辨证论治为基本原则。

2. 活血化瘀药的使用受到重视

活血化瘀药对急性热病的治疗作用很早就受到重视，《素问·阴阳应象大论》说："血实者决之。"《伤寒论》的桃核承气汤、抵当汤、抵当丸等就是治疗"血实者"之方。金元时代李东垣亦在甘温除热的方剂中配以活血之品，如《脾胃论》所列东垣十味常用药黄芪、人参、甘草、升麻、柴胡、黄芩、黄柏、当归、红花、桃仁，后三味是活血药，占了三成。清代温病学家叶天士认识到"瘀血与热为伍"的病机，确立了"凉血散血"的治则。晚清医家王清任对血瘀证有独到见解，《医林改错》中有多首著名的活血化瘀方，皆以桃红四物为基本用药，其中治疗急性传染病的方剂有解毒活血汤、急救回阳汤、通经逐瘀汤等。解毒活血汤组成是连翘、葛根、柴胡、当归、生地黄、赤芍、桃仁、红花、枳壳、甘草。本方将解毒和活血融为一体，治疗瘟毒吐泻转筋（霍乱），"活其血，解其毒，未有不一药而愈者。"受王氏思想的影响，清末另一医家余伯陶对此方稍事加减（加厚朴，减枳壳），定名为加减解毒活血汤，治疗鼠疫，据载"藉此方活者二三千人"（《鼠疫抉微》）。余氏认为，鼠疫的病机是"热沸毒聚瘀凝，血壅络脉不宣"，故解毒清热之中必加活血化瘀。《鼠疫抉微》列有 34 张经验方，加减解毒活血汤为第一方。为什么单用达原饮、消毒饮、败毒散、银翘散等治温病名方治鼠疫，有时有效，有时无效呢？余氏回答是："有清热解毒之药，而无活血祛瘀之药也。"现代报道，对小儿肺炎有血瘀证者，用活血化瘀为主的治法，可大大降低病死率；对成人肺炎，在用清热解毒药治疗的同时，配合活血化瘀药，可明显提高疗效。具体用药，发热较高选凉血活血的生地黄、赤芍、丹皮、紫草等；炎症侵害重，选活血通络的赤芍、桃仁、红花、丹参等；有出血倾向的选生蒲黄、紫珠草、三七等。这些理论和经验对现在治疗急性传染病有重要的帮助。

3. 温病学建立了中医学治疗急性传染病的论治体系

宋金元时期，温病学说逐渐发展，朱肱、王安道、刘河间等医家从概念、病因病机、治疗等方面把温病从广义伤寒中分离出来，温病主要包括外感热病中发病急、传变快、传染性强的疾病，温病学的任务就是寻找这些疾病的辨证治疗规律，而不是墨守《伤寒论》之法。明代末年，瘟疫猖獗，1615 年龚廷贤著《万病回春》，记有 1586 年"大梁瘟疫大作"，自此至 1643 年短短的 50 多年间发生了 12 次瘟疫大流行，病种涉及痘疫、大头瘟、痢疾等，其中包括吴有性《温疫论·序》所说的"崇祯辛巳疫气流行，山东、浙省、南北两直，感者尤多，或至阖门传染"。吴有性把这次传染病病因归结为"天地间别有一种异气"，传播途径为"天受"（空气传播）、"传染"（接触传播），侵犯脏腑"因其气各异"，"某气专入某脏腑经络，专发为某病"，从而奠定了现代中医传染病学的基础。

《温疫论》是中医学史上第一部关于传染病的专著，其后戴天章的《广瘟疫论》、周扬俊的《温热暑疫全书》、杨栗山的《伤寒瘟疫条辨》、余师愚的《疫疹一得》等论疫专书相继出现，中医温疫病学派形成。

清代至民国，在不到 300 年的时间里，中国大地上发生了百余次瘟疫流行，病种包括痘疫、鼠疫、烂喉痧、钩端螺旋体病等。在与这些疾病做斗争的过程中，一大批温病学家脱颖而出，其中叶天士、薛生白、吴鞠通、王孟英在理论和临床上有所创新，确立了温病学说在中医传染病学中的主导地位。

叶天士、吴鞠通的卫气营血、三焦辨证是温病学形成的标志性产物。叶、吴学说把中医学对传染病的诊断、辨证、治疗引向规范化、系统化的轨道。"下不厌早，逐邪务尽，客邪贵乎早逐"，"治上焦如羽，治中焦如衡，治下焦如权"，"在卫汗之可也，到气才可清气，入营犹可透热转气……入血直须凉血散血"等，为今人治疗急性传染病提供了宝贵的辨证思维和临床指导。与此同时，一些治热证的方剂，如治温疫专方达原饮、清瘟败毒饮、增损双解散、升降散、十全苦寒救补汤等，治温热病专方银翘散、桑菊饮、白虎汤、承气汤、清营汤、犀角地黄汤、神犀丹、安宫牛黄丸、青蒿鳖甲汤、加减复脉汤、大定风珠等，治湿热病专方三仁汤、杏仁滑石汤、宣痹汤、甘露消毒丹、连朴饮、蒿芩清胆汤等被临床证实治急性传染病有卓著疗效，成为外感热病临床上最常使用的药物。

4. 近现代中医药治疗急性传染病的状况和面临的挑战

民国到中华人民共和国成立，中医学发展缓慢，甚至处于停滞状态，但还是有一批医家坚守与传染病斗争的阵地，做出自己的贡献。这些医家大多精通《伤寒论》和温病学说，总结自己的经验，写出了多部防治传染病的专篇专书。具有代表性的如张锡纯的《医学衷中参西录》、吴锡璜的《八大传染病讲义》、丁甘仁的《喉痧证治概要》、陈耕道的《疫痧草》、何廉臣的《全国名医验案类编》等，为中医药防治急性传染病留下了大量珍贵的资料。

新中国成立以后，中医学防治急性传染病的理论和实践有了进一步展示的舞台，在与鼠疫、天花、霍乱、疟疾、麻疹、痢疾、猩红热、乙脑、白喉的斗争中做出了贡献。老一代中医都还记得20世纪50年代对乙脑、血吸虫病、麻疹肺炎等传染病的防治，蒲辅周是当时知名度最高的中医之一，他领导的中医治疗组深入疫区，先后用白虎汤、白虎加苍术汤为主治疗乙脑，取得肯定的疗效。随后蒲老又应各医院之邀，参与对小儿腺病毒肺炎的治疗，总结了120例小儿腺病毒肺炎中医治疗经验，确立了中医药治疗急性传染病、病毒感染性疾病不可或缺的地位。

20世纪70年代之后，烈性传染病得到控制，天花被消灭，加之抗生素普遍使用，西医针对病原体直接杀灭的对抗性治疗取得显著成效，使中医学对急性传染病和其他重大疾病的治疗作用逐渐被淡化，或处于举步维艰的状态。但有识之士早就指出，西医不可能取代中医，原因是很多病原体在与抗生素做斗争的过程中产生了抗药性，有的发生了变异。WTO的调查指出，目前药物失去作用的速度与发现新药的速度差不多；病毒是许多急性传染病的元凶，抗生素对其无效；滥用抗生素引起的毒副作用日益暴露出来。

人类社会要延续，新的传染病会不断发生，中医药治疗急性传染病有很大的空间。对SARS的斗争证实了以上看法。广州总结的2003年1～4月收住院的103例SARS患者经中西医结合治疗，结果肯定了中医药在缩短发热时间，减轻症状，对抗激素、抗生素毒副作用方面的作用。北京和其他一些地区也根据本地情况制定中医治疗SARS方案，推荐运用于临床，并及时总结经验。中医药工作者对SARS防治的积极参与和做出的成就，重新树立了中医药防治急性传染病的形象。

人类必将与传染病并存，中医学面临着新的机遇与挑战，中医学在发挥传统优势的同时，也要紧跟现代科技发展的步伐，提升自己在防治急性传染病和其他重大疾病中的贡献度。

疫病

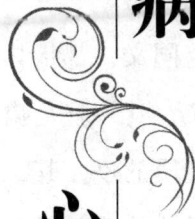

心法

疫病名称

疫病是指由病原体引起的，能在人与人、动物与动物，或人与动物之间相互传染和流行的疾病。我国在殷商时代的甲骨文中即有"疥、疟、痛、风"等传染病名称的记载，先秦古籍《周礼》《左传》还记载了气候异常与传染病的关系，说明古人很早就认识到了传染病的危害和发生规律。

古医籍中对这类疾病有称疫、疠、瘟疫、疾疫、温疫的不同。疫在古代是急性传染病的统称；疠和瘟同义，都指具有强烈传染性的疾病；疾同病，疾疫就是疫病；温疫有二义，其一就是瘟疫，因疫病以温热性质的最多，所以凡说瘟疫就是指温热性质的疫，其二仅指温热性质的疫，因疫不只有温热性的，还有寒性的、湿性的等。以上在我们阅读古今医籍时都会遇到。

《内经》最早把传染病定名为疫、疠，如《素问·刺法论》说："五疫之至，皆相染易，无问大小，病状相似。"《素问·六元正纪大论》说："温疠大行，远近咸若。""疠大至，民善暴死。"受《内经》"今夫热病者，皆伤寒之类也"的影响，在很长的历史时期内，急性传染病都称为伤寒。张仲景在《伤寒论·序》中说："余宗族素多，向余二百，建安纪元以来，犹未十稔，其死亡者三分有二，伤寒十居其七。"说明《伤寒论》在当时是一部辨治急性传染病的专书。以后传染病的名称增加，除称伤寒之外，还有时气、热病、温病、疫疠等名称，这在晋代巢元方《诸病源候论》中都可以见到。

巢氏《诸病源候论》50卷、67门、1739候，除载有疟、痢、疸、霍乱、天花、麻疹等具体的传染病病种外，还有时气病、伤寒病、热病、温病、疫病病等的专论。这些病共同的特点是在"非其时有其气"的情况下患病,"一岁之中,病无长少,率相似者"。什么是"非其时有其气"呢? 本书《伤寒病诸候·伤寒候》说:"其时行者,是春时应暖而反寒,夏时应热而反冷,秋时应凉而反热,冬时应寒而反温,非其时有其气。"可见,"非其时有其气"是引起时行病和伤寒病,也是引起热病、温病、疫疬病的病因。温病是巢氏重点论述的疾病之一,《诸病源候论·温病诸候》共 34 论,对温病范围、脉证、传变规律、变证都有细论。《温病令人不相染易候》指出温病是传染性和流行性更强烈的疫病:"此病皆因岁时不和,温凉失节,人感乖戾之气而生病,则病气转相染易,乃至灭门,延及外人。"而同时巢元方又把伤寒作了一下划分,《诸病源候论·伤寒病诸候·伤寒令不相染易候》说:"自触冒寒毒之气生病者,此则不染着他人。若因岁时不和,温凉失节,人感乖戾之气而发病者,此则多相染易。"即伤寒中既有触冒寒毒之气发病,不染着他人的一类,也有感受乖戾之气发病且多相染易的一类。这就为以后把疫病从伤寒中分出去作了理论上的准备。明清温病学说兴起,外感热病中具有强烈传染性、流行性者大多归于温病,称传染病为伤寒者逐渐减少。

明代及其之后的医籍,大多设有瘟疫(或温疫)的专篇,有代表性的如沈金鳌的《杂病源流犀烛》、孙一奎的《赤水玄珠》、张景岳的《景岳全书》、江瓘的《名医类案》、吴谦的《医宗金鉴》、王肯堂的《证治准绳》、楼英的《医学纲目》等。明末以后出现了瘟疫病的专著,如吴又可的《温疫论》、戴天章的《广瘟疫论》、杨栗山的《伤寒瘟疫条辨》、余师愚的《疫疹一得》、刘奎的《松峰说疫》等。对于同样的疫病,它们有的称瘟疫,有的称温疫,因为在温疫学派医家看来,瘟疫就是温疫。

清代,温病学自成体系,卫气营血、三焦辨证体系创建,以叶天士、薛生白、吴鞠通、王孟英为代表的四大温病学家出现,是其显著标志。吴鞠通《温病条辨》一书将温病分为风温、温热、温疫、温毒、暑温、湿温、秋燥、冬温、温疟 9 种。对于温疫,吴鞠通说:"温疫者,疠气流行,多兼秽浊,家家如是，若役使然也。"即温疫是具有传染性和流行性的温病。吴氏这样划分，对温病病名起到统一和规范的作用，直至现在，四时温病大部分还沿用上述病名。明清还出现多部瘟疫专病的书籍，如郑灵渚的《瘅疟指南》、郑肖岩的《鼠疫约编》、郭右陶的《痧胀玉衡》、韩善征的《疟疾论》、隋万宁的《羊毛瘟论》、陈蛰庐的《瘟疫霍乱答问》、连文冲的《霍乱审证举要》、金德鉴的《烂喉丹痧辑要》、夏春农的《疫喉浅要》等。书中所论之疾，涉及鼠疫、疟疾、霍乱、白喉、猩红热等，说明中医学在古代所治疗的疫病包括有被现代传染病学明确诊断的传染病。

有医家对疫病按寒热属性进行分类，疫不但有热性的，还有寒性的。如《中国医学大成·增订叶评伤暑全书》说："夏月亦有病凉者，偶遇暴风怒雨，不及加衣，或夜失覆，或路行冒犯，皆能为凉证，此非其时有其气，谓之寒疫。"《松峰说疫》把疫分为三类：一是瘟（温）疫，"初不因感寒而得，疠气自口鼻入，始终一于为热。"二是寒疫，"不论春夏秋冬，天气忽热，众人毛窍方开，倏而暴寒，被冷气所逼……众人所病皆同，且间有冬月而发疹者，故亦得以称焉。"三是杂疫，"其症千奇百怪，其病则寒热皆有。"《松峰说疫·卷三》列72种杂疫，除共有的六经见症外，又各有不同表现，如小儿皮肤上有大小青紫斑点是葡萄疫，喉痹失音、颈大、腹胀如虾蟆是捻头瘟，头上并脑后、腮、颊、目赤肿而痛是大头瘟，胸高胁起、呕汁如血是瓜瓤瘟等。虽称杂疫，因大多性质属热，本质上仍是温疫。这些病现在看来涉及临床各科，但很多与现代病名难以对照，故多已不用。现代温病学把具有强烈传染性和流行性的温病称为温疫，温疫中属湿热性质的是湿热疫，如《温疫论》中所讲，属燥热性质的是暑燥疫，如《疫疹一得》中所讲。温疫分为湿热、燥热两类，较之以前更为清晰，更符合临床实情，有助于临床分证论治。

疫病病因

上古时代有专门祈祷、诅咒、驱鬼、逐疫的巫师，那时人们认为传染病的到来是鬼神在操纵。自《内经》始，人们对传染病之病因有了科学的认识和分析。中医学对疫病病因的认识总起来说为以下演变过程。

1. 寒邪致疫

《素问·热论》说："今夫热病者，皆伤寒之类也。"《素问·阴阳应象大论》说："冬伤于寒，春必温病。"认为一切外感热病都是伤于寒邪引起的，疫病以发热证为多，自然包括在内。《内经》论及疫病的篇章很多，仅以"热"名篇的就有《素问·热论》《素问·刺热》《素问·评热病论》《素问·水热穴论》《灵枢·寒热病》《灵枢·热病》《灵枢·寒热》等。汉代张仲景《伤寒论》自序中"伤寒十居其七"，更是《内经》之后寒邪致疫观点的集中体现。明代张景岳在《景岳全书·卷之十三》中专设"瘟疫"节，列举了《内经》论疫的主要篇章，除上述数篇外，还有《素问·六元正纪大论》《素问·金匮真言论》《素问·刺法》《灵枢·刺志》《灵枢·诊疾论尺》等。但张景岳并不认为感受冬之寒邪而发的伤寒都是瘟疫，他认为只有"但染时气而病，无少长率相似者，是即瘟疫之谓"。张景岳把这类瘟疫称之为"伤寒瘟疫"，并不代表凡疫病之起都伤于寒邪，张景岳的观点是对寒邪致疫论作出的重要修正，为其后温疫学派将瘟疫与伤寒严格区分奠定了基础。

2. 厉气、时行之气和乖戾之气致疫

"外感不外六淫，民病当分四气"之说，将外感病的病因归于自然界风、

寒、暑、湿、燥、火六淫之邪的侵犯，但疫病不是一般的外感病，而是"长幼多相似"，能造成"阖门传染"或"乃至灭门"的急性传染病，故一些有见识的医家开始探讨疫病特有的病因。晋代葛洪的厉气说、王叔和的"时行之气"和隋代巢元方的"乖戾之气"，在对疫病病因与一般外感病之因的区别上前进了一步。葛洪在《肘后方》中说："岁中有厉气，兼夹鬼毒相注，名曰温病。"王叔和在《伤寒例》中说："凡时行者，春时应暖而反大寒，夏时应热而反大凉，秋时应凉而反大热，冬时应寒而反大温，此非其时而有其气。"巢元方《诸病源候论》将疫病集中在《伤寒诸候》《时气诸候》《热病诸候》《温病诸候》《疫疠诸》中论述，其中《伤寒诸候》《时气诸候》《温病诸候》都有"此皆因岁时不和，温凉失节，人感乖戾之气而生病，则病气转相染易，乃至灭门"。葛氏厉气、巢氏乖戾之气，为以后吴又可为代表的温疫派医家创立异气、厉气、戾气病因说打下了基础。

3. 异气（杂气、疠气、戾气）致疫

隋代到明代近一千年的历史长河中，中医温病学说有了长足的发展。唐代孙思邈的《千金方》、王焘的《外台秘要》已载有多首治瘟、辟瘟方，其中不乏像犀角地黄汤、葳蕤汤、黑膏方、雄黄丸等被后世温病学家沿用或化裁使用的著名方剂。

宋金元时代，一些医家开始突破"法不离伤寒，方必遵仲景"的框框。其中有突出见地的，如朱肱活用经方治外感热病、刘河间"六气皆从火化"及王安道"脱却伤寒，辨证温病"等。他们认为，外感热病中温热程度高、起病急、传变迅速、初始即病情重的疾病应从伤寒中分出来，实际上就是把急性传染病从伤寒中分离出去，中医传染病学自此初见端倪。

一个新的学科需要一个新的理论支持，明代吴又可的"异气"说就是这样一个新理论。"异气"说的"新"在于它的"非风、非寒、非暑、非湿"之性，在于它断然否定了六淫致疫，相比之下，王、巢二氏的"春时应暖而反

寒，夏时应热而反冷，秋时应凉而反热，冬时应寒而反温"终未能脱离春夏秋冬的寒热温凉，因此，使中医疫病学形成体系的，当首推吴又可。在吴又可《温疫论》中，疫病病因还有疠气、杂气、戾气等名，与异气实质相同，皆指疫病特有之病因。

清代杨栗山是疫病学派医家之一，所著《伤寒瘟疫条辨》对吴氏之说做了进一步解释和发挥，指出："杂气者，非风、非寒、非暑、非湿、非燥、非火，天地间为另一种偶荒旱潦疵疠烟瘴之毒气。"异气、杂气等接近于现代传染病学的病原体致病因素，是中医传染病学发展史上的重大突破。

4. 邪毒致疫

"邪毒"之名古已有之，近年广泛使用是为了强调外感热病病因的毒力和危害程度，也包含着区分一般外感热病和急性传染病病因之意。"毒"在中医学中的意义有多种，作为病因，主要有两种。一是六淫邪盛为毒，如寒毒（《伤寒例》）、热毒（《温热论》）、风毒（《外感温病篇》）、暑毒（《时病论》）、湿毒（《湿热病篇》）、燥毒（《温病条辨》）等；二是专指疫病之因，即疫毒，如《内经》的"大风苛毒""避其毒气"，葛洪的"天行温疫是毒病之气"，吴又可"今感疫气者，乃天地之毒气也"，王孟英"疫证者皆热毒，不过有微甚之分耳"，何秀山"疫必有毒，毒必传染"等。现代学者黄星垣提出"毒寓于邪""毒随邪入""热由毒生"的论点，被诸多研究者引用，但"毒"仍未能脱离"邪"而独立存在。"毒"本身的含义，《说文》为"厚"，《博雅》为"恶"，可理解为聚集起来的害人之物，危害性特大。在疫病过程中，内外致病因素导致脏腑功能紊乱，阴阳气血失调，大量病理产物不能及时被清除，形成热、痰、瘀阻滞于经络，交结于脏腑之态势，可认为是邪毒为患的结果。在急性发热性疾病过程中，痰热瘀互结，导致的气机不通，上下阻隔，代谢紊乱，与西医所说的内毒素血症和由其引起的炎性介质释放，参与多脏器损害过程是一致的。温疫见面色垢浊、头痛如劈、身痛如被杖、口秽喷人、满口如霜（《疫疹一得》），发黄、发斑、发疹、周身红肿、鼻如烟煤（《广瘟疫论》）等，皆非一般病邪所能为，而是提示邪毒为患。故疫病治疗除清热解毒外，活血、化痰亦是解毒。此外，肠腑邪毒亦害人匪浅，吴又可说："是知燥结不致损人，邪毒之为殒命也。"现代医学认为，肠道内毒素也能导致内毒素血症，通腑可减少肠道内毒素的吸收，减轻内毒素血症，如此就不难理解温疫派医家为什么格外重视"下法"运用了。

温疫学派

温疫学说的形成以吴又可《温疫论》（1642年成书）的问世为标志，创立这一学说的医家首推吴又可，推崇者有杨栗山、余师愚、戴天章、刘奎等，他们组成的中医学术派别就是后世所说的温疫学派。温疫学派认为疫病大多是热证，寒证很少，故瘟疫又称温疫；伤寒是感受四时不正之气所得，温疫是感受异气或杂气、疠气、戾气或偶荒旱潦疵疠烟瘴之毒气所得，他们的学说构成了中医疫病学的主要内容。现将主要医家的成就简介如下。

1. 吴又可

吴又可的异气说是他在中医疫病史上写下的辉煌一页。异气说否定六淫致病说，《温疫论·序》说："夫温疫之为病，非风、非寒、非暑、非燥，乃天地间别有一种异气所感。"他态度鲜明地批判了王叔和"中而即病为伤寒，中而不即病，至春变为温病，至夏变为暑病"的说法，坚持一病一原的立场。吴氏之后一百多年，德国科学家先后发现炭疽杆菌、结核杆菌等细菌病原体，俄国科学家发现了病毒，随后又在20世纪初期出现了其他病原体（如支原体、衣原体、立克次体等）的确定，之后则有现代微生物学的创立，无菌外科诞生及抗生素的发现。吴氏之说虽直观朴素，却是对中医传染病学作出了巨大贡献。

异气又称杂气，"天地之杂气，种种不一"，"众人有触之者，各随其气而为诸病焉。"吴氏列举多种瘟疫之症，如众人发颐、众人头面浮肿（大头瘟）、众人咽痛及咽哑（虾蟆瘟）、众人目赤肿痛、众人呕血暴亡（探头瘟、瓜瓤瘟）、众人瘰核（疙瘩瘟）等。其中瓜瓤瘟、疙瘩瘟最重，"缓者朝发夕死，急者顷刻而亡"，是因为感受了杂气之中的疫气或疠气而致。因为疫气或疠气是杂气中为病最严重者，这样吴氏就把一般传染病和烈性传染病区分开了。吴氏认为"疫"只有热证，《温疫论》说："夫温疫，热病也，从无感寒，阴自何来？"一疫有一毒，一毒当有一药治之。《温疫论·论气所伤不同》说："一病只有一药之到病已，不烦君臣佐使品位加减之劳矣。"这种针对性治疗的思想非常接近现代传染病学针对病原体的治疗方法。《温疫论》创新方二十余首，邪气盘踞于膜原用达原饮透达之，邪气离散膜原，热势散漫时用白虎汤清散之，邪气聚胃用承气汤攻逐之。吴氏直接针对病因的论治体系被后世疫病学派继承和发扬。

2. 杨栗山

杨栗山汲取刘河间、喻嘉言、吴又可、张石顽等医家的学术主张，尤推崇吴又可的杂气学说和喻嘉言升清降浊治疫的思想。杨氏认为，瘟疫虽皆毒火为患，但杂气有清有浊，治疗以逐秽为第一义：上焦如雾，升而逐之；中焦如沤，疏而逐之；下焦如渎，决而逐之。所著《伤寒瘟疫条辨》（1784年成书）以三焦为辨证提纲，对大头瘟、虾蟆瘟、绞肠瘟、软脚瘟、瓜瓤瘟、疙瘩瘟、阳毒、阴毒等疫病按三焦定位论治，以升清降浊的升降散为主方，化裁出另外14首治瘟疫方。14首治瘟疫方是轻则清之的神解散、清化汤、芳香饮、大小清凉饮、大小复苏饮、增损三黄石膏汤8方，重则泻之的增损大柴胡汤、增损双解散、加味凉膈散、加味六一顺气汤、增损普济消毒饮、解毒承气汤6方。15方中，僵蚕、蝉衣为必用，辛散宣透闭郁于腠理之邪；

黄芩、黄连在 13 方中都用，栀子在 11 方中都用，苦寒药起到沉降毒火之邪的作用。杨氏还认为，瘟疫之邪，"直行中道，初起阳明者十八九"，当"下不厌早"，承气汤、大黄用之无妨，且下证不必悉具。杨栗山治疫，升降结合，重视苦寒药的使用，丰富和完善了瘟疫治疗学的内容。

3. 余师愚

余师愚与杨栗山是同时代人，学术上推崇刘河间、吴又可，所著《疫疹一得》（1785 年成书）专论发疹性疫病的证治。全书分论治和条辨两部分，前者为疫病理论，后者为疫病的症状特征、治法方药等。余氏对伤寒和瘟疫的区别，不但从概念和发病机理上论述，而且在临床症状上区别。如头痛，伤寒不至于头痛如破，瘟疫则痛如刀劈；汗出，伤寒初起多无汗，瘟疫则上半身有汗，下半身少汗，头汗尤多；呕逆，伤寒胆热犯胃必伴胁痛，瘟疫无胁痛而呕势频频；下利，伤寒脾胃虚寒必伴腹满，瘟疫热毒下迫无腹满而利下频急；斑疹，伤寒无而瘟疫多等。余氏对斑疹病机、色泽、形态、预后等都有独到见解，特别是总结出斑疹的新诊法，如观察斑疹的松浮与紧束，判断正气的多少和邪气是否松动，不但是瘟疫诊法的成就，也是中医诊断学的发展。在治疗用药上，余氏创立了大清气血热毒的清瘟败毒饮，本方融白虎汤、犀角地黄汤、黄连解毒汤等寒凉清热剂于一方，生石膏用量大，为重中之重，直入肺胃，"使其敷布于十二经"。《疫疹一得》中疫疹之 52 症，皆以此方加减治之，正如余氏所说："一切火热，表里俱盛，狂躁烦心，口干咽痛，大热干呕，错语不眠，吐血衄血，热甚发斑，不论始终，以此为主方。"余氏清瘟败毒饮和吴氏达原饮被后人指认为治燥热疫和湿热疫的代表方，其组方用药之法对后人治瘟疫新方起到范例作用。

4. 戴天章

戴天章是吴又可"杂气"论的推崇者，鉴于吴又可之后诸医家仍偏重伤寒之说，对吴又可"虽见其书知其法，而不能信之"的状况，写成《广瘟疫论》（1675年成书）一书。《广瘟疫论》原误为明代郑奠一的《瘟疫明辨》，经戴氏子孙出其先大父存存斋书屋《广瘟疫论》原本，校刊行世而改正。本书后经陆九芝改名为《广温热论》，何廉臣增删内容后，名曰《重订广温热论》，并给予高度评价。戴氏用对比手法阐释伤寒、瘟疫之异，对吴又可疫病理论和诊治法加以注释、扩充和删改，使吴氏之说得到后续和发扬。《广瘟疫论》卷一辨气、色、舌、神、脉的方法，很多都是前人不曾讲过的。如嗅瘟疫之败气或尸气，观瘟疫之面的垢滞或滑腻，望瘟疫传经入胃兼二三色之舌，察瘟疫神乱如痴如醉，切瘟疫之脉至数模糊或因热蒸气散不能鼓指等。卷二、卷三归纳瘟疫之证，共有表证31个、里证40个，提出："疫邪见症千变万化，然总不离表里二者。"点明疫病传变（亦包括吴又可"九传"）的实质是表里传变。卷四瘟疫治法五种，极为精彩，"伤寒汗不厌早，时疫汗不厌迟""伤寒下不厌迟，时疫下不厌早"即出自此，既是伤寒、瘟疫用汗法及下法之要领，又蕴藏着对伤寒、瘟疫用汗法及下法道理的深刻理解，使人回味无穷。戴氏对瘟疫治疗之法，在前人基础上亦有新义：如汗法，在于"通其郁闭，和其阴阳"，"必察其表里无一毫阻滞，乃汗法之万全"；和法，"寒热并用之谓和，补泻合剂之谓和，表里双解之谓和，平其亢厉之谓和"。这已远远超出一般意义上的汗法和下法，为后人深入探讨汗法、和法留下了无限的空间。

疫病防治成就

古代中国是个大疫不断的国家。自《史记》记载的公元前243年秦始皇嬴政四年"天下疫"始，至1949年中华人民共和国成立止，共有大疫500余次。中医学在历次抗疫中锻炼了自己，并得到了自身的发展，涌现出无数优秀的医学家，为我国和世界抗疫史写下光辉篇章。中医学治疫的思想和成就，是每一位中医工作者都应当了解和学习的。

1. 疫病预防成就

中医学两千多年前就奠定了预防医学的思想，《素问·四气调神大论》说："圣人不治已病治未病，不治已乱治未乱。"《素问·刺法论》说："不施救疗，如何可得不相染易者？……不相染者，正气存内，邪不可干，避其毒气。"现代传染病学提出预防传染病的主要措施是控制传染源、切断传播途径、保护易感人群。其中控制传染源、切断传播途径为的是要"避其毒气"，保护易感人群则主要使人群"正气存内"。《内经》邪正兼顾的疫病预防思想，成为千百年来中医学治疫、防疫的指导思想。

晋代葛洪《肘后方》记述了以狂犬脑敷治狂犬咬伤的方法，是古代"以毒攻毒"免疫学思想的体现。葛洪最早记录了天花的症状："有病时行，仍发疮，头面及身，须臾周匝，状如火疮，皆戴白浆。"因为是战争中俘虏带入，故当时称为虏疮。我国宋代已开始人痘接种，是早期的预防接种术，居世界之先。18世纪，欧洲各种传染病频繁流行，天花是当时儿童死亡率最高的疾病，人痘术传入英国，以后又传入朝鲜、日本、俄国、土耳其、法国等国家，对于预防天花流行起到了积极的作用。

隋代巢元方《诸病源候论》把"一岁之中，病无少长，率相似者"归属伤寒病、时气病、热病、温病、疫疬病中，其中伤寒病、时气病、温病都有"令不相染易候"。巢氏指出不相染易之法，是要"预服药，及为方法以防之"，说明当时已非常重视传染病的预防。

唐代孙思邈的《千金方》载有近20首辟疫方，其中雄黄丸下记载了汉建宁二年（公元169年）的大疫："太岁在酉，疫气流行，死者极众。"雄黄丸以18味药研末，蜜丸装袋佩戴，"入山能辟虎狼虫蛇，入水能除水怪蛟蜃"。其用药特点对现在研制中药空气预防剂有诸多启发。《千金方》预防疫病药物的使用方法，除佩戴外，还有口服、烟熏、粉身、身挂、纳鼻、浴体等；剂型除蜜丸外，还有散剂、汤剂、酒剂、膏剂等。药物选取以辛香味厚者为主，如在屠苏酒、太乙流金散、雄黄丸、粉身散、疫瘴发汗青散等代表方中，雄黄、雌黄、川芎、细辛、白芷、桂心、蜀椒等皆是最多用的药，为今人研发传染病预防药提供了很多借鉴。

2. 疫病治疗成就

我国对疫病流行的记载自汉代开始逐渐详细。东汉从建武元年（公元25年）到建安二十四年（公元219年），在194年的时间里发生大疫26次（《中国医史年表》）。公元196年，南阳连年疾疫，张仲景宗族二百余人，死亡三分之二，伤寒居其七。仲景创六经辨证，证候有阴阳、表里、寒热、虚实的不同，治法有汗、吐、下、和、温、清、补、消之异。通过397条论述，全面展示了伤寒病的发生、发展、传变、转归、预后等过程。仲景因证设法，因法出方，写成了第一部理、法、方、药完整的著作《伤寒论》。《伤寒论》治伤寒法包括发汗解表、清热保津、急下存阴、祛湿清热、活血解毒等，都是临床治疗急性传染病的常用之法，白虎汤、竹叶石膏汤、三承气汤、黄芩汤、陷胸汤、阿胶鸡子黄汤、桃核承气汤等成为经典的治疫方，伤寒学说成为经典的中医疫病学说。

晋唐时期，方书盛行，医界的和民间的治疫效方多有汇集，有的方药被后世医家用作治温病的专方。如《肘后方》的葱豉汤，发汗半和不伤阴，至今仍是温病学家钟爱的治热方。《肘后方》用单味青蒿治疟疾，是我国最早用青蒿治疟的记载。《千金方》之犀角地黄汤至今是温病血分证的代表方，已作为教科书的固定内容。葳蕤汤原治风温之病，《通俗伤寒论》将其加减化裁，用以治疗阴虚人之感冒，成为卫营同病证的治疗方。此外还有《外台秘要》的三黄石膏汤等，至今仍是清解气分热毒的常用方。以上各方都是后人治疫值得借鉴或可直接采用的方剂。

金元时期，史书载有多次大疫流行，包括金元四大家在内的医家对疫病的认识和治疗都较之前人有很大提高。张从正《儒门事亲》记有泰和年间一次疟疾大流行："余亲见泰和六年丙寅，征南师旅大举，至明年军回，是岁瘴疬杀人莫知其数。昏瞀懊恼，十死八九，皆火之死也。次岁疟病大作，侯王官吏上下皆病。"张从正有丰富的辨识疟病经验，指出："疟病除岚瘴一二发必死，其余五脏六腑疟皆不死。"岚瘴近似于恶性疟疾，病情凶险。张从正治疟先用白虎加人参汤、小柴胡汤、五苓散等方，甚者用大小承气汤，次用桂苓甘露饮、石膏知母汤、大柴胡汤、人参柴胡饮子。张氏说："此药皆能治往来寒热，日晡发作，与治伤寒其法颇同。"以上各方给后人治疗疟病和类疟病提供了选方用药方面的参考。

李东垣，中医补土学派的著名医家，经历了1232年间的大疫。《内外伤辨惑论》记述了这次疫病流行："向者壬辰改元，京师戒严，迨三月下旬，受故者凡半月。解围之后，都人之不受病者万无一二，既病而死者，继踵而不绝。都门十有二所，每日各门所送，多者二千，少者不下一千，似此者几三月。"如此算下来，此场大疫在三个月的时间内死亡逾百万人，可想是一种烈性传染病。本病临床表现，"始得之气高而喘，身热而烦，脉洪大而头痛，或渴不止，皮肤不任风寒而生寒热。"东垣"以生平已试之效，著《内外伤辨惑论》一篇，推明前哲之余论，历举近世之变故"，创制补中益气汤。李东垣所称的这次内伤病，其实是一种以脾胃虚损为前提的外感病，著名医史学家范行准先生研究考证认为，当时医家所称的这场"新病"，其实就是鼠疫（《中国医学史略》）。李东垣用益气升阳法治疗烈性传染病，为后世树立了扶正以祛邪的典范，也提醒今人要注意纠正筛选抗病原体的中药，目光只盯在清热解毒药上的偏差。《东垣试效方》还记述了泰和二年（1202年）一次疫病流行："时四月，民多疫疬，初觉憎寒体重，次传头面肿甚，目不能开，上喘，咽喉不利，舌干口燥，俗云大头天行。亲戚不相访问，如染之，多不效。"东垣用普济消毒饮子治疗，"全活甚众"。此病案在多部医籍中均有转载，医家对东垣精湛的医技和普济消毒饮子组方用药之微妙给予赞赏。普济消毒饮子又称普济消毒饮，是外科疮疡肿痛及温毒病的重要治疗方，东垣原方中的人参今多不用。本方为身半以上、头面颈咽喉肿毒之疾提供了一张示范方，体现出东垣学术观点之一斑。

明代至清代的古医籍中记有多次疫病大流行，最有代表性的是明代崇祯十四年（1641年）和清代乾隆三十三年（1768年）的两次大疫。吴又可经历了崇祯十四年之疫，《温疫论》说："崇祯辛巳，疫病流行，山东、浙省、南北两直，感者尤多，或至阖门传染。"吴又可否定六气太过为病的观点，指明是一种称作"异气"的病邪所致。异气说突破了传统的六淫病因说的局限，是中医病因学说的一次革命。《温疫论》中描述的是一种湿热性质的疫病，症状为：先憎寒后发热，日后但热不寒，初起二三日脉不浮不沉而数，昼夜发热，日晡而甚，头痛身疼，重者苔白如积粉。吴氏在疫病中列入膜原证候，并将其归属于半表半里证，给温疫学说注入了新鲜内容。异气、邪自口鼻而入、膜原证候、达原饮、九传等是吴又可创造性的成果，是中医疫病学具有特色性质的内容，也是中医疫病学具有标志性的成果。

余师愚经历了乾隆三十三年之疫，《疫疹一得》说："吾邑疫疹流行，一人得病，传染一家，轻者十生八九，重者十存一二。"余氏描述的是一种出疹性的疫病。症状为：先恶寒发热，头痛如劈，腰如被杖，腹如搅肠，呕泻兼作，大小同病，万人一辙。本书对疫疹52症、瘥后20症的分析，围绕疫疠之邪对上下、表里、内外、经络、脏腑的全面伤害而深入展开，为前人所不及，对后世依症识病辨机大有裨益。清瘟败毒饮是余氏总结前人治疫经验创立的大清气血方，至今在热病临床使用不衰，更是疫病邪正交争之极期多选之方。清瘟败毒饮的创立，是余氏对中医疫病学的突出贡献。以上吴又可、余师愚所论之疫在现代温病学中分别成为湿热疫、燥热疫（暑燥疫）的代表。

清代温病学说的建立，标志着有两千多年发展历程的中医热病学形成了完整的体系。温病学有中医学历次抗击疫病的背景，包含了中医学长期以来与疫病斗争的丰硕成果，叶、薛、吴、王之论，卫气营血、三焦之说，也是针对疫病的辨证论治学说。正如王孟英所说："湿温一证，即藏疫疠在内。"同理，风温、春温、暑温、伏暑、秋燥等亦藏疫疠在内。吴鞠通《温病条辨》列9种温病，温疫是其中之一，但吴氏条文并没有逐病论述，而是在卷一、卷二、卷三中都把温疫与风温、温热、温毒、冬温等病合论，说明温病之说亦是疫病之说。

叶天士居清代四大温病学家之首，贡献最大，《临证指南医案·疫》记载的"口糜、丹疹、喉哑"之病，是中医学最早对烂喉痧症状的描述。叶氏指出，此病"初病喉痛舌燥，最怕窍闭神昏之象。疫毒传染之症，不与风寒停滞同法"，既是对疫病传染性的认识，又是对伤寒和温疫的区别。

王孟英是四大温病学家中出生最晚者，才得以"以轩岐、仲景之文为经，叶、薛诸家之辩为纬，纂成《温热经纬》五卷"。王孟英重视疫病学说，将"仲景疫病篇""余师愚疫病篇""疫证条辨"尽收入《温热经纬》中。王孟英于道光十七年写成《霍乱论》一书，二十多年后在上海"适霍乱大行，司命者罔知所措，死者实多"，于是重订《霍乱论》，名为《随息居重订霍乱论》。霍乱是一种古老的传染病，中医古籍论述丰富，以急性发作的吐利或腹痛为主症，可伴见四肢转筋、手足厥冷。王氏所说应当包括现代的甲类传染病霍乱在内。霍乱病在中焦，以中焦湿热证者居多。《随息居重订霍乱论》在张仲景治疗中焦寒热痞用泻心汤、黄连汤的启发下，创立了适合湿热病中焦证的辛开苦降方，如连朴饮、昌阳泻心汤、黄连定乱汤、燃照汤、蚕矢汤、驾轻汤、甘露消毒丹等。这些方剂和其中的一些药组现在被证实对流感、伤寒、传染性黄疸型肝炎、传染性胃肠病、钩端螺旋体病等急性传染病有良好的疗效。王孟英针对霍乱急症还有一系列救急措施，紫金丹、来复丹、玉枢丹、行军散、飞龙夺命丹等是内服急救药，取嚏法、刮法、刺法、熨灸法、溻洗法、敛气法等是外治法。在另一部著作《洄溪医案按》中，王孟英还记述了雍正十年（1732年）昆山瘟疫大流行："因上年海啸，近海流民数万，皆死于昆，埋至城下，至夏暑蒸尸气，触之成病，死者数千人。"此次疫的症状是身热神昏，闷乱烦躁，脉数无定。徐洄溪治以清凉芳烈，如鲜菖蒲、泽兰叶、薄荷、青蒿、芦根、茅根等，兼用辟邪解毒丸散。王孟英按曰："风湿之邪，一经化热，即宜清解。温升之药，咸在禁列。"宜清解而不宜温升，王氏点出了温疫治疗与伤寒治疗的重要区别。

鼠疫是令人极其恐怖的烈性传染病，古人把腺鼠疫称为时疫疙瘩肿毒病。史书载此病在 1141～1148 年间曾在太原、燕蓟山野村坊流行，"互相传染，多至死亡，有不保其家者"（范行准《中国医学史略》）。以后鼠疫在我国常有出现，清代同治、光绪年间再度大流行。1901 年（光绪二十七年），郑肖岩著《鼠疫约编》，后经友人罗芷园增辑改名为《鼠疫汇编》。清代又经余伯陶增订，名为《鼠疫抉微》。该书序中对王清任将道光元年（1821 年）时疫起肿之因，归为"实由热毒中于血管，血壅不行"的观点给予高度评价。王清任《医林改错》记载的这次发生于江浙的大疫是霍乱："至我朝道光元年，岁次辛巳瘟毒流行，病吐泻转筋者数省，京都尤甚，伤人过多，贫不能埋葬者。"《鼠疫抉微》吸取其中"热毒致瘀"的观点，序言中说："鼠疫一证，初起红肿，结核如瘰疬，或忽起于不自知，或突起于所共见，其溃者流瘀血，非热毒成瘀之明验乎？"本书将《医林改错》治疗霍乱转筋的解毒活血汤稍作加减，定名为加减解毒活血汤，用于治疗鼠疫，并对一些清热解毒治疫方治时疫有效有不效的原因做了分析："古方如达原饮、消毒饮、解毒汤、败毒散，近方如银翘散、桑菊饮等，皆能清热解毒，然用之有效有不效，何哉？以有清热解毒之药，而无活血祛瘀之药也。"这一论点对疫病治疗极有价值，在现代传染病临床上亦应引起高度重视。

前人经验，后人之师，中医学千百年来积累的与疫病做斗争的经验，是全人类的宝贵财富。2003 年在抗击"非典"的斗争中，中医、中西医结合的卓越疗效已向世人展示了中医学的特殊魅力，进一步挖掘、整理、掌握中医学治疫思想和经验的任务，已摆在了我们面前。